臨床家が知っておきたい
「子どもの精神科」

こころの問題と精神症状の理解のために　第2版

[編集] **市川 宏伸** 東京都立小児総合医療センター・顧問
　　　海老島 宏 自治医科大学客員教授

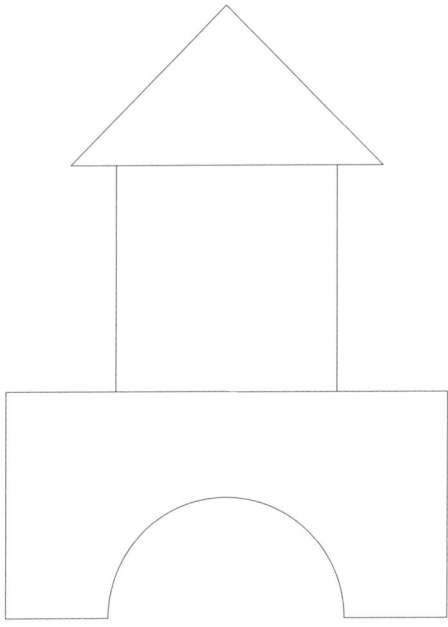

医学書院

| 臨床家が知っておきたい「子どもの精神科」 |
| こころの問題と精神症状の理解のために |

発　　行	2002年 4月15日　第1版第1刷
	2007年12月 1日　第1版第5刷
	2010年 2月15日　第2版第1刷Ⓒ
	2012年 9月 1日　第2版第2刷

編　集　　市川宏伸・海老島宏
　　　　　いちかわひろのぶ　えびしまひろし

発行者　　株式会社　医学書院
　　　　　　代表取締役　金原　優
　　　　　〒113-8719　東京都文京区本郷1-28-23
　　　　　　電話 03-3817-5600（社内案内）

印刷・製本　永和印刷

本書の複製権・翻訳権・上映権・譲渡権・公衆送信権（送信可能化権を含む）
は㈱医学書院が保有します．

ISBN 978-4-260-00619-4

本書を無断で複製する行為（複写，スキャン，デジタルデータ化など）は，「私
的使用のための複製」など著作権法上の限られた例外を除き禁じられています．
大学，病院，診療所，企業などにおいて，業務上使用する目的（診療，研究活
動を含む）で上記の行為を行うことは，その使用範囲が内部的であっても，私的
使用には該当せず，違法です．また私的使用に該当する場合であっても，代行
業者等の第三者に依頼して上記の行為を行うことは違法となります．

|JCOPY| 〈㈳出版者著作権管理機構　委託出版物〉
本書の無断複写は著作権法上での例外を除き禁じられています．
複写される場合は，そのつど事前に，㈳出版者著作権管理機構
（電話 03-3513-6969，FAX 03-3513-6979，info@jcopy.or.jp）の
許諾を得てください．

執筆者一覧 (執筆順)

広沢　郁子	メンタル神田クリニック・院長（千代田区）
海老島　宏	自治医科大学客員教授
市川　宏伸	東京都立小児総合医療センター・顧問
鈴村　俊介	東京都立大塚病院・児童精神科
新井　慎一	尾山台すくすくクリニック・院長（世田谷区）
遠山あゆみ	東京都立松沢病院・リハビリテーション科
内山登紀夫	福島大学大学院教授・人間発達文化研究科
鈴木　麻佳	東横惠愛病院・精神科（川崎市）
宇野　洋太	よこはま発達クリニック（横浜市）
渡部　洋実	昭和大学附属烏山病院・発達障害外来
田中英三郎	東京大学大学院・医学系研究科 公共健康医学専攻
桑原　斉	東京大学医学部附属病院・「こころの発達」診療部
成重竜一郎	日本医科大学・精神神経科
石塚　一枝	東京都立小児総合医療センター・児童・思春期精神科
横山　史隆	地域療育センターあおば
伊藤　直文	大正大学教授・人間学部
田中　哲	東京都立小児総合医療センター・副院長
山田佐登留	東京都立小児総合医療センター・児童・思春期精神科部長
鄭　理香	（株）Ds's メンタルヘルス・ラボ
成田　秀幸	群馬大学医学部附属病院・精神科神経科
江尻　真樹	ほくとクリニック病院・精神科（大阪市）
大倉　勇史	東京都立小児総合医療センター・児童・思春期精神科
野守夏波子	東京家庭裁判所
都丸　文子	発達心療クリニック（町田市）
三ツ汐　洋	ちひろメンタルクリニック・院長（羽村市）
梶梅（山崎）あい子	広島大学病院・小児科
蓮舎　寛子	東邦大学医療センター大橋病院・心の診療科

第2版の序

　2002年に初版を上梓してから8年近く経過しました。初版については，多くの方々に読んでいただき，この分野に携わる方々に多少は役立ったのではないかと自負しています。この間に児童青年精神科の疾患構造も変化しました。「発達障害」とされる広汎性発達障害(PDD)や注意欠陥(如)/多動性障害(ADHD)などが一段と増加し，梅ヶ丘病院の外来初診者の今や60%近くとなっています。

　男子では初診者のピークが小学校低学年にシフトしており，知的障害を伴わない発達障害がその中心です。「発達障害」の治療は，従来の統合失調症を代表とする精神科治療パラダイムと異なり，薬物治療がその中心とならず，環境調整，対応改善などが中心であり，年少では療育，年長ではSST的な対応が重要です。また，「発達障害」は教育，福祉，労働，司法などさまざまな社会分野で話題になっており，これらの機関との連携も必要とされています。

　一方，受診者にしめる統合失調症，気分(感情)障害を代表とする狭義の精神疾患の比率は減ったものの，不安性障害，強迫性障害(OCD)を代表とする神経症性障害などは相変わらず約30%をしめています。

　女子では中高生の初診者が最も多く，摂食障害，自傷，多量服薬などがめだちます。「発達障害」は男子に多いものの，女子でも徐々に増加しており，小学校から中学・高校，大学，社会人と世代を超えて，やはり話題になっています。

　しかしながら「発達障害」の適正な診断ができる医療機関は限定されており，厚生労働省は「専門的に子どものこころの診療できる医師，医療機関の不足」に対して，「子どものこころの診療拠点病院モデル事業」をスタートさせました。当院もその対象として，治療ネットワークの構築，教員，医師を対象とした研修会，専門職を対象としたセミナー，都民を対象としたフォーラムなどを開催しています。

　梅ヶ丘病院は平成22年3月に府中キャンパスに移転して，清瀬小児病院，八王子小児病院とともに，東京都立小児医療センターとなります。児童青年精神科と小児科の融合をはかる世界初の試みであり，560床の「こころと身

体の両方が診れる医療機関」となります。「こころの専門部門」として，7病棟，約200床を予定するとともに，子どもと家族支援部門の設立により，虐待，いじめ，引きこもり，などへの専門的対応を考えています。また，わが国初の小児精神科救急を設立し，社会的ニーズに応える予定です。なお，東京東部の診療を強化するため，2009年10月より大塚病院に児童精神科外来を立ち上げています。

　これらの変化を念頭に，第2版を発行することとなりました。初版に続き，子どものこころの問題に携わる臨床家の方々に役立ち，子どもさんやその保護者の方々にとっても抱えるこころの悩みや問題が少しでも軽減することを願っています。多忙な臨床活動の合間に取り組んだため，出版が大幅に遅れました。初版に引き続き，見放さず，根気よく励まし続けてくださった医学書院の安藤恵さん，川村静雄さんに，改めて厚くお礼を申しあげます。

　2010年1月

市川　宏伸
海老島　宏

初版の序

　梅ヶ丘病院は昭和27年に開設され現在，病床数264床，外来数140人/日の診療規模で，多職種チーム医療のもとに，子どものこころの健康保持，疾病の早期発見・対応・治療，教育面での配慮を念頭に児童青年精神医療を展開してきました。

　この10年，少子化，合計特殊出生率の減少にも拘わらず，教育，福祉，医療，司法で対応する子どものこころの悩みは増加する一方です。集中力の欠如・多動，不登校，いじめ，校内暴力，学級崩壊，ひきこもり，自殺，被虐待，非行，社会的逸脱行動なども増加しています。また時に，いわゆる17歳事件といわれるような大きな社会問題となるような事件も発生しています。とりわけ，引きこもりや落ち着かない子どもの増加が目をひきます。

　時代の変化や影響とともに，子どものこころの悩みの内容も変わってきていますが，不適応や問題行動の要因は，①家庭，②学校，③地域，④社会などに山積する環境問題，⑤子ども自身の心理・社会的ストレス，生物学的因子，性格などであると推定されます。

　梅ヶ丘病院の18歳以下の外来新患数は平成4年度に比べて，平成12年度では約2.2倍に増えています。子どもの精神疾患の増加に比べて，子どもの精神科を専門とする医療機関をはじめその受け皿が少なく，梅ヶ丘病院へは関東一円から来院されています。多くの方は診断，薬物療法，精神療法，親御さんとしてその子どもへの対応のしかた，心理検査，セカンド・オピニオン，入院治療などを希望されます。実際，入院を必要とする激しい精神症状を示す子どももいます。子ども専門の入院医療施設は全国でも十数か所しかなく，合計しても1,000床位で，成人の精神科の入院数33万人に比べていかに少ないかがわかります。

　このような状況で，沢山の多様な子どものこころの悩みや精神疾患に取り組んでいますが，その精神疾患は，①発達障害圏(精神遅滞，広汎性発達障害など)，②精神障害圏(精神分裂病，気分障害など)，③神経症圏(児童・

青年期に起こりやすい社会・心理的原因から生じる神経症や人格障害）などに大別されます。本書では，日頃の多忙な臨床現場におります梅ヶ丘病院のスタッフおよび関係者が臨床経験の積み重ねをまとめてみました。広く精神科医療に携わっておられる方々，小児科領域にあって子どもの精神疾患あるいは発達障害に対応されておられる方々が，本書を一読され，児童青年精神医学を再確認されたり，新しい知識として取り入れていただければ幸いと思います。

　特に，成人の精神科を専門とする方々には子どもの発達やその障害を，小児科で年少の子どものこころの悩みや障害に対応されておられる方々には青年期の精神障害をより深く理解していただければと考えております。また，児童青年精神科医療の関連領域で，医療と協働されている方々（教育，福祉，保健，司法などの方々）が，子どもに対する共通の前提と理解をもつことが要請されております。本書がこころ悩む子どもや精神障害の子どもの早期発見，検査，理解，対応，治療，そしてアフターケアや親御さんへの支援などにも役立つことを期待します。

　児童精神医学にはまだまだ解決できない課題が多く残されております。大きな事件が起きたときだけ，社会的な問題であると取り上げられ，有効な対策は具体化されないままとなっています。国をあげて，短期的，中・長期的な策が求められるところです。そのようなことの啓発にも，本書がお役に立てればと願っております。

　多忙な臨床活動の合間に取り組んだため，出版が大幅に遅れました。絶えず根気よく，優しく叱咤激励を頂いた医学書院の安藤恵さんに厚くお礼を申し上げます。

2002年3月

佐藤泰三
市川宏伸

目次

I 診断にあたって　　1

1. 子どもの精神医学的診断のしかた ─── 2
1 はじめに……2
1. 子どもの緊張を説き，こころを開けるような環境の設定…2
2. 幅広い手段をもつ…3
3. 子どもの容姿・表情・行動にまで目を配る…3

2 診断場面の設定……3
1. 診察まで─待合室の工夫…4
2. 診察場面─診察室の工夫…5
3. 診察がきわめて困難な子どもに対する工夫…5

3 問診(診察)の場面……6
1. 円滑な問診を防げる要因と対処方法…6
2. 問診時の子ども・親の心理─問診開始時の工夫…7
3. 実際の問診の進め方…8

4 行動観察……10
1. 小学校低学年まで…10
2. 小学校高学年以降…11

5 治療計画の作成……11
6 おわりに……12

2. 子どもの精神科における諸検査 ─── 13
1 血液検査……14
2 尿検査……14
3 生化学検査……14
4 ホルモン検査……15
5 血中濃度……15
6 染色体検査……16
7 生理学的検査……16
8 画像診断……17
9 心理学的検査……17

   1. 目的…17
   2. 子どもの精神科で通常使用されている心理検査…18

II 治療的対応について   27

1．子どもの精神科における治療の実際 ── 28
 1｜外来について…………………………………………28
  1. 治療への導入…29
  2. 診断を前提とした治療…29
  3. 治療について…31
 2｜入院について…………………………………………33
  1. 入院の適応…33
  2. 入院への導入…35
  3. 入院の前に…35
  4. 入院前後について…36
  5. 入院中の経過…37
  6. 退院に向けて…39

2．具体的対応のしかた ── 40
 1｜精神療法的対応—I ……………………………………40
  1. 精神療法とは…40
  2. 精神療法的な視点から日常診療をみると…42
 2｜精神療法的対応—II　集団精神療法，社会技能訓練(SST)など…48
  1. 集団とは…48
  2. プレミーティングとアフターミーティング…50
  3. 治療共同体としての集団精神療法…50
  4. 学童病棟における集団での社会技能訓練(SST)…51
  5. 思春期入院患者を対象とした小グループの社会技能訓練(SST)…54
  6. 注意欠陥(如)／多動性障害(ADHD)やAsperger障害を対象とした外来のグループ…54
  7. 思春期デイケアでの集団療法…55
  8. 最後に…55
 3｜作業療法的対応………………………………………56
  1. 作業療法の内容…56
  2. 感覚統合と感覚統合療法…58

3. 薬物による対応 —————————————— 60
1) 子どもの精神疾患と使用薬物 ………………………… 60
1. 精神遅滞および自閉性障害 … 60
2. 多動性障害および行為障害(素行障害) … 61
3. 夜尿, 抜毛, チック症, 夜驚・夢中遊行 … 62
4. 統合失調症 … 62
5. 気分(感情)障害 … 63
6. 強迫性障害(OCD) … 63
7. ストレス反応, 適応障害, 解離性障害と身体表現性障害 … 64
8. 摂食障害 … 64
9. 不安定性パーソナリティ障害などの人格障害 … 64
10. おわりに … 64

4. 治療教育プログラム —————————————— 66
1) 発達障害の治療教育 ………………………… 67
2) TEACCH プログラム ………………………… 67
1. TEACCH プログラムの基本的考え方 … 68
3) おわりに ………………………… 72

5. デイケア —————————————— 73
1) 発達障害児を対象とする療育指導 ………………………… 73
2) 思春期デイケア ………………………… 74
3) 最近の状況 ………………………… 76
1. 就学前児童に対する療育指導(ショートケア) … 76
2. 思春期デイケア … 77

6. 家族との連携 —————————————— 78
1) はじめに ………………………… 78
2) 家族との連携の重要性 ………………………… 78
3) 家族はどういう思いで治療機関を訪れるか ………………………… 79
4) 治療機関の役割 ………………………… 80
1. 子どもの症状についての見立てを伝える … 80
2. 家族内力動を見立てる … 81
3. 治療者にできること, できないことを伝える … 81
4. 親のかかわり方についてのアドバイス … 81
5. 親の治療 … 82

　　　　　6. 情報発信 … 82
　　　5｜おわりに ……………………………………………… 84

Ⅲ　子どもによくみられる精神症状のみかた　　85

1. 子どもの精神科と精神症状 ―――――― 86
　　1｜はじめに ……………………………………………… 86
　　2｜診断分類の変遷 ……………………………………… 87
　　3｜いくつかの大きな変化 ……………………………… 90
　　　　　1. 受診主訴の変化 … 90
　　　　　2. 発達障害の変化 … 90
　　　　　3. パーソナリティ障害（人格障害）の変化 … 92
　　　　　4. 背景の変化 … 92

2. 代表的症状のみかた ―――――――――― 93
　　1｜知的発達の遅れ ……………………………………… 93
　　　　　1. 乳幼児期 … 93
　　　　　2. 学童期 … 94
　　　　　3. 思春期 … 95
　　2｜ことばの遅れ ………………………………………… 97
　　　　　1. ことばの発達 … 97
　　　　　2. ことばの遅れ … 97
　　3｜落ち着きなく集中力に欠ける ……………………… 101
　　　　　1. 集中力に欠ける … 101
　　　　　2. おかれた状況による表現の違い … 101
　　　　　3. 衝動性との関連 … 102
　　　　　4. 乳幼児期 … 102
　　　　　5. 学童期 … 103
　　　　　6. 思春期 … 104
　　4｜こだわりが強い ……………………………………… 105
　　　　　1. 正常発達児の「こだわり」… 105
　　　　　2. 「こだわり」が問題となる疾患 … 106
　　5｜集団行動がとれない ………………………………… 109
　　　　　1. 集団行動がとれないとは？ … 109
　　6｜瞬きをし，肩をすくめる …………………………… 113
　　　　　2. チック … 113
　　　　　3. チック障害 … 114

3. チックの治療 … 115
7 カッとして暴力を振るいやすい …………………………… 117
　1. 怒りと攻撃性の心理 … 117
　2. 正常範囲での子どもの怒りと攻撃性 … 117
　3. 問題となる子どもの怒りと攻撃性 … 118
　4. 環境の重要性 … 120
8 登校をしぶる，学校に行かない ………………………… 121
　1. 登校しぶりについて … 121
　2. 年齢による心理規制について … 121
　3. 背景，原因，きっかけは … 122
　4. 心掛ける対応とは … 123
9 引きこもり・ニート ……………………………………… 125
　1. 引きこもり・ニートとは？ … 125
　2. 対応方法について … 127
10 身体症状・身体愁訴がある ……………………………… 129
　1. 身体症状があったらまずどうするか … 129
　2. 小児科などで身体的要因が見つからないとき … 129
11 食事をせず，極端にやせる ……………………………… 131
　1. 乳幼児期 … 131
　2. 学童期 … 133
　3. 思春期 … 134
12 自分の身体に傷をつける ………………………………… 135
　1. はじめに … 135
　2. 根底にある問題 … 135
13 社会的逸脱行動がある …………………………………… 139
　1. 社会的逸脱行動と非行 … 139
　2. 戦後非行の動向と現状 … 139
　3. 現代非行の心理的特質 … 140
　4. 社会的逸脱の見立てと対応 … 141
　5. おわりに … 142
14 いじめられる・しかとされる …………………………… 143
　1. いじめの構造 … 143
　2. いじめられるという立ち位置 … 144
　3. いじめられることの影響 … 145
　4. いじめという現象への対応と，いじめを受けた子どもへのケア … 146

Ⅳ 子どもによくみられる精神疾患とそれらへの対応　147

1. 児童青年期の精神疾患と診断基準 —— 148

1| こころの病気とは……………………148
1. 診断とは何か… 148
2. 現在使われている診断基準… 149
3. 発達障害について… 149
4. 小児期の疾患と母子関係について… 149
5. その他… 150

2| 小児期のこころと精神疾患について ……………………150
1. ことばの遅れについて… 150
2. 登園しぶりや不登校… 151
3. 学習の遅れ… 151
4. かんしゃく・パニック・興奮・乱暴が多い… 152
5. こだわりや強迫行動… 152
6. いわゆる幻覚や妄想について… 153
7. その他… 153

3| 診断基準について……………………153

2. 各論 —— 155

1| 精神遅滞……………………155
はじめに… 155　診断… 156　具体的な対応… 156

2| 自閉症（広汎性発達障害：PDD）……………………160
診断… 160　行動上の特徴… 162　疫学… 162
鑑別診断… 163　経過および予後… 163　対応… 164

3| 学習障害……………………166
定義… 166　疫学… 166　特徴… 167　診断… 168
対応… 168　おわりに… 169

4| 多動性障害……………………171
歴史… 171　診断・評価… 171　病因… 173
対応… 174

5| 行為障害（素行障害）……………………177
行為障害とは… 177　疫学的特徴… 177
精神的特徴… 178　家庭内での行為障害… 178
治療… 179

6| 分離不安障害……………………181
愛着から分離へ… 181　分離不安障害… 182

　　　　診断 … 182　治療 … 183
7　小児期に特有な社会機能の障害 …………………………… 185
　　　　選択性緘黙 … 185　愛着障害 … 187
　　　　反応性愛着障害（DSM-Ⅳの抑制型）… 188
　　　　脱抑制性愛着障害（DSM-Ⅳの脱抑制型）… 189
8　チックとTourette症候群 …………………………………… 191
　　　　運動性チックと音声チック，単純型か複雑型か … 191
　　　　主要カテゴリー … 191　罹患率 … 192
　　　　対応について … 193　経過・予後 … 193
9　その他の行動および情緒の障害（習癖異常）………………… 195
　　　　習癖とは … 195　習癖が注目されてきた背景 … 195
　　　　原因と一般的な対応 … 195　具体的な対応 … 196
10　統合失調症 ……………………………………………………… 198
　　　　概念 … 198　症状 … 198　亜型 … 199　経過 … 200
　　　　治療 … 200　親に対する説明 … 202
11　気分（感情）障害 ……………………………………………… 204
　　　　概念 … 204　気分（感情）障害の分類と症状 … 204
　　　　子どものうつ病の特徴 … 205　他の疾患との鑑別 … 206
　　　　治療 … 206
12　不安障害 ………………………………………………………… 208
　　　　概念 … 208　各論 … 208　治療 … 210
13　強迫性障害（OCD）…………………………………………… 212
　　　　疫学 … 212　症状 … 212　合併症と鑑別疾患 … 213
　　　　治療 … 213　薬物療法 … 214　認知行動療法 … 214
　　　　家族療法 … 215　入院治療 … 215
14　適応障害・ストレス関連障害 ………………………………… 216
　　　　ストレスに関連した障害とは … 216　子どもたちの世界
　　　　とストレス … 217　子どもたちの神経症的な発症 … 217
　　　　対応について … 219
15　解離性障害（転換性障害）……………………………………… 220
　　　　概念 … 220　分類 … 220　成因 … 221　診断 … 222
　　　　治療 … 222　予後 … 223
16　身体表現性障害 ………………………………………………… 224
　　　　概念 … 224　分類 … 224　成因 … 225　診断と対応 … 225
　　　　治療 … 226　予後 … 226

17 摂食障害 …………………………………………………… 228
　　概念…228　神経性無食欲症(AN)…228
　　神経性大食症(BN)…231
18 睡眠障害 …………………………………………………… 232
　　睡眠障害の種類…232　不眠や過眠の原因…233
　　生活リズムの障害…233　治療の実際…234
19 パーソナリティ障害（人格障害） ……………………… 236
　　代表的なパーソナリティ障害…236　臨床メモ…238
20 薬物依存 …………………………………………………… 240
　　はじめに…240　依存症の「依存」とは…241　治療…244
　　外来治療…247　入院治療…247　合併精神疾患…249

V 子どもの精神科におけるいくつかの問題　251

1. 教育との連携 ──────────── 252
1 連携にあたって留意する点 ……………………………… 252
　1. 連携の困難さとその解消…252
　2. 職業上の制約…253
　3. 連携を円滑にするために…254
2 学校からの依頼 …………………………………………… 254
3 学校への依頼 ……………………………………………… 255
4 その他の社会資源 ………………………………………… 257

2. 福祉・司法・保健との連携 ──────── 258
1 福祉との連携 ……………………………………………… 258
　1. 障害者自立支援法システムとの連携…259
　2. 発達障害者支援法システムとの連携…260
2 司法との連携 ……………………………………………… 260
3 精神保健福祉センター・保健所との連携 ……………… 261

3. 小児科からみた子どもの精神科との連携 ──── 263
1 小児科と子どもの精神科の違い ………………………… 263
　1. 小児科で診るメリット…264
　2. 子どもの精神科で診るメリット…264
2 連携の実際 ………………………………………………… 265
　1. 子どもの精神科へ紹介するとき…265
　2. 小児科で診るとき…266

4. 子どもの精神科からみた他科との連携 ─── 267
　　1｜ 紹介にあたって，子どもと親へ必要な配慮 ……………267
　　2｜ 紹介の際の具体的な判断基準 ……………………………268
　　3｜ 子どもの精神科から他科への紹介 ………………………269
　　　　1. 精神科から他科へ診察を依頼する理由はいくつか
　　　　　ある…269

5. 成人の精神科からみた子どもの精神科との連携 ─── 271
　　1｜ 成人の精神科から子どもの精神科への紹介 ……………271
　　　　1. 子どもの精神科のニーズの高まり…271
　　　　2. 発達障害を疑われ受診する子どもの増加…272
　　　　3. 子どもの精神科へ紹介するにあたって…272
　　2｜ 子どもの精神科から成人の精神科への紹介 ……………273

索引 ──────────────────────── 275

I

診断にあたって

1 子どもの精神医学的診断のしかた

1 はじめに

　子どもの精神医学的診察は，日常小児科医が子どもに行っている診察行為と，精神科医がこころの問題をもつ患者に対して行っている診察行為の両方の特徴を併せもつ。その意味ではこの分野における診察は，きわめて特殊なものではないといえよう。ただし小児科，精神科，ともにそれぞれ診察にあたって特殊な技法が必要とされる。小児科の場合には，子ども自身の言語化能力の乏しさを乗り越え，いかに客観的な症状の把握を行うかが重要となる。精神科の場合にも，精神症状自体が主観的な体験であり時に病識の有無も絡み，症状は言語化されにくい。いかに患者から症状を聞き出すかが重要となる。子どもの精神医学的診察には，これら両診療科の技法が発揮されるためのいくつかの工夫を要する。

1 子どもの緊張を解き，こころを開けるような環境の設定

　こころの問題を抱えた小学校低学年までの子どもは，自分の何が問題なのかを親から聞かされぬまま，医療機関に連れて来られることが多い。また，子どもたちは慣れない場所や，初対面の人に緊張する。厳粛なイメージをもつ医療機関や医師の前では，子どもの緊張はいっそう高まりその症状がさらにみえにくくもなる。小学校高学年から中学校年代の子どもの場合では，自分が問題をもっていることには気づいているが，それがいかなるものなの

か，まだわからないことがある．受診にあたって，たとえ親からそれを聞かされていても，戸惑いがつきまとう．自分の意に反して連れて来られれば，不平をも覚えるであろう．診察技法の工夫の第1点はこのような子どもの緊張を解き，こころを開けるような環境を設定することにある．

2 幅広い手段をもつ

子どもの症状は把握しづらく，その多くを親の説明に頼らねばならない．ただし Simmons JA[1]も述べているように，「子どもと両親が医療機関を訪れるときには，さまざまな期待とともに不安を抱いている」ものである．時に期待と不安が入り乱れ，親もまた客観的な子どもの状態を正確に説明しにくくなる．往々にして親は子どもの状態や病歴を自分自身が了解可能なストーリーに仕立てて語ったり，「わが子を思うがゆえの」親の感情によってさまざまに色づけする．正確な情報を得るためには，親の説明のみならず幅広い手段をもつことが，診察技法の工夫の第2点となる．

3 子どもの容姿・表情・行動にまで目を配る

正確な病歴が聴取されたとしても，子ども自身の抱くこころの苦悩はなお把握されにくい．言語表出の稚拙な子どもは，苦悩を表現することばをもたない．身体疾患を主な対象とする小児科のように客観的なデータがそろうことはなく，成人の精神科のように典型的な症状（不安，恐怖，心気，強迫観念，抑うつ，幻覚，妄想など）の存在が言語化されることもより少ない．正確な診断を行い治療計画を立てるためには，子どもの容姿・表情・行動にまで目を配る必要がある．これが診察技法の工夫の第3点である．

以下，これら3点を念頭におきながら，具体的な子どもの精神医学的診察のしかたについて述べていく．

2 診察場面の設定

訪れた子どもをスムーズに診察へ導入するには，いかなる工夫が肝要か．

上述のように，子どもが親に連れられて医療機関を訪れた場合，年少であるほど受診の意味がわからず，親からも伝えられていないことも多い。子どもは「初めての場所で何をされるかわからない」という緊張や恐怖感をもちやすいであろう。診察への導入には，このような緊張や恐怖感を可能な限り抑え，安心感を醸し出せるような環境(雰囲気)をつくっておくことが必須となる。例えば，子ども自身に，「何だかよくわからないけれど，少しはおもしろいこともありそうな所だ」という興味がわけば好都合である。

1 診察まで—待合室の工夫

　たとえ診察が予約制であっても，子どもにとって待ち時間は緊張や恐怖感を増大させる。こころや発達の問題を抱えた子どもの場合，走り回ったり大声を上げたりすることも少なくない。待合室が厳粛な雰囲気であれば，親もそのような行為を必死に止め，親の不安や苛立ちも増大する。親の不安や苛立ちは子どもに直接伝播し，本人を一層緊張させることにもなる。したがって，このような子どもの行為が，十分許容できるソフトな雰囲気の待合室をつくることが好ましい。

　具体的には，待合室にプレイコーナーを設置し，玩具や本を準備し，自分の好きな遊びをしながら過ごせるようにしておくことである。このような「物」の存在は，親のこころの安定にも効果を発揮する。親は診察場面にたどり着くまで，子どもの不安や緊張をほぐす役割を，一手に引き受けなければならないからである。適切な「物」の存在は，子どもを不安や緊張からそらす手段としての威力を発揮する。また，治療スタッフのこまやかな心配りも大切である。

　子どもへの適切な「声かけ」は，子どものこころを和ませるばかりか，それまで「孤独な闘い」をしてきた親に対する思わぬ救いの手になることもある。また，自分の子どもと同様な問題点を抱えたほかの子どもの問題行動に対するスタッフの適切な対応が，医療に対する親の不安を軽減させ，また過度の期待をも取り除かせることがある。

　以上はまた，子どもが待ち時間に抱きやすい退屈感に対する効果的な策であるということもいうまでもない。

2 診察場面―診察室の工夫

　診察室に入る際にも不安や緊張が高まる。したがって診察室には，まず入室時に子どもと親がともに安心できるような工夫が必要になる。それには適度な明るさ，狭すぎも広すぎもしない面積が好ましい。リラックスできる椅子やその配置の工夫は，一般の精神科と同様である。

　診察開始後も，子どもの不安や緊張が増大しないように気を配る。特に子どもには，適温・適湿，年齢にあった大きさの椅子が重要である。また待合室同様，玩具を準備しておく。それにより自宅（や待合室）に近い雰囲気をつくり出すことができ，面接を円滑に進めることが可能となる。ただし，ここで注意を要することは，玩具の種類と数である。子どもがある程度遊べ，しかも気を散らしてしまうようなことのない程度の数種類の玩具がよい。なお玩具は，特に言語を介する交流が困難な子どもの場合，診断のプロセスにも重要な道具となる。その詳細はあとで述べる。

　次に診察者自身の配慮であるが，ここではもちろん受容的，共感的な温かな態度で迎え入れるよう心掛けることが重要となる。その際，白衣の着脱には小児科以上に気を配る必要がある。白衣が子どもに，「自分のことを診てくれる人だ」と安心感を与えると思えたら，白衣の効用をおおいに利用すべきであろう。しかし，年少者のなかには，白衣を見ただけでおびえ，泣き出す子どももいる。このような場合には，白衣を脱いで診察するべきであろう。また診察者は，白衣のなかの服装にも気を配る必要がある。実際の診察場面では，診察者が子どもとともに遊ぶこともある。時には診察室で放尿，放便をしてしまう子ども，涙や分泌物で溢れた身体で診察医に抱きつく子どももいる。すなわち子どもの思いがけない行動に，咄嗟に対応できる服装が好ましい。

3 診察がきわめて困難な子どもに対する工夫

　ここでは2つの場合のみにふれる。まずかんしゃくを起こしている子どもに対する診察の工夫であるが，これは診察者が子どもの行動を観察しつつ，どのようにしたら静まるのかを親とともに根気よく考えることが重要である。時には親がそれを教えてくれる。次に多動で，じっとしていられず，玩具遊びにさえも集中して取り組めない子どもに対する工夫である。このよう

な子どもの場合，前者のような工夫だけではおさまりきれないこともある。診察室の外に飛び出し，そのまま迷子になったり，外傷を負ってしまう（交通事故などで）危険を生じることすらある。あらかじめスタッフにドアの外で待機しておいてもらうか，やむをえぬ場合には診察室の入り口に鍵をかけるなどの工夫も必要となる。

3 問診（診察）の場面

　問診は，精神科診察のなかで大きな比重をしめる。問診を円滑に進めるためには，子どもや親の話に根気よく耳を傾け，診察者よりも彼らの話のペースを優先させることが重要である。診察者は，その過程で子どもの客観的な症状，状態像，社会的状況を可能な限り把握できるよう努力する。ただし，実際にはこれらは簡単に把握できないことが多い。ここではその把握を妨げる要因と，それに対する対処方法を述べておく。

1 円滑な問診を妨げる要因と対処方法

1）受診に至るまでの子ども・親の心理

　この心理を無視して強引に面接を開始すると，問診は円滑に進まない。ここでは，前述のShimmons[1]の指摘，すなわち不安と期待の具体像に注目する。
　第1に親が子どものこころや行動の問題を心配しても，ただちに精神科を受診しづらい現実をあげておく。昨今，「精神科」という名称のもつイメージは改善されつつあり，「メンタル（クリニック）」といった，よりよいイメージの表現が多くなった。しかし，いざ受診となるとまだ敷居は高く，親は子どもの問題を「一時のこと」と自分自身に言い聞かせたり，あえて小児科を選択することも多い。精神科受診に至るまでには，かなりの心的葛藤があったであろうことを診察者が共感する姿勢が肝要である。
　第2に，親自身は問題に気づいていないにもかかわらず，学校などから精神科受診を勧められた場合である。この場合，親は受診に不満を抱いていることも多い。このような受診姿勢は，親からの客観的な情報を得られにくくする危険をはらむ。診察者はあらかじめその点を察しておく必要がある。Shimmonsのいう期待のなかには，精神科受診により「病気でないという保

証をしてほしい」という意味もありえることが指摘できよう。

　第3に受診に対する親と子どもの意識のズレをあげておく。親のみが問題意識をもつ傾向は，小児科・一般の精神科と同様であろう。ただし，年長者ともなると子どもが自ら精神科受診を希望し，親のほうが戸惑うこともある。このような親子の問題意識のズレがありえることは，特に初診面接時に念頭においておくべきである。

2）受診時の子ども・親の過剰な期待

　受診者は医療に過剰な期待感を抱き，話もそこそこに「どうすればよいのか」，「今すぐ治してほしい」と性急に結果を求めることがある。治療ではなくアドバイスのみを求めてくる場合もある。もちろん彼らの希望は，受け止める必要がある。しかし，そのうえできちんとした精神科治療が必要なこと，精神科治療は魔法をかけるようにはいかないこと，必要に応じて薬物療法やさまざまな治療プログラムを行う必要があることを，タイミングを見計らいながら説明する。その際に子ども，親双方に希望を失わせるような説明は避ける。そして，成長とともに改善が見込まれる場合は，そのことを伝える。

2　問診時の子ども・親の心理――問診開始時の工夫

　あとで述べるが，問診では発達歴，生育歴，家族歴（親や兄弟の性格や精神疾患の遺伝負因など），学校における成績や行動特徴など，個人的情報にふれる必要のあることが多い。この作業をやみくもに遂行させると，親の不安や緊張をあおることがある。親子関係にふれたとき，親が自責的になることも多い。遺伝負因などの家族歴は当然周囲に隠しておきたい内容をも含み，時には耐え切れず「なぜそこまで答えなければならないのか」と問診への協力を拒むこともある。したがって問診に入る前に，問診が正確な診断と今後の治療に重要な意味をもつものであることを十分説明しておくこと，答えたくない部分には無理して答えなくともよいという自由を保障しておくことが望ましい。また同時に，医療者のもつ守秘義務についても説明をする。そのうえでも協力が得られない場合は無理せずに，まずは信頼関係の構築に重点をおくことに努める。

1）問診時の情報の客観性をめぐって

　先にもふれたが，実際に問診を開始すると，親においては期待と不安が入

り乱れ，客観的な子どもの状態を説明することが難しくなることが少なくない。そして，子どもの状態や病歴が親なりに了解可能なストーリーとして語られたり，親の主観によって色づけされたりすることも，比較的よくあることである。例えば，「学校でのいじめが原因で腹痛を起こすようになった」など，自分の解釈が混ざってくる。したがって母子手帳，通知表，教師の意見などからも，正確な情報を得ることが必要な場合がある。ただし，たとえ主観的な情報（解釈）であったとしても親が子どもの最も身近な存在であり，その性格や生育状況を把握していることには相違ない。両親の解釈を親の主観と決めつけすぎることなく，根気よく耳を傾け，そのなかから客観的な状態をつかむ姿勢が重要であろう。

3 実際の問診の進め方

1）一般的な面接の進め方

問診は主訴，発達歴，生育歴，家族歴，身体疾患の既往歴，現病歴について聞き取りを行う。また上述のように，母子手帳，通知表，教師の意見など，子どもの客観像を把握する手がかりとなるものの提示を依頼する。実際の子ども自身への問診では，年齢によって進め方が異なる。

a. 小学校入学以前の場合

この年代の子どもは，親が発達上の問題を心配して受診させる場合が多い。具体的には，ことばの遅れ，全般的な発達の遅れ，落ち着きのなさ，集団適応困難，激しいかんしゃくなどである。この年代の子どもには，原則として精神科受診の動機も認識もないため，親からの情報と照らしあわせて子どもの行動を観察し，より客観的な状態像を把握するように努める。その際，子どもが普段に近い状態で面接場面にいられるよう，十分な配慮を行うことが肝要である。

b. 小学校低学年の場合

この年代も小学校入学以前とほぼ同様の状況で受診することが多いが，ある程度自分の状態を認識していることが多い。「今日はどうしてここへ来たの？」などと尋ね，認識の程度を探ってみる。回答は往々にして親の受診理由と一致しなかったり，「困っていることはない」となりがちである。しかし，そのような場合でも，子どもは学校や家庭など日常生活上の具体的な話題に

はのってくる。そのような話題を展開しながら、子どもにわかりやすいことば、答えやすい質問(例えば、いくつかの項目から答を選ばせるような問いかけ)を織り交ぜ、子ども自身の苦悩を探っていく。なお、この年代の主な受診理由は、落ち着きのなさ、衝動性、ことばの遅れ、集団適応困難、不登校などである。

c. 小学校高学年以降の場合

この年代になると、すでに受診時にある程度本人が問題意識をもっているとみてよい。問診を始める際には、親と同席がよいか独りがよいか、本人の意思を確認し尊重することが信頼関係の構築のうえで重要になってくる。親に本人との面接の内容を知らせる際にも、本人の守りたい秘密事項の確認をとるように心掛ける。面接においては、子どものプライドを尊重し、年齢を考慮したことば遣いを心掛ける。面接によって子ども自身の問題意識がさらに明確になることは多々あるが、それが治療意欲に直結するとは限らない。その際は、「少し病院に通ってみませんか」と、無理のない誘いかけを試みることも必要である。

特殊な例として、子ども自身が不意打ち的に、親に連れられて来る場合がある。このような受診形態は、親子間の葛藤を増大させかねない。面接を始めるにあたり、まず「親につきあって偉かったね」などと子どもをねぎらい、その後も無理やり子どもから話を聞き出そうとしない配慮が必要となる。親に対しては、不意打ちしたことをまずは責めず、親の意向を聞く。慎重に問診を進め、そのなかで治療の必要性の有無、今後の治療方法を考えていく。なお、この年代に多い受診理由は不登校、身体症状、衝動性、幻覚妄想、強迫行為、自傷行為、摂食障害、抑うつ気分などである。

2)特殊な場合の問診の進め方

第1に、治療開始時ないし開始後に、受診者と診療者の治療目的のズレが大きい場合をあげる。このことは、その後の円滑な治療をとどこおらせる危険をもつからである。特に、受診者が過剰な期待を抱いているときには、精神科医療で可能なことを根気よく明示し、同時に治療のなかで子どもに現れる小さな変化を見逃さぬこころを配り、その意味や喜びを治療者・親(子ども)がともに受け止めあうことに価値を見いだせるよう配慮する。受診者が今後の治療に時間と根気を要することに失望感を抱いている場合には、「時間はかかっても必ずよい方向に向く」という希望をもたせながら、治療目的

のズレを修正していく。

　第2に，親のみが受診して来る場合をあげる。このようなときには相談という形をとりながら，本人を受診させる工夫を模索する。また何度か本人が受診したのち，親のみが受診する場合もある。その事情は登校のため受診できない場合から，自宅に引きこもり一歩も外に出ない場合までさまざまである。いかなる事情であれ，相談にのること自体が本人の治療上役立ち，親の不安の解消にもつながるのであれば，このような特殊な形態で治療を進めることもやむをえない。

4 行動観察

　子どもの精神科の場合，言語による診察のみならず行動観察が重要な位置をしめる。行動観察は言語のレベルにかかわらず，本人の客観的状態の把握の重要な手がかりとなる。その具体的な方法を年代別に述べていく。

1 小学校低学年まで

　診察室では，子どものさまざまな反応や行動がみられる。まず診察室に居続けることができるか否か，居ることができるのなら，そこでどのように過ごしているかを観察する。

　例えば，玩具のなかから興味ある「物」を見つけてそれに取り組めるか。その際も黙々と取り組むか。取り組んでも，いちいち親に確認を求めたりしないか。玩具は気になるが，少しいじっただけで投げ出してしまうか。あらゆる「物」に興味を示すが，落ち着かず歩き回ることはないか。何にも興味を示さず所在なげにしていないか。さらに自分の持ってきた玩具や本のみに固執していることはないか。着席しても，たえず身体のどこかを動かしてはいないか。座った回転椅子をクルクル回して楽しんでいないか。診察者とのやりとりでは，逐一母親に視線を投げて自信なげに答えていないか。常に自分の代わりに母親に答えてもらうようなことはないか。緊張してすくんでしまってはいないか。反対に屈託なく大声で答えているか。すぐに飽きて苛立つようなことはないか。かんしゃくを起こさないかなどである。このような行動のなかから，子どもの認知能力，言語の遅れの程度，身辺自立の程度，動き

の特徴，性癖や好み，さらには性格傾向などがある程度把握できる。また，子どもの行動に対する親の対応のしかたをみることで，日頃の親子関係の特徴を垣間みることもでき，治療上参考となる。

2 小学校高学年以降

　この年代では，多くは着席してことばを交わしあうなかで診察が進む。そのため診察に取り組む姿勢それ自体に行動観察の主眼がおかれる。まず表情や容姿にそれとなく気を配り観察をする。不安気な様子や堅く緊張した表情はないか，視線が定まっているか，視線が治療者に向いているか，活気が乏しくうつろな表情はないか，興奮がみられないか，また容姿では，清潔が保たれているか，帽子を深くかぶったりマスクをするなど奇妙な印象はないか，使い古されたシャツや靴を着用していないか，後生大事にものを離そうとしないかなどをチェックする。

　次に行動面では，まじめに面接に取り組んでいるか，投げやりか。話がおおざっぱか，反対に微に入り細に入り語るか。話の筋道が整っているか。緊張が言動に現れていないか。何度も同じことを確認するなど不安が露呈していないか。表面的に冷静さは保っているが，内界の緊張や衝動性が伝わってくることはないか。淡々として否認のメカニズムが読みとれないか。言動の端々から「本当のこと」を隠そうとしている雰囲気は感じられないか。また，親子の同席場面では，親と診察者の話をくいいるように聞く姿，机の下で親の足を蹴飛ばしながら，親の言動を制止しようとする姿，自分が話し終えるとその後の親と診察者の会話にはまったく関心を示さない姿などから，親子関係に潜むさまざまな問題を観察することが可能となる。以上の観察を総合的に判断して，病態の深さ，診断などを把握する手がかりの1つとして活用する。

5

治療計画の作成

　問診や行動観察に基づいて，治療の計画を立てる。その際，具体的に精神科で可能なことを提示し，了解を得る。治療方法には，精神療法，薬物療法，認知療法，行動療法などさまざまなものがある。問診はその適切な選択

を行うための役割をもつが，それ自体にも治療的な意味があることはいうまでもない．また治療の対象はあくまでも子どもであるが，親にも治療経過を説明し，子どもの客観的な情報を伝えてもらい，さらに親の不安を受けとめて子どもへの対応をアドバイスすることも欠かせない．すなわち治療における親の役割は，通常の医療に比べ大きい面がある．特に，療育プログラムでは親も指導者になれるよう指導を受ける場合もある．ここでは親の性格や能力を考慮に入れる必要が生じてくる．

6 おわりに

　子どもの精神医学的診察の要点について述べた．診察においては常に前述したことを心掛けていく必要があるが，特に初診時に十分に時間をとって診察することが，その後の治療の展開において重要なことも付記しておく．

　初診は患者，家族と治療者との初めての出会いの場である．したがって，治療者は子どもの客観的な状態をつかむことのみに目をとらわれず，面接それ自体が信頼関係の構築の第1歩になるという視点をも，もつべきであろう．すなわち，親子がさまざまな状況のもとに精神科医療の門を訪ねたことを念頭におき，温かく，共感する姿勢をもちながら診察にあたること，そのうえで感情に流されず，冷静に客観像をつかみ，適切な介入をしていくことが必要であろう．ただし，現在の医療をめぐる実情を考慮すると，特殊な場合を除き2回目以降も同様の時間を費やすことは不可能である．子どもや家族が治療者に対して過剰な期待，現実離れした期待を抱かぬよう，次回以降の時間の枠組みを明確に提示しておくこともまた必要であろう．

〈広沢郁子〉

■ ＜参考文献＞

1) Simmons JA：Psychiatric Examination of Children, 4th ed. Lea & Febiger, 1987
2) 小倉　清：子どもの精神療法．松下正明，牛島定信，小山　可・他(編)：臨床精神医学講座，第11巻．児童青年期精神障害．pp437-445，中山書店，1998
3) 山崎晃資：児童青年期精神障害の診断と治療．松下正明，牛島定信，小山　可・他(編)：臨床精神医学講座，第11巻．児童青年期精神障害，pp15-26，中山書店，1999

2 子どもの精神科における諸検査

　わが子の発達に遅れがみられたり，心身の不調を訴えたりすると，親たちは普通は小児科に連れて行く。多い症状は，ことばの遅れ，かんしゃく，多動，頭痛，吐き気，立ちくらみ，腹痛，下痢，食欲不振，けいれんなどである。小児科では，問診や理学的診察ののち体温，脈拍，血圧などがチェックされ，さらに必要に応じて血液検査，尿検査，ホルモン検査，染色体検査，X線検査，心電図，脳波などの検査が実施される。検査に異常所見がなくても病気がよくならないときは，精密検査のために大きな病院に紹介され，CTスキャン，MRI，内視鏡検査，造影検査などがなされる。そして身体よりもこころに問題があるとみなされると，子どもの精神科にまわされる。

　子どものこころの症状を理解し診断を確定するために，子どもの精神科ではさまざまな検査を行っている。身体医学的検査，生理検査，心理学的検査などがあるが，前の2つは通常は小児科で実施される。子どもの精神科では知能，言語，認知，社会性などの発達レベルや，子どもの性格や心理状態などを調べるためにいろいろな心理学的検査を行う。

　そして検査の実施にあたっては，子どもに余計な不安を与えないために，事前に十分な説明をすべきである。検査者には経験と熟練が必要である。子どもが苦痛を感じて嫌がったり，子どもの発達に支障を来すおそれのある検査は行ってはならない。子どもに実施できる検査の種類は限られ，必要最小限度の検査を行うべきである。また十分な説明にもかかわらず，親の同意が得られない場合には行ってはならない。わかりやすく説明をして，なるべく子どもの同意もとるよう努めるべきである。以下に具体的検査について述べたい。

1 血液検査

基本的な検査で、赤血球数、ヘモグロビン(Hb)、ヘマトクリット(Ht)、MCV(平均赤血球容積)、網赤血球数、血小板数、白血球数、血液像などがある。貧血、感染症、血液疾患などの有無、子どもの栄養状態、服用している薬物の副作用などがわかる。長期の拒食や嘔吐のある思春期の女子、偏食が強く栄養の偏りのある自閉症児には、しばしば貧血がみられる。また、月経による鉄欠乏性貧血も思春期の女子にはよくみられる。抗けいれん薬や向精神薬を長期服用中の子どもには白血球、顆粒球、血小板などの減少がみられることがある。3か月ごとに血液検査を行い、薬の副作用が疑われた場合には薬物の量や種類の見直しをすべきである。

2 尿検査

頻回の嘔吐を伴う周期性嘔吐症や、長期にわたる食欲不振や拒食がある場合には、尿中のケトン体が陽性になる。また、学校検尿などで蛋白尿を指摘されても、3％ぐらいは生理的な蛋白尿(運動後などにみられる)なので注意すべきである。潜血や尿糖の有無も要注意である。

3 生化学検査

学童期や思春期には、心理的要因による悪心、嘔吐、下痢、食欲不振、過食、肥満などがよくみられる。その結果、血清の電解質や酵素にしばしば異常が認められる。頻回の嘔吐や下痢が続くと血清のナトリウムやクロール(塩素)の値が低下する。また、嘔吐や下痢や拒食症による下剤の乱用などがある場合、血清のカリウムの値が低下する。長期に低栄養状態や飢餓が続くと、低血糖、低蛋白血症、低コレステロール血症、低カリウム血症などがみられる。逆に過食や肥満では、高血糖、高蛋白血症、高コレステロール血症

がみられる。そして AST(GOT)/ALT(GPT)比が1以上では脂肪肝が疑われる。また ChE(コリンエステラーゼ)の値が高くなる。

　通常，向精神薬を服用すると CK(CPK)(クレアチンホスホキナーゼ)が高値を示したり，長期に服用するとγ-GTP が高くなったりする場合がある。また，抗けいれん薬のバルプロ酸ナトリウムを服用すると血中のアンモニアの値が高くなることもある。近年使われだしたオランザピンなどの向精神薬は，糖尿病を悪化させるおそれがあるので，投薬前に糖尿病の有無のチェックが必要になる。抗躁薬の炭酸リチウムを使う場合には心臓，腎臓，肝臓の機能のチェックが必要である。

4 ホルモン検査

　子どもの心身の状態や発達レベルを知るために甲状腺機能の検査を行う。通常，T4，T3，TSH 検査をする。甲状腺機能低下では，活動性が低下して元気がなくなり，不眠や疲れやすさがみられ，抑うつ状態を呈することがある。機能亢進では活動的で落ち着きがなくなり，躁状態を呈する場合がある。その他，小児科ではさまざまなホルモン検査があるが，子どもの精神科独自で行うことはまれである。

5 血中濃度

　抗けいれん薬の投与には血中濃度の測定が必要である。通常，抗けいれん薬の量は，2〜3か月かけて，薬物の有効濃度の範囲内で徐々に増量して維持量を決める。それでも発作が治まらない場合には，薬の変更を考慮する。抗躁薬の炭酸リチウムも有効血中濃度が決まっている。向精神薬でも血中濃度の測定が可能なものがあり，その効果の程度がわかるようになった。

6 染色体検査

　臨床的にはダウン症候群の 21 トリソミーが有名である。ほかにも多数の先天性の染色体異常が知られており，発達の遅れに身体の小奇形を伴う場合には必須の検査である。中度から重度の遅れを伴う自閉症における脆弱 X 症候群（fragile X syndrome）も有名である。しかし，検査にあたっては親の同意が必要で，検査結果を報告する場合にも慎重であるべきである。

7 生理学的検査

　薬物療法の開始にあたっては心電図検査を実施すべきである。薬物服用後，心電図に QT 延長などがみられることがあるので要注意である。特に炭酸リチウムを投与する場合，心電図は必須である。また，過食や拒食による長期の肥満ややせがある場合にも実施すべきである。

　脳波検査は，けいれんや意識障害が疑われる場合には必ず実施される。てんかんでも脳波検査に異常が出ないことが 5% 位あるので要注意である。てんかんの診断は臨床症状の有無で決めるが，発作が消失し脳波が改善した後も，通常は 2〜3 年の服薬が必要になる。脳波検査は子どもの精神科ではルーティン検査として広く行われている。特に自閉症では幼児期に脳波異常がなくとも，10 歳以降，自閉症児の 1/3 にてんかん発作が，1/2 に脳波異常がみられる。小学校入学後も最低年 1 回の脳波検査をすべきである。ADHD や行為障害で乱暴などの精神運動性の興奮がある場合に，脳波検査でてんかん性異常波を認めることがあり，薬物療法の参考になる。脳波検査でわかることは多くはないが，子どもの精神科ではスクリーニング検査として必ず一度は実施すべきであろう。

8 画像診断

身体発育の遅れの有無を診るには、手根骨や頭部の単純X線撮影が行われる。手根骨検査からは骨年齢がわかる。頭部側面の像からは、トルコ鞍の拡大の有無と脳下垂体の腫瘍の有無がわかる。入院時には胸部や腹部のX線撮影が行われる。CTやMRI検査は器質脳障害の有無を知るには不可欠である。特にMRI検査は、CTに比べ大脳や小脳の鮮明な画像を与えてくれるので、脳の器質的異常の発見が飛躍的に容易になった。発達障害に特異的な所見はないが、大脳皮質の萎縮、側脳室の拡大・左右差、小脳・脳幹部の萎縮などがみられる場合がある。また、PETやSPECT検査によって、血管から造影剤を入れて、大脳の動きを調べることが可能となった。さまざまな知見が得られているが、いまだ研究段階である。

9 心理学的検査

1 目的

心理学的検査は、子どもの知能や言語などの発達のレベル、性格や行動、精神症状などを客観的に評価するために行う。通常、自閉症、広汎性発達障害、アスペルガー障害、ADHDなどの診断は、臨床症状の有無や経過によりなされる。しかし知能、言語、認知、記憶などの心理機能のプロフィルを知るには、標準化された心理検査が必要になる。知りたい事柄によってさまざまな心理検査がある。都道府県の療育手帳を受給するには、知能検査を受ける必要がある。後に詳しく述べるが知能検査で現在いちばん使われているのは、田中ビネーとWISC-Ⅲ(Wechsler intelligence scale for children, 3rd ed)である。特にWISC-ⅢはFIQ(全検査IQ)、VIQ(言語性IQ)、PIQ(動作性IQ)の値と、それぞれの検査の下位項目の点数のバラツキを通じて、子どもの注意、記憶、言語、知覚、処理などの能力のバラツキを教えてくれるので、広汎性発達障害や学習障害の診断には欠かせない。また、K-ABC (Kaufmann assessment battery for children, 心理教育アセスメントバッテ

リー)は学習障害児の認知特徴と学習の習得度に関する情報を与えてくれるので，その子どもにあった算数や国語の指導案の作成に役立つ。さらに幼児期のことばの遅れを評価するには，ITPA(Illinois test of psycholinguistic abilities)，バウムテスト，SCT(文章完成検査)などがよく使われる。思春期になって，不登校，引きこもり，抑うつ気分，情緒不安，強迫症状，幻覚妄想，自己不全感などの症状がみられる場合には，しばしばロールシャッハテストが実施される。自我の発達レベルや性格や内的世界についての豊富な情報を与えてくれる。しかし，どんなに優れた心理検査でも補助的なものと考えるべきである。診断は，最終的には生育歴，現病歴，症状の経過，診察そして治療後の転帰などに基づきなされるべきである。

2　子どもの精神科で通常使用されている心理検査

　子どもの精神科で通常使用されている心理検査を以下に紹介する。検査者は検査の実施にあたっては，相手が子どもであることに留意すべきである。子どもの不安や緊張を和らげ，子どもが焦らず落ち着いて検査に取り組めるような雰囲気づくりを忘れてはならない。また，検査時に子どもの示すさまざまな態度や癖を記録しておくべきである。それは診断にとって大切な情報を与えてくれる。心理検査の実施にあたっては，インフォームド・コンセントが大切で，結果の取り扱いは慎重にすべきである。特に知能検査の結果については，注意すべきであろう。知能検査の実施については，批判的な立場の人がいるが，発達レベルの客観的評価や訓練指導計画の立案にとっては不可欠であり，梅ヶ丘病院では必ず実施している。ただ知能指数を固定的にとらえ，積極的な訓練指導の意味を否定するマイナス志向の態度は賛成できない。

1) 乳幼児の発達を評価する検査
a. 新版K式発達検査

　適用年齢は0歳から13,4歳と広く，乳幼児から学童期に至る各種発達検査の長所を取り入れ，子どもが遊び感覚で取り組めるように動作性問題などに工夫がなされており，子どもの精神機能を多面的に検査できる。324個の検査問題は，①姿勢・運動領域(P-M)，②認知・適応領域(C-A)，③言語・社会領域(L-S)の3領域に分けられ，問題は，各問題の50%通過年齢，すなわちその問題に合格する確率が50%になる生活年齢に従って各年齢区分に

配置されている.

　検査結果から，各検査項目の合否の境界をつなぐ折れ線グラフで表される発達のプロフィール，領域別ならびに全領域発達年齢，領域別ならびに全領域発達指数が求められる．発達指数は発達年齢と生活年齢を用いて計算される．さらに未熟児では出産予定日から起算された生活年齢(修正生活年齢)を用いた発達指数も考慮される．

b. 新訂版自閉症児・発達障害児教育診断検査(PEP-R：psychoeducational profile revised)

　自閉症児や関連する発達障害児に，TEACCH(treatment and educating autistic and related communication-handicapped children)プログラムを実施する際に，行われるべき検査である．対象児は6か月から7歳程度で，この結果に基づいて個別教育プログラム(individualized education program：IEP)が立てられる．7歳から12歳までは，AAPEP(adolescent and adult psycho-educational profile 青年期・成人期心理教育診断評価法)が用いられる．本検査は発達尺度と行動尺度から成り立ち，前者は自閉症児の技能(スキル)の学習に不可欠な多面的学習過程を反映して，① 模倣，② 知覚，③ 微細運動，④ 粗大運動，⑤ 目と手の協応，⑥ 言語理解，⑦ 言語表出の7つの発達領域に分けられ，131の発達項目がある．各項目は合格，不合格と，どうやればよいかはわかっているが，完成できないでいる芽生え反応の3段階で採点される．各発達領域の得点は「合格」数の合計として得られ，発達尺度プロフィールにプロットすることにより，各領域ごとの発達年齢レベルがわかる．さらに，7つの領域の得点の合計から総合発達得点が得られ，上記プロフィールにプロットすることにより発達年齢が推測される．芽生え反応の得点に関しても，同様の操作をすることにより，各領域ごとの発達年齢がわかる．芽生え反応を手がかりにしてIEPが作成される．

　行動尺度は，自閉症児に特有な行動の有無を調べるために，① 人とのかかわりと感情，② 遊びと物とのかかわり，③ 感覚，④ ことばの4つの領域に分けられ，43の項目がある．各項目は適切，中等度不適切，重度不適切の3段階で評価される．行動評価プロフィールの4等分した円の4つの領域が，上記4つの領域を表し，重度，中度の順で円の中心から得点の分だけそれぞれ黒と灰色で塗りつぶすことにより，結果は一目瞭然に表される．

2）知能検査

a. 全訂版田中ビネー知能検査

　この検査は教育・医療・福祉の現場で，最も広範に使用されている検査である。特に就学時検診や進路相談のときによく使用されている。2歳0か月から成人までを対象にし，被検者の一般知能を測定する。一般知能はあらゆる知的機能の基礎にあると考えられ，方向性，目的性，自己批判性の3つをもった心的能力とされる。

　本検査は年齢尺度から成り立ち，118の問題が難易度にあわせてやさしい問題から難しい問題の順に，低年齢から高年齢の順にならべられているので，各年齢級の問題の合否から精神年齢（mental age：MA）が容易に算定され，それを生活年齢（chronological age：CA）で割った値をパーセントで表した値が知能指数（intelligence quotient：IQ）となる。問題は言語，動作，記憶，数量，知覚，推理，構成などさまざまで，1歳から3歳は12問ずつ，4歳から13歳は6問ずつ，成人Ⅰと成人Ⅱは8問ずつ，成人Ⅲは6問ずつ配分されている。

b. WPPSI知能診断検査 (Wechsler preschool and primary scale of intelligence)

　3歳から7歳1か月の幼児や学童の知能を，言語性検査と動作性検査に分けて測定しIQを出すことができる。幼児を対象とするので，検査を行うには子どもの取り扱いに熟練を要する。また2つの検査のうちの片方だけでIQを出すことができる。言語性検査は，知識，単語，算数，類似，理解の5つの下位検査に分かれ，動作性検査は，動物の家，絵画完成，迷路，幾何図形，積木模様の5つの下位検査に分かれる。各下位検査の評価点の合計から言語性IQ（verbal IQ：VIQ），動作性IQ（performance IQ：PIQ），全検査IQ（full scale IQ：FIQ）を得る。さらに各下位検査のプロフィールから子どもの知能構造の特徴がわかり，VIQとPIQの差から言語性知能と動作性知能の発達のアンバランスを知ることができる。子どもの言語・認知・運動訓練のプログラムを立てるうえで，本検査から重要な情報を得ることができる。

c. WISC-Ⅲ知能検査

　日本版WISC-Ⅲ（Wechsler intelligence scale for children. 3rd ed：ウェクスラー式児童知能検査，第3版）は，WISC-Rの改訂版として1998年に作成された。適用年齢は5歳0か月から16歳11か月である。本検査は知能

表1 WISC-Ⅲの下位検査項目と実施順序

言語性検査		動作性検査	
2	知識(経験や教育による知識)	1	絵画完成(視覚的な注意力と記憶)
4	類似(理論的・抽象的施行能力)	3	符号A(学習の速さと書くこと)
6	算数(集中力と計算能力)		B
8	単語(経験や教育による知識の活用)	5	絵画配列(社会的場面の理解)
10	理解(実際的知識や社会的判断)	7	積木模様(抽象的図形の分析と形成)
12	数唱(注意力と機械的記憶)	9	組み合わせ(具体物の集合の理解)
		11	記号探しA
			B
		13	迷路(視覚図形による計画性と実行)

表2 4種類の群因子と下位検査

因子	第1因子 言語理解	第2因子 知覚統合	第3因子 注意記憶	第4因子 処理速度
下位検査	知識 類似 単語 理解	絵画完成 絵画配列 積木模様 組み合わせ	算数 数唱	符号 記号探し

を総合的かつ全体的な能力としてとらえ,多くの能力を測定する複数の下位検査を用いて,種々の知的機能を明らかにしようとする。したがって本検査は教育診断的な評価を有し,IEPを作成する際の重要な心理検査であり,精神遅滞,自閉症,言語遅滞などの診断や治療プログラムの作成に欠かせない検査である。本検査では,子どものIQを田中ビネー知能検査などで用いられる「精神年齢(MA)」を使用せずに,子どもの得点が子どもが属する年齢群における平均値からどの程度偏るか(偏差IQ)で示す。偏差IQは「粗点を検査年齢に換算する表」から求められる。

WISC-Ⅲは,WISC-Rの12の下位検査に「記号探し」という下位検査を加えた13の下位検査(**表1, 2**),すなわち6つの言語性検査と7つの動作性検査からなり,3種類のIQが得られる。「数唱」,「迷路」,「記号探し」の3つを補助検査といい,これらを除く10の下位検査を基本検査といい,その5つの言語性検査の評価点の合計からVIQが,5つの動作性検査の評価点の合計からPIQが得られ,それらの合計からFIQが得られる。

さらに,「記号探し」が加わったことにより,「迷路」を除く12の下位検査

からWISC-Rにはない群指数という測定値が得られるようになり，より詳しい個人内評価が可能となった．

d. 1993年改訂版ITPA言語学習能力診断検査

本検査はコミュニケーションに関する言語学習能力を測定し，子どもの心身のさまざまな特性の差異である「個人内差」(intra-individual differences)を明らかにすることにより，軽度精神遅滞，学習障害，コミュニケーション障害などの教育的診断を行い，教育や治療教育に役立てることをめざす．対象は，生活年齢または精神年齢3歳から10歳未満の児童である．

本検査では言語能力の臨床モデルを「回路」，「過程」，「水準」の3次元構造で表す．「回路」は情報が伝達される通路を表し，聴覚-音声回路と視覚-運動回路の2つに，「過程」はことばを学習し使用する流れを表し，受容過程，表出過程，および連合過程の3つに，そして「水準」はコミュニケーションの習慣が個人内部で組織化される程度を表し，表象水準，自動水準の2つに分かれる．

下位検査は10個あり，表象水準では受容過程が2個(ことばの理解，絵の理解)，連合過程が2個(ことばの類推，絵の類推)，表出過程が2個(ことばの表現，動作の表現)の合計6個，自動水準では，構成(不完全な絵やことばの表現を完全なものとしてとらえる能力)が2個(文の構成，絵探し)，配列記憶(聴覚および視覚刺激の配列を正しく再生する能力)が2個(数の記憶，形の記憶)の合計4個ある．

各下位検査の粗点から換算表を用いて，各下位検査の言語学習年齢(PLA)，評価点(SS)を求め，プロフィール用紙に記入し，下位検査のSSがSS平均値よりも±6以内にあれば優劣は存在せず，±10以上あれば優劣があると考える．そしてそれぞれの回路，過程，水準における障害の有無を把握し，指導方法を考慮する．例えば，聴覚-音声回路が視覚-運動回路に比べて優位ならば，聴覚的あるいは触覚的手がかりを利用して課題の理解を助け，徐々に視覚的手がかりだけを残していくなどの工夫が必要である．

e. K-ABC心理・教育アセスメントバッテリー (Kaufman assessment battery for children)

本検査は認知心理学と神経心理学に基づき，問題を解決し情報を処理する個人の認知処理能力を「知能」と考える．知能は継次処理能力と同時処理能力に分けられる．前者は情報を分析的，継次的，時間的，命題的に処理する過

程であり，後者は情報を統合的，全体的，空間的，並列思考的に処理する過程であり，脳の別々の場所に存在すると考えられている。そして「知能」によって獲得された知識や技能を「習得度」と考える。本検査は，従来考えられていた知能を「知能」と「習得度」に分け，教育や指導の計画に役立たせようとする。

対象は2歳6か月から12歳11か月で，検査は14の下位検査バッテリーとそれらを組み合わせた4種類の総合尺度〔継次処理尺度，同時処理尺度，認知処理尺度(前2者の合計)，習得度尺度〕からなり，それぞれの総合尺度は標準得点が算出される。継次処理尺度は3つの下位検査(手の動作，数唱，語の配列)，同時処理尺度は6つの下位検査(魔法の窓，顔探し，絵の統合，模様の構成，視覚類推，位置探し)，そして習得度尺度は5つの下位検査(表現語彙，算数，なぞなぞ，ことばの読み，文の理解)よりなる。継次処理と同時処理，これら2つの処理と習得度，認知処理と習得度を比較することにより，子どもの認知処理能力の特徴を把握し，下位検査のプロフィルの分析から治療教育プログラムを作成する。近年，学習障害(learning disabilities：LD)の診断と治療プログラムの作成のために，WISC-ⅢやITPAと組み合わせてしばしば利用されている。

3)性格や人格に関する検査

　a. MMPI検査(Minnesota multiphasic personality inventory)

本検査は質問紙法による代表的な性格検査で，質問の意味が理解でき，成人的態度のできた15歳以上が対象とされ，精神障害の有無の鑑別と，人格の特徴の理解が目的とされる。検査は550項目の質問事項からなり，質問内容は，4つの妥当性尺度と10個の臨床尺度からなり，前者は受検態度の偏りを調べ，後者は，精神的・身体的健康，および家族，職業，政治，宗教などに対する態度を調べる。検査は「そう」，「違う」，「どちらでもない」の3つに分けて答える。結果は，妥当性尺度から検査が臨床的に妥当かどうかが判定され，10個の臨床尺度から精神科的問題の有無や性格傾向が判定されるが，その解釈にあたっては熟練が必要とされる。

　b. 谷田部ーギルフォード性格検査(Yatabe-Guilford personality inventory：YG)

小学生から成人を対象にした質問紙法による代表的な性格検査で，因子分析法で抽出された性格傾向を把握するのが目的であり，精神科的問題の有無の鑑別は困難である。検査は120項目，12尺度から成り立ち，それぞれの

尺度は抑うつ性，回帰性傾向，劣等感そして神経質などの性格特性を含む。質問に対しては「はい」，「いいえ」，「？」で答え，結果はプロフィールで視覚的に表され，さらに A〜E に分類され，それぞれ準型と混合型を含む。例えば，A 型は平均的な性格で，B 型は不安定積極型で性格の偏りが外に表れやすい性格とされるなどである。

c. ロールシャッハ検査（Rorschach test）

投影法による性格検査の代表的な検査で，10 枚のインクのしみの印刷されたカードを見て何に見えるかを答える検査である。対象は一般に 5 歳から成人とされ，子どものパーソナリティの深層に及ぶ豊かな情報を与えてくれるので，実施は慎重になされなければならない。各反応は反応時間，反応領域，反応決定因，反応内容そして形態水準の領域から集計され評価される。本検査は，対象の現実検討能力，自我の統合性そして自我の脆弱性などについての情報を提供してくれるので，鑑別診断に役立つことがある。

d. 文章完成検査（sentence completion test：SCT）

「小さいとき，私は」，「家では」などの刺激語を与えて文章を完成させる検査で，ことばではうまく表現できない子どもが，文章でうまく表現できる場合に，子どものパーソナリティを評価するために使用される。パーソナリティは，「社会・生物的基礎」（社会，家庭，身体，知能），「性格」（気質，力動），そして「指向」の 3 つの側面に分けられ解釈される。小学生用，中学生用検査はそれぞれ part Ⅰ，part Ⅱ に分かれ，それぞれ 25 項目ある。本検査から子どもの家族構成員との関係や社会に対する態度が理解されるが，判定法や判定基準が標準化されていない。

e. P-F スタディ（picture frustration study）

日常生活で出会う，フラストレーション（欲求不満）を感じる 24 個の場面を絵で示し，その反応を文章で書かせる検査である。児童用（4 歳から 14 歳），成人用（15 歳以上）そして青年用（12 歳から 20 歳）がある。本検査では，自己を主張する 3 つのタイプ（障害優位型，自我防衛型，要求固執型）と，人を批判する 3 つのタイプ（他責的，自責的，無責的の 3 つ）を仮定し，これら 2 つの次元の組み合わせから 11 種類の評点因子を考え，それらを使って反応は評点される。そして本検査の結果から，子どものフラストレーションへの対応のしかたを通じて，自我の成熟度合い，社会的ルールの理解度そして

対人関係のパターンを評価することができる。

　f. バウム検査(樹木画検査：Baum test)

　簡便でポピュラーな投影法による人格検査で，3歳以上を対象とする。子どもに1本の実のなる木を書いてもらい，書かれた木の空間領域，冠と幹の比，形態的側面，そして形態的発達項目を調べ，空間象徴の理論に基づき，木の全体的印象，空間領域，運筆，そして木の形態の評価から子どもの人格傾向を解釈する。描画では右は外向や未来，左は内向や過去，上は意識，そして下は無意識を示し，また発達するにつれて幹の長さが短くなると考えられている。

　g. HTP検査(house tree person test)

　幼児から成人までが対象で，家屋(H)，樹木(T)，人物(P)を描かせ，終了後，描画について一定の質問を行うことにより，対象の心理状態や知能を知る検査である。家屋は家庭状況や家族関係を，樹木は身体イメージや自己概念を，そして人物は社会適応度や対人関係をそれぞれ反映していると考えられている。描画の部分，比率，遠近法について評価することによりIQ値が得られ，描画順序，所要時間，描画の線質，批評性，描画態度，衝動性などを評価することによりパーソナリティが推測される。幼児や学童と遊びながら実施でき，子どもの心理状態の深層を知るには有用な検査である。1枚の画用紙にHTPを描かせる統合的HTP(syp-HTP)も開発されている。

4）知覚・感覚に関する検査
　a. ベンダー・ゲシュタルト検査(Bender visual motor gestalt test)

　本検査は，5歳から10歳までの児童および精神年齢10歳以下の精神遅滞児を対象とし，子どもの視覚・運動形態機能の成熟の遅滞，退行，機能の減退・喪失，および器質的な脳の欠陥を調べるのを目的とする。退行現象がある場合はパーソナリティの偏りをあわせて調べるのに役立つ。実施方法は簡便で，9枚の刺激図形を模写させ，模写された図形の形，図形相互の関係，空間的な背景に対する関係，時間的なパターンや臨床症状との関係などの諸点から上記項目の評価を行う。

　b. フロスティグ視知覚発達検査(Frostig visual perception test)

　LDや精神遅滞や脳の器質障害を有する4歳から7歳11か月の子どもを

対象にし，子どもの視覚認知障害の有無を検査するために使用される．検査項目は，視覚と運動の協応，図形と素地，形の恒常性，空間における位置，空間関係の5つがあり，認知指数を算出し，各プロフィールの問題点を評価し，治療教育に役立てる．

c. ベントン視覚記銘検査(Benton visual retention test)

5歳から成人の患者の視覚記銘力や視覚構成能力を検査するために使用される．10枚の図版を描写させ，正確数と誤謬数を調べ，誤謬の型を，省略，ゆがみ，保留，回転，置き違い，大きさの誤りの6つに分けて採点する．本検査は，脳の器質障害の存在に対して非常に敏感に反応し，診断と治療教育に役立つ．

（海老島　宏）

■ 参考文献

1) 松原達哉：最新心理テスト法入門．日本文化科学社，1995
2) 佐藤泰三：児童期の精神発達心理検査法；精神科臨床検査法マニュアル．臨床精神医学 12(増)：184-188，1996
3) E. ショプラー，JG. オーリー，MD. ランシング(著)，佐々木正美，大井英子，青山均(訳)：自閉症の治療教育プログラム．ぶどう社，1985
4) 嶋津　峯(監)，生澤雅夫(編)：新版K式発達検査法．ナカニシヤ出版，1985
5) 田中教育研究所(編)：1987全訂版田中ビネー知能検査．田研出版，1987
6) D. ウエクスラー(著)，日本版WISC-Ⅲ刊行委員会(訳)：日本版WISC-Ⅲ知能検査法．日本文化科学社，1998
7) E. ショプラー(著)，茨城俊夫(訳)：自閉児発達障害児教育診断検査心理教育プロフィール(PEP-3)の実際，三訂版．川島書店，1995
8) Kaufman AS, Kaufman NL(著) 松原達哉，藤田和弘，前川久男・他(訳)：K・ABC心理・教育アセスメントバッテリー．AGS丸善メイツ，1993
9) 旭出学園教育研究所(編)：ITPA言語学習能力診断検査手引，1993年改訂版．日本文化科学社，1993絶版．
10) 佐藤泰三：自閉症の神経生物学的背景．自閉症治療スペクトラム．pp223-232，金剛出版，1997
11) 中根　晃：学習障害の精神医学．精神医学 34(4)：348-364，1992
12) 臨床精神医学(編)：精神科臨床評価検査マニュアル．臨床精神医学2004年増刊号．アークメディア，2004
13) 橋本信也(監・編)，石井裕正，渡辺清明，北原光夫・他(編)：最新臨床検査のABC．日本医師会，2006

II

治療的対応について

1 子どもの精神科における治療の実際

　子どもの精神科では，治療の原則は外来を中心とした通院治療である。身体科と比べて治療体系でいちばん異なるのは，手術適応や特効薬の存在は少ないということである。ほとんどの精神疾患の原因は不明であり，いくつかの成因仮説が存在しているだけである。診断も操作的診断基準が使われており，これらは表面的に出ている症状をもとにつくられており，直接的な原因には結びつかない。操作的診断基準は，一般的にはDSM-Ⅳ-TR（米国精神医学会）とICD-10（世界保健機関：WHO）が使われている。従来の伝統的診断を除けば，例外的に広汎性発達障害（PDD：pervasive developmental disorder）に自閉症スペクトラム診断が行われている。

1 外来について

　外来治療は子どもの精神科における治療の中心であるが，子どものこころの診療に携わる医師は少なく，診療は限られた医療機関で行われてきた。近年のこの分野の必要性の増大に鑑みて，厚生労働省も母子保健課が中心になり，子どものこころの診療にかかわる医師の増加をめざして2005（平成17）年度から検討会を開いた。① 一般の精神科，小児科の医師に子どものこころの診療に関する研修を受けさせること，② 子どものこころの診療を定期的に行う医師，および，③ 子どものこころの診療を専門的に行う医師の養成をはかることとした。これらにかかわる医師は，精神科のなかで子どもを中心に診療している医師，小児科のなかでこころの診療を行う医師に分けられる。

近年，首都圏を中心に，子どものこころの診療を標榜するクリニックは増加している。この背景には，受診者の増加と，2002（平成14）年度から精神科通院精神療法のなかに，思春期加算が設定され，一定の経済的裏づけが得られるようになったことと関係する。小児科を標榜する医療機関では，小児専門カウンセリングなどが設けられているが，通院期間などへの限定がある。

1 治療への導入

治療は診断と切り離すことはできない。どういう経過で外来診療になったかによって，その治療対応も異なってくる。このことは疾患の種類にもよるし，本人および保護者が治療にどのような要望をもっているかが重要である。

予約窓口に連絡があり，緊急性があると判断された場合は，速やかに来院してもらい対応を考える。統合失調症や気分（感情）障害で自傷他害のおそれが迫っている場合，行動上の問題が激しく，精神科や小児科の医療機関から緊急の入院依頼がある場合はこれにあたる。

緊急性がないと判断された場合は，受診予定日に来院してもらう。受診経路は，精神科から「専門病院での治療を求めて」，小児科から「行動上の問題への治療を求めて」，教育機関から「医学的判断を求めて」，福祉施設から「医療的支援を求めて」，などさまざまある。

2 診断を前提とした治療

診断が簡単につかない場合は，いくつかの診断可能性を前提とした治療が行われることになるが，一般には診断に基づく治療が行われる。ここでは，主要な疾患についての治療を概観してみる。

1）統合失調症など

思春期前後からの発症が一般的であり，症状についての違いはあるものの，成人のこれらの疾患に準じた治療が基本となる。初期の陽性症状が中心の場合は，抗精神病薬を中心とした薬物治療がその中心になり，その状況に応じた薬物が選択される。ある程度状態が改善された段階では，薬物は維持量となり，陰性症状への治療が中心となる。精神療法，作業療法などが中心

となり，社会復帰への準備が行われる。陽性症状はめだたず，陰性症状が中心の場合は神経症圏との鑑別が重要である。

2）気分（感情）障害など

典型例は，中学校年代以降が中心であるが，いわゆる抑うつ症状は小学校高学年からもみられる。抑うつ期は抗うつ薬を中心とする薬物治療が中心である。自殺願望が強い場合は慎重に薬物治療を行ったり，電気けいれん治療が選択される。改善し始めた場合は，薬物治療は続けつつ徐々に社会復帰をはかっていく。

3）強迫性障害（OCD）など

就学後が中心で，症状が激しい場合は，選択的セロトニン再取り組み阻害薬（SSRI：selective-serotonin reuptake inhibitor）など抗うつ薬が使用される。根本的治療には，心理的背景を考慮した精神療法的アプローチを行う。統合失調症の前段階として，強迫的行動が出現する場合もあるので鑑別を要する。発達障害に基づく常同的反復行動も鑑別を要する疾患である。精神療法的な対応が中心になり，環境の調整，家族への働きかけが重要となる。

4）適応障害など

就学前後から生じる可能性がある。何らかの社会不適応を来す背景を考慮して，これに対する治療を考える。本人を対象にした精神療法による自己洞察の促進，家族を対象にした環境調整などが重要である。時には，教育現場などへの働きかけが必要になる。一般的には予後は良好である。

5）摂食障害など

身体的問題への対応が一段落した段階で，精神科的治療に入る。多くの場合，症状の背景にある心理的問題を解決する必要がある。家族全体の問題が存在することも多く，家族に対する治療も必要になる。思春期以降の女子に多いが，さまざまな自傷行為や多量服薬などの自己破壊的行動を伴う場合もあり，この場合は早急な治療導入が必要になる。

6）広汎性発達障害（PDD）など

知的障害を伴う場合は，低年齢からの受診者が多く，行動上の問題が治療の対象になることが多い。年齢相応の発達を促すため，デイケアなど療育的

対応が中心となる。行動上の問題が激しく，原因が特定できない場合は薬物治療も適応となる。知的障害を伴わない場合は就学以降の受診が多く，診断を求めて来院することも多い。多くが社会適応上の問題を抱えており，対応の改善，環境の適正化が必要になることも多い。二次的に症状が存在する場合は薬物治療も適応となる。

7）注意欠陥（如）/多動性障害（ADHD）など

集中力の低下，多動性，衝動性などへの対応が必要になる。対応の改善，環境の調整が必要であり，教育との連携が必要になることも多い。約70％については，中枢神経刺激薬が有効であり，本人だけでなく保護者との話し合いのなかで使用が考慮される。

8）行為障害（素行障害）など

家庭内に限局された場合は，親子関係などがその背景に存在することが多い。非社会化型の行為障害の場合は，発達障害が背景にある場合が多い。これらの背景を考慮して対応を考える必要がある。行動上の問題が激しい場合は，薬物治療が選択される。

1）～8）以外にも睡眠障害，チック障害，パーソナリティ障害（人格障害）などの疾患があり，それぞれ疾患に応じた対応が必要となる。

3　治療について

治療内容については，それぞれの医療機関により異なっている。ここでは子どもの精神科で行われている一般的な治療を取り上げる。

1）精神療法

個人，集団，家族を対象とした精神療法が選択される。個人療法は通常は言語を介したアプローチが行われるが，言語的コミュニケーションが難しい場合は，非言語的アプローチが中心となる。自己洞察が難しい場合は，芸術療法，運動療法，行動療法的手法なども使われる。集団療法では，同年齢集団のなかでの自己の存在の確認などに重要である。家族療法では，家族同士の関係で心理的交流がはかられ，そこに治療スタッフも介入して，疾患の理解を促進して改善をめざす。

2）薬物治療

　激しい症状の改善のために用いられる場合と，他の治療法への導入を容易にするために行われる場合がある。薬物は，疾患の種類および程度に応じて，種類，用量，服用などが選択される。重要なのはコンプライアンス（服薬遵守実行）であり，特に子どもに薬物治療を行う場合は，本人だけでなく家族の意思の統一がはかられている必要がある。多くの向精神薬は，効果が得られるまでに一定の時間が必要であることを理解してもらう必要がある。もちろん，副作用の可能性については十分に伝え，生じた場合は早急に対応する。

3）療育的対応（デイケアなど）

　低年齢の発達障害児には，適切な発達を促進するために療育を行う。知的障害を伴う PDD を中心に，デイケアなどの形態で TEACCH（treatment and education of autistic and related communication-handicapped children）や，応用行動分析法などを念頭においた治療が行われる。一定の期間が経過した段階で，治療の経過を確認して，新たな療育を考慮する。思春期の患児の場合も，生活を保障する場，同年齢児とコミュニケーションをとる場としてのデイケア（思春期）が有効である。ここでは社会適応を向上するために，心理劇などの社会機能訓練（SST：social skill training）が導入される。

4）作業療法

　作業療法士が中心になって行うものであり，作品をつくる，絵を描く，スポーツ，クッキングなど本人を対象に，興味のあること，自信をもっていることを中心に行う。特に言語的精神療法が苦手な場合に適応となるが，成人と異なり集団よりも個別対応で行われることが多い。

5）看護訪問

　看護師，精神保健福祉士が中心になって行っている。本人，保護者の要望に基づいて，家庭を訪問して家庭での過ごし方についてのアドバイスを行う。通常は，入院時を対象に入院中に看護訪問を行っておき，外来に移行してこれを続けることになる。地元の保健所などの機関へつなぐための役割をもつ。

6）福祉指導

　精神保健福祉士が中心となって行っている。適切な医療機関の紹介，適切な教育機関の選択，就労に結びつける情報提供などがその内容である。保護者の了解のもとで，患児の付き添いとして現場へ出かけることもある。

　これ以外にも，生活療法的アプローチなどもあるが，入院を中心に行われている。

2　入院について

　入院治療は独立したものとしてではなく，大きな治療体系の一環として存在する。したがって治療という連続体の一部をなしており，入院に至る段階で退院後のことも予測しておくべきである。

　子どもの精神科治療は，保護者の希望を満たすためのものではないし，本人の主張をすべて実現するためのものでもない。本人・保護者お互いが，これまでを見つめて，改めるべき点は変えなければならない。治療者はどちらの主張にも組することなく，本来のあるべき姿について論じるべきである。治療者は，アドバイスはできても当事者になることはできない。入院治療も本人あるいは保護者の希望のもとに行われるものであって，両者のために有用な場合に選択されるべきで，一方のみの希望が通る状況は好ましいものではない。専門的な入院治療を行える医療機関は少なく，全国児童青年精神科医療施設協議会（全児協）加盟団体を中心に約20施設にすぎない。その大部分は国公立の医療機関であり，その背景には，現在の医療保険点数では，思春期入院加算が認められても，経済的裏づけがとれないことがある。

1　入院の適応

　精神科の入院治療は，精神科の医療施設で精神保健福祉法に則って行われ，子どもの場合も，この法律に則って行われる。この法律は入院だけを対象にしているもので，内容を吟味すると，未成年の存在をあまり考えていないと思われる点もある。

入院については，自傷他害のおそれが強い場合に，警察などが関与して行われる措置入院，医師および保護者が入院の必要性を判断する医療保護入院，本人の意思に基づいて署名して入院する任意入院の3種類がある。措置入院については成人と大きく異ならない。医療保護入院について，成人と大きく異なる点は，法律上の保護者の選出であり，未成年の場合は親権者が代行することになっている。したがって，医師，保護者が必要と判断すれば入院となるが，親権者については法律上の親権者全員であるため，通常は両親の署名が必要となる。近年は患者さん自ら，「生活リズムを立て直したい」，「家庭にこころの居場所がない」と任意入院を希望する場合もある。任意入院については，本人の署名があれば成り立つが，子どもの場合何歳から署名の実効性があるかについての定見はない。過度に適用を厳密にすれば，子どもでは任意入院はきわめて限定されたものになり，医療保護入院が増加して，この法律の趣旨に合致しなくなってしまう。ただし，国民皆保険制度のもとで保護者の医療保険を使用して入院費を支払っている現実を考えれば，入院当事者である子どもの意思のみによる入院が存在するか否かは疑問である。

　入院治療は，児童青年精神科の専門病床で行われることが望ましい。ここでは，20歳未満の入院について児童・思春期精神科入院医療管理加算が認められた場合の医療スタッフを基準に紹介してみる。病棟ごとに2人の医師(1人は指定医)，16人の看護師(2対1看護以上)，1人の心理士，1人の精神保健福祉士が必要である。

(1) 医師：各病棟に1人の指定医と数名の医師(研修医を含む)が配属されている。治療チームのなかで，さまざまな指示や薬物の処方を行う。カンファレンスの場で，多職種の報告を総合して，全体的な治療の方向性を決めていく，オーケストラにおける「指揮者」のような役割を果たす。
(2) 看護師：患児にいちばん接する時間が長い存在であり，入院児のこころの問題にも対処する。処置だけでなく，ちょっとした本人の変化や，他児との関係も観察し，疑問や質問があれば直接対処するとともに医師および他職種へ報告する。病棟での生活全般を支えるとともに，病棟外スケジュールへの参加をはかる。必要に応じて精神保健福祉士とともに訪問看護を行う。
(3) 心理士：個人的な心理検査や個人的なカウンセリングを行ったり，病棟における集団精神療法を病棟医とともに取り仕切る。
(4) 精神保健福祉士：医師の指示のもとで，院外の学校，児童相談所，福祉事務所，保健所，総合精神保健福祉センター，子ども家庭支援センター，

発達障害者支援センター，他医療施設などとの連絡を行い，治療の円滑化をはかる。家族会を通じて保護者と連絡をとり，円滑な家族関係の構築に取り組む。

2 入院への導入

　精神科救急システムのなかで，未成年者が入院の対象になり入院となることがある。この場合は，自傷他害など緊急性の高い状況での措置入院となる。
　任意・医療保護入院の場合，外来治療中の症状の悪化への対応，診断の確定，薬物の調整，生活リズムの改善などが入院治療の目的となる。医療保護入院を例にとると，①保護者は入院を希望しているが医師からみてその必要性がない場合，②医師からみて入院が必要だが，保護者が希望していない場合，③保護者も医師も入院の必要性を考える場合，に分けられ③の場合のみ入院となる。
　一般的には，②の時期が長く続き，③に至るまでに長時間を必要とする。その心理的背景としては，「親子の絆が断絶されるため，入院治療は選択されるべきでない」という考え方も根強い。しかし，「あまりにも密着した関係になってしまって，収拾ができなくなっている」例もある。この場合は親子関係を適切な距離に戻すために入院治療が必要になることになる。もちろん，入院の大前提に本人あるいは保護者の了解が必要である。

3 入院の前に

　入院治療の選択にあたっては，きわめて緊急性が高い場合以外は，退院以降の方向性が考慮されていなくてはならない。特に入院に対する本人・保護者の心理について十分に考慮されることが大切である。任意入院はともかく，医療保護入院では保護者の要請が前提になっている。入院を選択することにより，「保護者としての責任を放棄した」と，詳細を理解していない第三者から非難されることもある。当事者である子どもからも非難されることは珍しくない。これらの心理的葛藤を乗り越えなければ，入院の継続は難しい。時には入院期間より長い時間をかけて保護者のこころの整理を待つこともある。決して入院の成果を誇張して伝えず，いくつかの可能性を含めて予測を伝えることになる。しかし，この作業は入院治療の成否を決める大きな要素となる。前もって病棟を見てもらい，入院の実際について知ってもらう

のも，インフォームド・コンセントの一環として大切なことである。

4　入院前後について

　措置入院では，鑑定の結果として行政の関与のもとで入院してくるし，任意入院の場合は本人が納得して入院してくる。入院後，精神症状が悪い時期あるいは本人が望む場合は個室で過ごすことが多く，落ち着いたら他児と一緒の部屋に移る。一部の入院児は他人と会うことが難しく，個室生活が長引くが，将来的に同年齢集団に戻っていくのであれば，共通の話題をもつ友人を1人でもつくることが重要なことである。

　医療保護入院では，本人が入院に納得していないといっても，機嫌のよいときに入院という選択肢があることを伝えておくことは重要である。ただし，そこで「入院してもいいかな」と言ったとしても，保護者へのリップサービスであることが多く，そのことが直接入院という行動につながるわけではない。家庭内での暴力が激しい場合には，親類，知人，担任の先生などが付き添って来院していたり，最近は母子家庭などの増加に伴い，親類，保健所，児童相談所など，以前から保護者が相談していた機関が関与することが多い。

　病院の外来で，本人に入院を説得する場合も，保護者に対しては，「自分を見捨てるのか」という言動がよくみられる。保護者の気持ちが整理されており，「自分もつらいが，あなたのためにも自分のためにもこれがいちばんの選択肢である」と言えれば本人の気持ちも落ち着いていく。

　入院の目的として，「保護者と本人の関係（距離）を適切に戻す」ということが含まれていることが多く，入院後も保護者との関連性は重要である。入院そのものに不安が生じた場合は，「保護者は見捨てていない」，「これが最善の手段である」ことを説明できれば，本人は安心する。保護者がこの段階で不安になるとすれば，治療を継続するのは難しくなるし，この段階で治療中断となれば，入院以前より症状が悪化することも多い。

　入院直後から，他の入院児との適切な関係がつくられる場合は，神経症圏と判断されることが多い。他の患児との関係が成立しがたい場合は，治療スタッフが仲介することになるが，もとから同年齢児との関係がつくれなかったのか，症状が始まってからそうなったのかは，疾患を判断するのに重要な情報である。

　1〜2週間ほどは，「どうしてここにいなければならないのか」と考えてい

ることが多い。何年間不登校を続けていても，「学校に行かなければいけないので，退院します」と訴えることが多い。「病棟にいてもいいかな？」と感じるようになると，周囲の同年齢児の様子がみえてくる。

　入院時に入院に強く反対した場合と，自分から入院した場合では，その後の経過に大きな違いがあるわけではない。かえって，入院時に大騒ぎしたほうが，本人なりに納得している場合もある。疾患の種類，対人関係のもち方などのほうが予後に影響を与える。

　入院後には，生理学的検査〔心電図，脳波，CT，NMR（核磁気共鳴）など〕，生化学的検査（血液検査，尿検査など），心理学的検査（発達検査，性格検査など）などが行われる。これらの検査結果を，本人，保護者に説明し，治療内容に反映させる。

　学齢期の場合は，入院期間によって教育の保障を行う必要が生じる。多くの入院児は，入院前に不登校状態になっており，本来の学年に比べると学業が遅れている。遅れを取り戻すためにも，登校していないことへの焦燥感を除くためにも，入院中の教育保障が必要である。精神的に安定すれば地元の学校に通学する。距離的に遠い場合や不登校が長期間にわたっており，登校が難しい場合は院内学級があれば登校をはかる。

5　入院中の経過

　入院に至る経過によっては，スタッフとは安定した関係をもてても，保護者との関係が難しい場合もある。この場合は病棟スタッフも一緒に面会を行う。ある程度落ち着いてくれば，保護者と外出を行い，お互いに自信をもてた段階で，院内学級のない週末を中心に自宅で過ごしてもらう。最終的には，自宅で本人・保護者が落ち着いて過ごしてもらうことが目的であり，このためには本人・保護者ともに入院以前の状態についての気持ちの整理ができている必要がある。通常は，本人のほうが先に気持ちの整理がつき，保護者がこれに続く。本人の気持ちが切り替わっても，保護者がそれまでの様子を変えなければ本人もまた入院以前に戻ってしまう。入院を契機に，本人も保護者も，冷静な時間を過ごして，これからの方向性を考えてもらう必要がある。

　入院直後の経過は疾患の種類により大きく異なる。自傷他害のおそれが強い統合失調症や気分（感情）障害などでは，入院当初は薬物治療を集中的に行う必要がある。強迫性障害（OCD：obsessive-compulsive disorder）などの神

経症圏では薬物治療よりも精神療法的アプローチが中心となる．PDDなどの発達障害圏では対人関係やコミュニケーションの確立，自己コントロールの改善などが必要となる．

　入院直後の激動の時期が終われば，本格的に治療に取り組むことになる．担当医との話し合いのなかで，それまでの生き方や，考え方に無理がなかったか否かが話し合われる．必要に応じて心理士にも個別精神療法に参加してもらう．自分を改めて見つめて，自分の良い点，悪い点を再確認することは意義のあることである．多くの入院児は，なんらかの挫折を味わっており，自己評価が低下している．最近，入院者に増加している発達障害児では，この傾向は著明であり，「どうやって自己評価を高めるか」，「自分がどのような行動をとったらよいのか」を学習していく必要がある．このことは，保護者との関係においても同じであり，本人に保護者の良い点と悪い点を整理してもらう必要がある．保護者についても同様であり，子どもの良い点と悪い点を話し合うのは有意義である．言語的アプローチがきわめて苦手な場合は，作業療法，運動療法，非言語的心理療法などを選択する．

　外来と違って，24時間本人の様子を観察できるので，自宅にいた際の様子を推測することや，他児との関係のもち方も目のあたりにすることが可能である．医療者は，外来での様子，入院時の検査結果，病棟での様子などをもとに診断の確定をめざすとともに，スタッフ間で情報の交換を行い，入院児への支援を考える．これ以外にも，緊急性を要する事態が生じた場合は，緊急ミーティングがもたれる．

　ある程度症状が安定した学齢児においては，院内学級への登校をはかる．長期不登校による勉強の遅れや学習遅進を示す入院児が多いため，院内学級は1人ひとりにあった学習内容を用意してくれている．多くの入院児が不登校を経験していることは，本人のもつ登校への心理的抵抗感を減少させる．院内学級は日中に学齢児が過ごしていることが多い場所であり，病棟スタッフと教員がお互いに情報交換を行いながら，入院児に接している．退院して地元校に戻る際には，院内学級教員が地元校との連絡をとり，登校を容易なものにする．このことは結果として，早期の退院を可能にすることにつながる．

　これらについては，必要に応じて本人および保護者に説明して，今後の方向性を話し合う．また保護者を対象とした家族教室を開き，家族同士の意見交換や疾患に対するより深い理解に努める．

6 退院に向けて

　入院はそれだけで完結するものではなく，退院後の対応も重要である。病棟生活を送っているうちに，本人も周囲も退院が近づいてきたと考える場合は，その準備に取り掛かることになる。通常は，「自宅での生活をどう送るか」，「退院した後の学校生活をどう送るか」が大きな問題となる。

　入院中に精神的に安定したとしても，自宅で落ち着いて過ごせるかが，大きなテーマである。入院中の外泊で，その様子はある程度わかっているが，毎日過ごせるか否かについては，本人および保護者の気持ちが重要である。お互いに不安があるままで過ごすことは難しく，両者がある程度の「自信」をもってくれることが重要な課題である。そのためには，本人および保護者の個別の話し合いだけでなく，治療スタッフを交えた話し合いをもつことも必要である。

　学校については，本人の登校への意欲も重要であり，本人の意思を尊重することが重要である。義務教育であれば，地元校との話し合いのなかで，通級の併用，他校への転校などが話し合われる。本人と保護者の希望が異なる場合は，一般には登校する本人の希望を尊重する。

　高校生年齢であれば，全日制，定時制，通信制などに加えて，特別支援学校(普通科，高等科)などが用意されている。普通校も生徒にあわせて，さまざまな学級がつくられている。これ以外にも，提携校，技能連携校，専門校などがあり，生徒数が減少している現状で，特定の学校にこだわらなければ入学はできる状況である。しかし，継続的に登校できる学校でなければ，再度学校を探すことになる。

　多くの場合は外来通院を続けることになり，薬物治療，精神療法，家族への働きかけを行っていくことになる。退院したとしても，家庭だけで過ごすことが難しい場合はデイケアなどを併用することが必要である。できれば，同年齢者が多いデイケアのほうが利用率は高くなる。病状が不安定な場合や，家庭状況が複雑で安定した状況が用意できない場合には，家族と保健所，児童相談所，福祉事務所などとの連携を密にする必要がある。保健所との連携には訪問看護，福祉機関との連携には精神保健福祉士が窓口になってもらう。

〔市川宏伸〕

2 具体的対応のしかた

1 精神療法的対応—I

　この項ではまず精神療法一般について述べ，そのうえで精神療法的な視点が児童思春期患者を診る際にどう役立つかを考えてみたい。

1 精神療法とは

　私たち医師は精神療法ということばを用いるとき，2つの意味を時に応じて使い分けている。1つは，医師が一般外来で患者と話すことそれ自体を呼ぶ場合である。それは，単に話に耳を傾けるというだけではなく，患者への説明，励まし，指示など多様な内容を含んでいることはいうまでもない。もう1つは，特殊な治療法としての精神療法*であり，身につけるためには長期間にわたる本格的な理論学習と実地訓練が必要とされる。後者は医師の専売特許ではなく，心理士やケースワーカーが担う場合もある。前者との混同を避けるために心理療法とかカウンセリングということばを好む人もいる。
　例えば医師が「あの人は精神療法が上手だ」というとき，聞く側はそれが外来の診察が上手ということをさしているのか，それとも特殊な治療法である精神療法に熟達しているとほめているのか，どちらなのか区別しないと余計

---

*精神療法には，グループを対象とする集団精神療法や家族を扱う家族療法などもあるが，ここでは1人の医師(治療者)が1人の患者(クライアント)と会う形の個人精神療法について述べる。

な勘違いをすることになってしまう(この項では後者の意味で使う)。

　もし，医師が自分でも精神療法をやってみたいと思うなら，ケースを選んで別の場所と時間枠で行ったほうがよい。その場合には治療上の取り決めを厳格に守る，という姿勢が不可欠となる。つまり，精神療法をやると決めたら(例えば，いつも同じ面接室で火曜日の午後2時から50分間というように)医師も患者もお互い必ず約束を守らなければならない。今日はちょっと忙しいからと時間を短くしたり，別の予定を優先して開始時刻を変えたりすることは許されない。それは患者側でも同じことがいえる。もし，医師側に時間とこころのゆとりがなかったら引き受けるべきではないし，その約束を守れないようなタイプの患者に精神療法を適応するべきではない。

　また，初心者の場合には治療の経過を監督するスーパーヴァイザーにつく必要がある。本を読んだだけでは外科手術ができないのと同じことで，精神療法も厳密な指導抜きに施行することはできない。しかし，医師が1例でも2例でも精神療法のケースをもって勉強することは，自分の臨床センスを磨くよい機会になると思うし，サイコロジスト(心理士)に精神療法をオーダーする際にも役立つだろう。

1) 精神療法のオーダー

　患者・家族との外来診療を続けていると，サイコロジストに精神療法をオーダーしたくなるかもしれない。その際まず，そのケースが精神療法に適しているかどうかを判断しなければならない。「ちょっと話を聞いておいて」といった安易な頼み方は避けたい。もし，医師が自分でも精神療法の訓練を受けていれば自分で判断ができるだろうが，そうでない場合はサイコロジスト自身に患者を評価してもらい，その判断を仰ぐほうがよいだろう。相談するサイコロジストは前述のような一定の訓練を経ている人に限るのはいうまでもない。

2) 精神療法と情報

　精神療法を始めるとなったら，情報の取り扱い方を決めなければならない。サイコロジストは患者と面接し，家族は一般外来で主治医と話をするというのが一般的なやり方だろうが，その際家族は医師に「あの子はカウンセリングでどんなことを言っているのですか」などと聞いてくることがある。しかし，これに安易に答えてしまうと，患者が安心してサイコロジストに話ができなくなり，治療の妨げとなってしまう。

だから，基本的には精神療法のなかで出てきた話については家族には伝えない。しかし，話題によっては(例えば，本人が死にたいと言っているなど)伝えることもあるということを前もって患者に話しておくことがよいだろう。しかし，主治医とサイコロジストの間では，定期的にお互いの情報を交換する場を設けなければならない。

3）精神療法のスタイル

一口に精神療法といってもさまざまな種類がある。筆者の念頭にあるのは精神分析的精神療法だが，それが万能というわけではない。ほかにもいろいろあり，それぞれに得手，不得手がある。最近の青年をみていると，対人関係にまつわる情緒をじっくりと扱うというより，本人の考え方や行動に直接働きかける治療法が適している人が増えてきたように思う。それは，治療者についても当てはまることかもしれない。患者に，そして自分に適した治療のスタイルを選ぶためにも，さまざまな精神療法についての知識は不可欠である。

2　精神療法的な視点から日常診療をみると

初回の診察を経て治療関係が成立し，患者・家族が医師のもとに通い始めると，それが厳密な精神療法的な関係でなくても，双方のこころのなかにはさまざまなことが起こり始める。この項ではそうした医師―患者・家族間のミクロな過程に，精神療法的な視点から考察を加えていきたい。

1）不平等な関係

われわれ医師は，毎日患者やその家族の方々に会っている。診察し，検査を依頼し，診断をつけて薬を処方し，病気について説明し，質問に答え，助言を行う。当然のことながら，医師が治療の場面をほぼコントロールすることになる。そもそも患者らは悩みや苦しみを抱えて自ら医師のもとに足を運ばなければならなかったわけで，医師が自分からは動かないことを考えると，成り立ちからして両者の関係は，ある意味では不平等で一方的なものになりやすい。

2）医師はどうみえているのか

従来，医師は治療場面の主導権をにぎることにすっかり慣れきっていて，

自分たちと患者・家族との関係を見直すのが難しかったように思われる。昨今インフォームド・コンセントの重要性が叫ばれ，患者・家族への説明が重視されるようにはなってきたものの，医師が，自分たちは相手からどうみられているのか，また自分たちのことばや態度が相手にどんな影響を（良きにつけ悪しきにつけ）与えているのか，ということにもっと注意を払ってもよいのではないか。

　特に児童・思春期のケースでは，だいたい親が付き添ってくるため，事態はより複雑になってくる。例えば，不登校の小学生があなたの外来を受診したと仮定してみよう。あなたは学校に行けない患者に共感して「そうだよな，時には学校へ行くの嫌になるよな」と思うかもしれない。そんなあなたを患者は「自分のことをわかってくれる先生だ」と頼りに思うかもしれないが，親の目には「子どもに迎合していて頼りない先生」と映るかもしれない。逆に医師が親の気持ちに共感して「こんなこと続けて将来どうなるんだ？」と患者に腹を立てることもあるかもしれない。そのとき患者には「ちっともわかってくれない」と嫌われるだろうが，逆に親は「この先生は親の心配を受け止めてくれる」と評価するかもしれない。両者に応分の配慮をするのはなかなか難しいものだ。

3）医師はどうみているのか

　医師側は患者・家族をどうみているのだろう。そう聞けばもちろん「プロフェッショナルとして接していますよ，分け隔てはしません」という答が返ってくるかもしれない。でもちょっと待ってほしい。ある患者が来るとつい話し込んでしまって診察時間が延び気味になるという経験はないだろうか。逆にどうも苦手で，早く帰ってくれないかなと思ってしまうような患者はいないだろうか。

　実は精神科の臨床では，医師が特定の患者や家族の方々に対して抱くさまざまな感情がとても大事になってくる。そのことを十分に把握していないと治療に齟齬を来しやすく，逆にしっかりつかんでいれば治療が促進されることもある。特に児童・思春期の患者とその親の組み合わせを目のあたりにしていると，治療する側のこころのなかにもさまざまな感情が湧き起こり，気づかぬうちに揺さぶりをかけられるため，いっそうの注意が必要となる。

4）医師はどちらの味方か

　医師は自分が今，患者と家族のどちらの味方になっているのか意識してい

る必要がある。しかし，患者と家族の利害は常に衝突するわけではない。そもそも患者の症状や問題行動が消失すれば両者とも満足なわけだから。要するに，患者の目先の要求にすぐに応じる必要はないということを忘れないようにしたい。

　例えば，不登校の場合を考えてみよう。医師は，患者が自分の内面と現実の折り合いをつけていく手助けをすることになる。その際，医師の助言があるときには患者の，またあるときには家族の気に入らないものであっても仕方がないだろう。双方に等分に目配りしつつ，治療の目標は医師も含めた三者が共有する，という姿勢を忘れないようにしたい。

　医師によってはよく話を聞かないうちに，親のほうが悪いとか，親が甘やかしすぎたからだとか，一方的に親を責める人がいるがこれは論外である。仮にそういう要素があったとしても，意図してやったわけではないし，むしろこれまでの親の苦労がねぎらわれるべきだろう。経験的に，患者側にあまりに肩入れした治療はうまくいかないという実感がある。

5）家族とだけ会うときの問題

　医師が（患者抜きで）家族とだけ会うときは注意が必要だ。児童思春期の患者からみると，「大人同士が勝手に自分の話をしている。あいつらはグルだ」とそれだけで反発のもとになりやすい。実際，そんな形で家族との面接を設定すると，親に「先生，この話をしたことは子どもに言わないでください」などと頼まれ，家族と秘密を共有する羽目に陥ることがある。いわば家族の「共犯」にさせられるわけで，そうなると次に患者に会うとき非常に辛いことになる。だから事情があって家族とだけ会うときは，まずは家族が患者に了解を求めること，ならびにどんな話をしたか後で必ず患者に説明することが大事になってくる（ただし，患者本人に自傷他害のおそれがあるときなど例外はある）。親からの口止めは，理由を説明したうえで基本的に断るほうがよい。

6）正直であること

　医師が正直であることがとても大切だ。患者も家族も初診のときは医師に過大な期待を抱きやすい。悩み苦しみの原因をつきとめ，何か素晴らしい手段ですぐに治してくれるかもしれない……医師側がそうした万能的な期待に応えようとしないことが第一歩だろう。相手に期待されたからといって，自分がそれに応えなければならないわけではない。どんな期待にも応えたい，

応えなければならないと思っているようだったら，もう少し自分自身についてよく考えたほうがよい。

筆者はよく冗談混じりに「易者じゃないからね，私の前に座ったからといってすべてのことがわかるなんて有りえないよ」と言ったり，「うーん，あなたの悩みには長い歴史があって，自分でも何とかしようと頑張ってきたわけですよね。それを初めて会った私がすぐに治せるなんてこと……まさか思わないよね？」と逆に聞き返したりして，期待に水を差すよう努めている。

7) 会い続けることに意味があるとき

医師が会い続けることに意味がある場合もある。例えば，非常に支配的な母親に育てられた息子がいると仮定しよう。父親は，家では影が薄くて頼りない。彼は中学に入学してから，友だちとうまくいかなくて不登校になってしまった。母親の影から脱したいけど，どんな男になったらいいのかわからない。

そんなとき，例えば中年男性の医師が彼に定期的に診察を行い，ちょっとした世間話をしたり，本人を励ましたりすることで，彼が利用することのできる成人の男性モデルとなることができる。医師のよい部分が取り入れられ，彼が男性として成長していくということが起こってくる。もちろん女の子が女性の医師に同一化するということもある。

8) 単に会い続けることが有害なとき

医師が会い続けることが悪い影響を及ぼす場合がある。家族に暴力を振るい続ける女子中学生がいるとする。彼女は医師の前ではとても良い子になって，盛んに家族の悪口を言う。一緒についてきた母親は，口下手でうまく言い返すことができず口ごもってしまう。医師は「何てひどい親だろう，仮にこの子が何かしでかすとしてもそれは家族の問題だ」と彼女の味方になってしまう。家庭での暴力行為は続くけれども，医師は家族に「本人のしたいようにさせてあげなさい」と言うばかり。素直な母親は本当に自分が悪いものと思い込んで，ますます落ち込むという悪循環が生じてしまう。

彼女は自分自身の内面を見つめることができず(「すべて親が悪いせい」という決めつけ)，主治医を理想化している(「私を責めない人だ」)。彼女にとって，相手は良い人か悪い人のどちらかに二分されてしまう。ついさっきまで良い人と思っていても，少しでも彼女の気に入らないことを言ったりすると，簡単に憎悪の対象になってしまう，ということが頻繁に起こる。こう

した病理を的確につかんだうえで対応を考えないと，主治医が単に会い続けることによって彼女の病理を肯定し助長するだけでなく，家族と主治医の間の溝が深まってしまうこともある。

9) お気に入りの患者？

　医師が気に入ってしまう患者というのが必ずでてくる。何となくその患者と話していると楽しい，ほかの患者に比べてつい長い面接時間をとってしまう，あまり厳しいことが言えない，などなど。医師も人間だから相性というのはあって当然で，それ自体は何ら非難すべきことではなく，むしろ自分が気に入るのはどんなタイプなのか考えてみるとよいかもしれない。しかし，それが高じて治療に悪影響を与えるのは避けたい。

　例えば，すごく受身な性格で嫌われることをおそれ，相手に対して決して「ノー」が言えない患者がいたとする。診察の場面でもそういう態度をとり続け，医師側もそういうタイプと相性がよく，問題を感じずむしろ心地よく感じてしまう，ということが起こったらどうだろう。医師側は楽しいかもしれないが，患者の問題はまったく扱われないまま放置されるという事態が起きてしまう。

　なお，患者が好きというのも程度問題で，ある患者が来るのを指折り数えて待ったり，個人的に付き合いたいと思ったりするようなら主治医を続けるかどうか，じっくり考えたほうがよいと思う。もちろん逆にどうしてもウマがあわない患者というのも必ずいるものだ。例えば，その人の話を聞いているとイライラしてどうしても落ち着いて振舞えない，今日その患者が来ると思うだけで気が滅入る，などということが起こり，こうなると治療に直接悪影響が及ぶ。大事なのは，これが単なる個人的な相性によるものなのか，患者自身の病理が医師のこころのなかにさまざまな感情を産み出しているのか見分ける，ということだろう。

　例えば，患者は非常に自己愛的(ナルシスティック)な傾向があって，とにかく自分のことを素晴らしいと思っていて，医師の助言など聞こうともしない人かもしれない。あるいは患者は自分のなかに絶望や強い無力感があって，それを抱えきれなくなると医師に肩代わりさせるということで何とかその苦しみから逃れようとしているのかもしれない。見分けたうえで，個々の対応を考えなければならない。

　そういう場合，助けになるのは，患者と相対していてこちらのこころのなかにどんな感情が生まれてくるかをモニターする態度だろう。相手が自己愛

的な患者の場合には,医師は自分がただの聞き役として期待されているだけで,患者は本当には自分を相手にしていないと感じて腹が立つ。また自分がコントロールできない感情(絶望や無力感)を肩代わりさせようとする患者と話していると,医師は自分がはっきりした理由もないのに落ち込んだり,自分がいかに無力であるかを痛感させられたりする。それが本当に自分自身が経験している感情なのか,それとも患者によって自分のなかに投げ込まれたものなのか見分けることが要求される。

　以上,精神療法的な観点という小窓を通して日常の臨床場面を再検討してみた。ミクロな視点からみると,日頃何気なく行っている患者・家族との面接にもさまざまな意味があることがおわかりいただけたと思う。

（鈴村俊介）

■ ＜参考文献＞

1）馬場禮子：精神分析的心理療法の実践. 岩崎学術出版社, 1999

2
精神療法的対応－II
集団精神療法，社会技能訓練（SST）など

　集団療法についての理論的な話は成書に譲り，ここでは都立梅ヶ丘病院の入院および外来で行っている集団精神療法をもとに，より臨床的，実際的なことについて解説したい。まず「集団とは何か」について語り，以後具体的な話をしていく。

1　集団とは

　集団とは，ただ人の集まりではなく，そこには一定の「枠」があって，初めて治療として扱える集団が生まれる。その枠とはまず集まる患者の人数，集まる患者の種類，いつどのぐらいの時間で集まるかなどの時間的な枠，集団への出入りの規則，それからその集団で行われる内容である。

1）集まる患者の人数

　まず人数の枠であるが，10人以内の小集団から，病棟単位で行われるような20～30人の大集団の場合がある。

2）集まる患者の種類

　次に集まる患者の種類では思春期年代，学童年代のように年代によって分ける場合や，病棟ごとで行われる治療共同体単位のものがある。ほかに摂食障害，薬物依存などの特定の疾患に限定した集団療法もあるが，現在都立梅ヶ丘病院では行っていないので，それについては割愛したい。

3）時間的な枠

　時間の枠は現在のわが国の保険では原則1時間以上である。入院患者の場合，通常週1回の頻度で行われる。

4）集団への出入りの規則

　集団への出入りの規則は，病棟単位の治療共同体の集団の場合には入院と同時にそのメンバーになることができる。ほかに患者本人の希望や主治医の

勧めにより入る集団もある。また，何セッションまでの参加などと参加回数が制限されている場合もあるし，何回でも参加できる集団の場合もある。

5）集団のなかで行われる内容

集団のなかで行われる内容であるが，特定の目的をもたずに集団で話をする場合，社会技能訓練（SST：social skills training）のようにソーシャルスキルを学ぶことを目的とする場合などがある。

6）ルールを決める

このようなさまざまな集団の枠を必要に応じて，設定し継続的に運営していく。また「発言するときは手を上げる」，「途中参加を認める」などのルールを集団ごとに決め，限界設定をして集団がある枠から外れないようにする。これらのルールは集団のなかで話し合って変更する場合と，治療者側が一方的に変更する場合がある。

7）「集団」のコントロールについて

治療者はこの枠を設定し運営するが，「集団」を完全にコントロールすることはできない。なぜなら「集団は生き物」だからである。集団は治療者側と患者側，患者同士の相互作用のなかでさまざまな感情や思考が飛び交い，まとまったり，ばらばらになったり，攻撃的な雰囲気になったかと思えば，癒されるリラックスした雰囲気になったりする。それは1回のセッションのなかで変わることもあれば，セッションを繰り返すうちに少しずつ変化していく場合もある。

治療者側は，患者をつい自分のコントロールできる範囲におきたがるが，集団の場合，患者を無理にコントロールしようとすることは治療的ではないし，またコントロールできるものでもない。だからある意味，治療者は傍観者のように，ただ変化していく集団という「生き物」を眺めているしかなく，無力感を感じることもある。

8）なぜ集団療法が必要か

このように集団療法とは治療者として，無力感を感じさせる治療法であるが，なぜ必要かといえば，集団のなかでしか変わらないものがあるからである。個人精神療法では変わりにくいが，集団のほうが患者のこころに変化を与えやすい場合がある。特に「苦しんでいるのは自分だけではない」ことを知

ることでの癒し効果や,「他人をみて自分を知る」ような認知の変化は個人精神療法だけでは得られない。

なかには集団を破壊しようとしたり,影響力を発揮しようとしたりする患者もいる。その場合,治療者側は集団を維持するために,最低限の介入が必要となる。その患者への個別的な指導や枠づけ(約束事や集団からの退場)を行う。

また,集団療法は治療という側面だけでなく,患者の評価としても有用である。個人精神療法としての面接や,普段の家庭や病棟での様子だけではわからない,集団のなかにいるときの患者の評価を行うことができる。また,集団のなかでの患者の変化を追うこともできる。

集団療法を行う場合,治療者側もいつもと違う感覚を味あわさせられる。集団という「生き物」のなかでは治療者側も自分のプライベートな部分をさらけ出さざるをえなくなる。それを苦痛と思う場合もあり,自らも癒されたという気持ちになる場合もある。

2 プレミーティングとアフターミーティング

どの集団療法もプレミーティングとアフターミーティングを行う。治療者側の職員の間で,プレミーティングではその日参加する患者の情報交換,その日のプログラム,テーマの確認,準備を行う。アフターミーティングでは,集団療法の振り返りと,患者の評価の共有化を行い,記録を残す。

3 治療共同体としての集団精神療法

1)病棟の患者の疾患構成

都立梅ヶ丘病院では病棟単位での集団精神療法を行っている。この集団精神療法は入院治療パッケージのなかの「環境療法(milieu therapy)または生活療法」としてプログラムされているさまざまな日課の1つとなっている。参加者は治療共同体としての病棟の患者全員であるが,集団に入ることが困難な患者の場合には参加を強制はしない。病棟の患者の疾患構成はおおむね多様で,その時々で大きく変わる。治療者側は病棟医がリーダーとなり,病棟担当の心理士がサブリーダー,ほかにその日の担当の看護師やケースワーカー,研修医などが入る。治療者側は白衣を脱ぎ,患者と同じ視線に立ち,その集団に入る。

2）話題の選び方

　治療共同体としての集団精神療法の場合，特定の疾患を対象とした病棟でない限り，どのような疾患の患者でも参加できるような侵襲性の少ない話題が中心になりやすい。そうなると病棟内でのルールについての患者からの要望や，病棟内で問題になっていることがテーマとして上がりやすい。

　統合失調症の患者の比率が高い場合には，その陰性症状のために集団療法中ほとんど自発的な発言がないことが多い。そのようなときに「沈黙」をどう扱うかが問題となる。患者が沈黙を苦痛に感じている場合には（リーダーが沈黙に耐えられない場合もあるが）「好きな食べ物，テレビ番組」などの無難なテーマを治療者側から振る場合もある。

　行為障害圏の患者の比率が高い場合には，病棟内での暴力やいじめなどをテーマとして話さざるをえない場合がある。筆者が思春期の男子病棟を担当していたときに，患者が病院外の外出中に近隣で隠れて喫煙することがあり，近隣の住民からも苦情が出たことがあった。このときは「禁煙月間」として4週にわたって，集団療法中に喫煙の危険性についてのビデオを見せたり，喫煙をテーマにした議論を行ったりした。その議論のなかからボランティアで近隣の清掃活動を行う提案が出て，その清掃活動がその後日課の一部として定着したことがあった。

3）治療共同体全体への環境療法という意味合い

　このように治療共同体としての集団精神療法は個人への治療というより，治療共同体全体への環境療法という意味合いが強い。この集団精神療法は，病棟の治療構造としての枠にも影響を与える。

　この集団療法の場合，入院のときから退院のときまで参加するため，治療の経過中の患者の変化を追うのにも有用である。

4　学童病棟における集団での社会技能訓練（SST）

　都立梅ヶ丘病院には幼児学童病棟がある。幼児の場合，重度の知的遅れをもつケースが多いために，集団療法は学童のみで行う。学童期の場合，集中の持続が困難なケース〔特に注意欠陥（如）/多動性障害，ADHD：attention-deficit/hyperactivity disorder〕の入院が多く，長時間席についての話し合いに限界がある。そのため代々の病棟医も学童の集団療法の運営には苦労していた。

1）社会技能訓練（SST）の導入に際して患者を選択

　ADHD や Asperger（アスペルガー）障害の子どもに対する SST の必要性が近年いわれており，筆者が学童病棟を担当しているときに病棟の集団療法として SST を導入した。それまでは思春期の病棟と同様に治療共同体としてほぼ学童全員を参加させていたが，SST の導入に際して患者の選択を行い，また参加の回数を制限した。SST には，個人で行う場合と集団で行う場合があるが，集団のほうが時間や人手の部分では効率的であり，また患者もほかの人の意見やロールプレイから学ぶ部分も多い。

2）プログラムの内容

　プログラムの内容は，King CA と Kirschenbaum DS の the social growth program を参考に，対象の子どもにあうようにアレンジしたものに，2つのオリジナルなセッションを追加したものを使用していた。

　The social growth program は臨床のケースが対象ではなく，幼児から小学校低学年の一般学童または集団への適応が苦手な児童を対象にしたプログラムである。このプログラムは以前のさまざまな SST プログラムの良いところを取り入れ，その構成も優れたものである。

　学童病棟の場合，その対象が年齢的には高めの集団（小学1年生から6年生）になるが，入院に至るケースはソーシャルスキルの獲得が著しく遅れているケースが多いために，このプログラムの内容は学童の入院患者にとって物足りなくもなく，難しすぎるものでもなく丁度よいものであった。

　対象の患者は治療者側で選択し，SST が必要でかつ SST への動機づけがある程度保たれているもの，集団のなかで参加可能なものとした。一度の参加人数は6〜10人であった。患者の疾患は ADHD，Asperger 障害，適応障害，強迫性障害（OCD：obsessive-compulsive disorder），行為障害（素行障害），解離性障害など多様であった。各セッションの内容は表3のとおりであり，15回が1クールである。入院の時期が皆違うために，1クールの途中からの参加も可能とし，家族との外出や体調不良のため全部の回に参加できない児童が多いために，最高2クールまでの参加を可能とした。

3）患者の動機づけを高めるために

　患者の動機づけを高めるために，さまざまな工夫を試みている。ブレインストーミングとして子どもから意見を引き出すときには，正の強化子として

表3　学童病棟の社会技能訓練(SST)のプログラムの内容

1. 私は誰でしょう？
2. ソーシャルスキルとは何でしょう？
3. 積極的な聞き方
4. 暖かいメッセージ
5. 友だちに質問する
6. 大人に質問する
7. 感情を分かち合う―1（人に共感する）
8. 感情を分かち合う―2（共感したことを伝える）
9. 自分を守る
10. 私は安全である
11. 自己コントロール―1（自分をモニタリング）
12. 自己コントロール―2（こころのなかの会話）
13. 社会的問題解決
14. 人の良いところをまねする
15. 「情けは人のためならず」

紙製のコイン（金色の大・小コインと銀色のコインの3種類）を渡している。ロールプレイの内容もいくつかのパターンのなかからサイコロを振って選ぶなど，ゲーム性を取り入れている。

4）セッションの流れ

1回のセッションの流れとして，いちばん多いのは以下のようなものである。まず導入としてテーマとなっているソーシャルスキルについての質問を子どもたちに投げかけ，ブレインストーミング（どんな意見でも評価せずに聞き，箇条書きにしていく）によって意見を引き出した後，リーダーが教示としてそのソーシャルスキルについて解説する。次にモデリングとしてそのソーシャルスキルについての良い例，悪い例を治療者側が演じて見せ，その後に子どもにロールプレイさせる。随時子どもたちから意見を出させて，理解を深めていく。最後にそのセッションの総括を行い終了とする。

5）役割分担・用意をする物

リーダーは当初医師が行ったが，その後心理士，保育士なども行った。治療者側では心理士，看護師，保育士，研修医などがコイン係，審判，モデリングの役などを分担する。必要な物としては，ホワイトボード，ロールプレイの始まりのサインとして使う手製のカチンコ，ソーシャルスキルの教示のときやロールプレイの設定場面を示すときに必要な絵などである。

6）参加を中止させることも

動機づけの低い子ども，暴力や多動が著しく集団に適応できない子どもは，途中で参加を中止させることもある。審判の役目の職員がサッカーの審

判のようにイエローカード，レッドカードを使用する．セッション中，問題行動が続く場合には，その子どもを退場させ，次回を含めて2回のセッションを参加禁止としている．一度退場になっても SST への参加の動機づけが保たれている場合には，参加禁止期間終了後再び参加することとなる．

SST の課題としては，入院治療パッケージの1つとして SST があるために，SST 単独による効果の判定が困難なことがあげられる．

5 思春期入院患者を対象とした小グループの社会技能訓練（SST）
—褒めることが重要

主治医の指示や勧めにより選ばれた思春期の患者が病棟外の場所でグループによる SST を行っている．リーダーは心理士が務めている．SST の内容は大人の統合失調症を対象とした精神科医療のなかでの SST のプログラムをもとに，思春期の患者にあったソーシャルスキルをテーマに行っている．

学童ほどには動機づけを高めるためのコインなどの細かな工夫は必要ではないが，積極的な発言やロールプレイ，般化を促すために正のフィードバックとして，職員も積極的に良い点を指摘し，褒めることが重要である．

思春期以降に必要なソーシャルスキルは学童期よりも高度なものとなる．現実的に患者ができるようにソーシャルスキルをスモールステップに分割し，練習していく．

6 注意欠陥（如）/多動性障害（ADHD）や Asperger 障害を対象とした外来のグループ—まずきちんと契約を結ぶこと

都立梅ヶ丘病院では，学童期の ADHD や Asperger 障害を対象としたグループでの療育を行っている．リーダーは保育士や心理士が行っている．セッションの頻度は2週間に1回であり，利用期間は半年である（必要のあるケースの場合は最長1年）．そのなかでは SST も行っているが，入院と違い子どもときちんと契約を結んでから開始している．これは動機づけの確保と集団としての枠づけとして必要だからである．

外来での集団の場合，その場でしか会わない集団なので，アイスブレーキングとしてリラックスや凝集性を促進するための遊びが SST のプログラムの前に必要となる．この療育プログラムでは親のグループも並行して行い，ケースワーカーがリーダーを務めている．

7 思春期デイケアでの集団療法

　都立梅ヶ丘病院では中学生から22歳未満の人を対象にした精神科デイケアを行っている。そのプログラムの1つとして集団精神療法が行われている。デイケアの場合，ある程度流動性のある集団であるために，集団精神療法としては枠のゆるい集団となる。SSTも別のメニューとして行っている。

8 最後に

　筆者は初め集団療法のリーダーをするのが苦痛でたまらなかった。しかし，現在は集団療法のリーダーをやることを少なくとも厭わなくなった。集団のなかではある程度緊張を強いられる。これは治療者側も患者も同じである。しかし，リーダーが緊張していては集団全体がリラックスできない。集団療法のリーダーを続けるうちに，自分も癒されてきたのか，集団に身を委ねる方法を自然に学んだのか，いつの間にか集団療法にリラックスして臨めるようになってきた。本項が読者の方が集団療法を厭わなくなり，集団に身を委ねる術を身につける一助にできれば幸いである。

〈新井慎一〉

■ 文献）

1) King CA, Kirschenbaum DS（著），佐藤正二，前田健一，相川　充（訳）：子ども援助の社会的スキル─幼児・低学年児童の対人行動訓練．川島書店，1996
2) 近藤喬一，鈴木純一（編）：集団精神療法ハンドブック．pp33-43，金剛出版，1999

3 作業療法的対応

　作業療法(OT；occupational therapy)とは，心身の障害をもつ人に対してのリハビリテーションのなかで，作業活動を用いて回復・維持・開発を促す療法である。

　作業活動とは食事，更衣，調理など日常の生活活動から仕事や勉強，創作や遊び，スポーツや散歩など，生活のなかで行うさまざまな活動を幅広く含んでおり，作業療法士は対象者に応じた作業活動を選択し適切な援助をしていく。それでは，子どもの精神科における作業療法とはどのようなものであろうか。

　子どもの場合は，大人とは違ってまだ成長・発達の途中であるため，病気や障害そのものの治療と並行して，年齢や個々の能力に応じて身体的・精神的・社会的な成長・発達を促していくことが必要になる。また，学校や家庭生活，人とのかかわりなど，通常であれば経験されるであろうことが病気や障害によって不十分になっていることも多く，それらを新たに経験させていく必要もある。作業療法では，これらのことを踏まえて，直接病気や障害にふれることよりは，子どもの健康な部分に働きかけて子どもの成長・発達を促し，生活経験の幅を広げていく形で治療にかかわっていく。

　ここでは，実際に都立梅ヶ丘病院で行っている入院の作業療法について，具体的にどのようなことを行っているのか述べることとする。

　また，発達障害をもつ子どもの治療手法の1つで作業療法において発展してきたものとして感覚統合療法がある。それについてもふれたい。

1 作業療法の内容(図1)

　病院に入院してある程度症状が治まり落ち着いてきた子どもは，早期に病棟生活から活動の場を広げる。院内学級に通ったり，病院から地元校に通ったりする子どもも多くいるが，それらがまだ難しい子どもは作業療法を利用することになる。

　作業療法には人数，対象，回数，内容などが異なるさまざまなグループ(図1)がある。子どもの状態，特性，興味および利用目的にあわせて，関連職種や子ども本人と相談しつつ，無理のないグループから参加を始める。本

グループ名	人数	対象メンバー	回数	内容	説明
チャレンジグループ	10～20人	全病棟・中学生以上院内単独行動OKの人のみ	毎日	さまざま・毎回異なる。集団での活動	スポーツ、散歩、調理、創作、映画鑑賞、カラオケ、ゲームなどメンバーで話し合って予定を立てる
ステップグループ	4～9人	全病棟・中学生以上	週2回	集団での活動(1コマ)＆個別の課題(1コマ)	集団での活動と個別の課題を組み合わせることで、無理なくステップアップ
創作クラブ/造形クラブ	4～7人	全病棟	週1～3回	個別の課題	手芸や工作（ビーズ、ヘンプ、革細工、プラモデル、組立て工作など）
種目別グループ(クッキング/パソコン/音楽)	4～7人	全病棟	週1回	毎回同じ種目	興味のあるいずれかのグループに参加
プラムグループ	4～7人(女子)	女子病棟のみ	週1回	個別の課題	手芸(月1回調理をやることもあり)
病棟単位のグループ		当該病棟のみ		対象者にあわせて	顔なじみのメンバーで安心できる環境で行う
個別療法	1人	(全病棟)			本人の状態にあわせて種目・場所を選択

ステップアップ ←

※創作クラブ/造形クラブと種目別グループはステップアップというより並行の位置にある。

図1　作業療法プログラム

人の様子をみながら，必要であればグループをステップアップしていく。

1）その年代の子どもが普通に経験するようなものを

　作業活動としてはスポーツ，調理，ピアノやギターなどの楽器，パソコン，ビーズ手芸，プラモデルなどその年代の子どもが，今興味をもっていて，普通に生活していれば経験するようなものをできるだけ幅広く用意するようにしている。

　入院してきた子どもは，病気や障害により自信を失い健康な部分が生かされていない状態になっていることが多い。これらのグループの利用を通して，生活のリズムを取り戻し，作業能力を身につけ，さまざまな生活体験や社会体験をし，対人関係を学んでいく。そして，健康な部分を伸ばすことで自信を取り戻していき，学校や社会に戻る力をつけていく。

2）大人は介入しすぎない

　子どもたちは同年代とのかかわりを通して，お互いに成長していく力をもっている。そのようなかかわりがいちばん必要な時期でもある。大人は必要なときには介入するが，基本的には介入しすぎず見守る姿勢をもつことが大切であると考える。したがって，作業療法では，子どもにできるだけ健康な普通の生活の体験の場を提供すること，そしてできるだけ同世代の仲間との交流の場を提供することを心掛けるようにしている。

2　感覚統合と感覚統合療法

　感覚統合とは，身体の内部や外部から入ってくる多くの感覚刺激が効率的に脳で組み合わさってまとまりをつくる過程のことである。それにより，ヒトは環境を正確に判断し環境に応じた行動（＝適応反応）をとることができる。

　感覚統合の最も基本になっている感覚は触覚，固有受容覚，前庭覚である。これらが相互に統合し，さらに視覚，聴覚と統合することによって，より高次の発達課題を達成していく。

1）遊具を使って刺激を与え感覚の統合を促す

　大抵の子どもは遊びや生活経験を通して，自然と感覚統合を発達させていく。しかし，何らかの脳の機能不全でうまく感覚の統合ができずにさまざま

な問題を抱えている子どもがいる。このような子どもに対して，遊具を使って必要な刺激をコントロールしながら与え，感覚の統合を促し，適切な行動を導き出していくのが感覚統合療法である。

　感覚統合上の問題は，遊びや生活の場面でさまざまな形でみられる。例えば「バランスをとる遊びが苦手」，「遊具の乗り方がわからず遊べない」，「手先が不器用」などである。学習の場面では「注意の集中ができない」，「本を読むのが苦手」，「授業中黒板に書いてある字をノートに写すのが苦手」などの問題がみられたりする。また「触られるのを嫌がる」，「揺れ動く遊具や高い所を非常にこわがる」など刺激に対して過敏な子どもや，逆に刺激に対しての反応が鈍く「その場でグルグル回り続ける」などの行動をする子どももいる。

2）感覚統合的視点の重要性

　感覚統合的視点をもって子どもに接しその行動を理解することは，作業療法士だけでなく子どもの療育にかかわる職種にとって，子どもへの援助を見いだす1つの助けになるに違いない。また，子どもの精神科において作業療法士は，感覚統合理論に基づいて子どもを評価し，かかわる役割を求められており，その知識を他職種に伝えていくことも大切な役割である。

（遠山あゆみ）

■ ＜参考文献＞

1）山根　寛：精神障害と作業療法．三輪書店，1997
2）佐藤　剛（監），永井洋一，浜田昌義（編）：感覚統合Q＆A．協同医書出版社，1998
3）佐藤　剛，土田玲子，小野昭男：「みんなの感覚統合」その理論と実践．パシフィックサプライ株式会社，1996

3

薬物による対応

　子どもの精神症状に対する治療は，前節までに述べられているような精神療法的対応，作業療法的対応を含む社会生活療法，環境調整や家族への対応を中心として行われる。薬物による対応はそれらの治療と並行して行われる治療法である。

　治療の対象となる子どもの年齢，疾患によって薬物療法の比重は変わってくる。精神疾患の多くは原因が不明であるが，前青年期以降になって発症する統合失調症や，主として青年期中期以降にみられる気分（感情）障害（躁うつ病）などでは，その症状をコントロールする薬物がすでに成人で明らかとなっており，成人と同様に薬物が主要な位置をしめる。

　発達障害や他の障害の場合，幼児・学童期では薬物療法は，他の治療法を補助する手段となるが，思春期以降に生じる激しい行動障害や精神病様症状では，薬物療法の比重が高くなってくる。通常，薬物の初回量は少量として漸増して，家族や教師などの協力のもとに副作用の出現や，患児の有効治療量を見逃さないように心掛ける必要がある。

1 子どもの精神疾患と使用薬物

1 精神遅滞および自閉性障害

　精神遅滞の程度にもよるが，青年期になって生じる行動障害では，薬物治療を必要とする。激しいかんしゃくや自傷行為は，主として環境の調整や周

囲の対応の見直しが重要となるが，多くの場合薬物療法を併用する。

一般に精神遅滞者では，薬物の効果に一貫性が乏しく，予想外に効果があったり副作用が強く出現したり，大量に使用しても何の効果も現れない場合もある。リスペリドン，クエチアピン，オランザピン，ペロスピロンなどの非定型抗精神病薬，攻撃性や衝動性の高い場合は，炭酸リチウムやカルバマゼピンが有効である。

自閉性障害の場合には激しいかんしゃくや自傷行為に加えて強度の固執，こだわりを示したり，自己刺激行動や反復常同行動を示すこともある。近年ではリスペリドン，アリピプラゾールやフルボキサミン，パロキセチンなどの有用性も報告されている。

高機能自閉症や Asperger（アスペルガー）症候群とされるものにおいては，青年期になり躁状態やうつ状態，被害的な内容の幻聴や妄想が出現することもあり，気分(感情)障害や統合失調症の治療に準じた薬物療法が必要となる。自閉症児にみられるてんかん発作のコントロールや脳波の改善のために，抗てんかん薬のバルプロ酸やカルバマゼピンが使われる。年少の自閉症児では，脳内アミンの変動による症状の改善をめざして，L-ドーパなどによる治験が行われたが，統計学的に有効なものは見つかっていない。

2 多動性障害および行為障害（素行障害）

注意集中困難，多動，衝動性を有する多動性障害の生化学的背景として，動物実験の結果および中枢刺激薬の有効性，画像研究などからドパミンなどの脳内生理活性物質の関与が推測されている。第一選択薬として使用されるのは，代表的な中枢刺激薬であるメチルフェニデート徐放薬である。臨床的には 30～40％ で多動や注意集中に劇的な効果を示し，軽度の改善を呈する例まで含めると 70～80％ に効果があるとされている。ただし食欲低下と不眠の副作用がみられる。2007(平成 19)年末に発売されたメチルフェニデート徐放薬は 12 時間有効であり，朝 1 回の服用となる。年長になるにつれ，習慣性・依存性の出現，長期投与後の一過性の不穏，被害妄想，思考障害の出現が知られており，18 歳未満が使用対象である。

衝動行動が強い場合や多動が著しい場合には抗精神病薬が用いられる。激しい衝動行動を示す患者のなかには脳波異常をもつ症例もあり，カルバマゼピン，バルプロ酸など気分安定効果のある抗てんかん薬が有効である。フルボキサミン，パロキセチン，クロミプラミンなどの抗うつ薬が用いられる場

合もあり，特に強迫性障害(OCD：obsessive-compulsive disorder)を伴う場合は，これらの抗うつ薬の使用が効果的である。

行為障害は，攻撃性，反抗性，反社会的行動などが持続するのが特徴で，抗精神病薬，炭酸リチウム，カルバマゼピンなどが使用される。カルバマゼピンは破壊性，不服従，攻撃性を減少することが期待されている。多動性障害の診断も満たす(した)症例では，メチルフェニデート徐放薬の有効な場合もある。

3 夜尿，抜毛，チック症，夜驚・夢中遊行

一次性の夜尿には，尿の比重が軽ければ抗利尿ホルモン薬である酢酸デスモプレシンを，そうでない場合はイミプラミン，クロミプラミン，アミトリプチリンなどの抗うつ薬を用いる。

症状の重い抜毛で容姿への不安が強まり，外出も困難になった場合などにはロラゼパムなどの抗不安薬が使われる。

チック障害やTouretts(トゥレット)障害(発声チックと慢性運動チックが持続する)の治療では，精神的な負荷を除くとともに，抗精神病薬のハロペリドール，ピモジド，リスペリドン，アリピプラゾールなどが使用される。

夜泣き・夜驚・夢中遊行に対してはイミプラミンなどの抗うつ薬，ジアゼパムやアルプラゾラムなどの抗不安薬，ニトラゼパム，エスタゾラム，エチゾラム，ブロチゾラム，ゾピクロンなどの睡眠導入薬が用いられる。

4 統合失調症

児童・思春期の統合失調症においても成人に準じたリスペリドン，クエチアピン，オランザピン，レボメプロマジンをはじめとする抗精神病薬を中心とした薬物が選択され，効果を示す。

短期的に生じる副作用としては，錐体外路症状と呼ばれる急性ジストニア，アカシジアなどや，口渇・めまいなどの自律神経症状などが知られている。眼球上転，舌の突出，頸部硬直などのジストニアや，じっとしていられない，足がムズムズするなどのアカシジアでは，抗精神病薬の減量・変更だけでなく，ビペリデン，トリヘキシフェニジルなどの抗パーキンソン病薬の投与が有効である。

長期的に生じる副作用には，体重の増加，糖代謝への影響，長期の投薬中

に生じる舌，口唇に不随意運動が生じる遅発性ジスキネジア，抗精神病薬を中止・減量した際に生じるジスキネジアが知られている。高熱，自律神経症状，筋強剛を特徴とする悪性症候群も注意すべき副作用で，その指標となる高CPK値には注意を払い，抗精神病薬の中止・減量，電解質の改善とともに，ダントロレン，ブロモクリプチンなどの投与も検討する必要がある。

5　気分（感情）障害

　成人と同様な病像を呈する気分（感情）障害は，中学校卒業年齢頃より知られている。思春期の患者にも，成人と同じく抗うつ薬が投与され，改善が得られるが，成人に比べると効果は乏しいようである。この理由としては，児童・思春期の大うつ病（抑うつ障害）が疾患学的に成人のものと異なっている可能性や，行為障害や反社会的行動との結びつきが指摘されている。

　青年期の患者で抗うつ薬に抵抗性の場合は，炭酸リチウムの追加投与が行われ，約50%で改善がみられる。臨床的にはスルピリドなどの抗精神病薬も抗うつ作用をもつことが知られており，同時に抗不安作用もある。

　思春期では双極性気分障害が成人より多いとされ，この場合は，炭酸リチウムやカルバマゼピン投与が行われる。

6　強迫性障害（OCD）

　強迫症状はさまざまな基礎疾患に基づいて生じてくる。統合失調症や気分（感情）障害が根底に存在する場合は，その治療が優先され，薬物も穏和な抗精神病薬や抗うつ薬が使用される。

　神経症性の強迫性障害の場合は，精神療法が中心となるが，症状が重いときはブロマゼパムなどの抗不安薬が用いられてきた。近年は，脳内神経伝達物質であるセロトニンの再取り込みを阻害する三環系抗うつ薬のクロミプラミンや，選択的セロトニン再取り込み阻害薬（SSRI：selective-serotonin reuptake inhibitor）のフルボキサミン，パロキセチンなどの抗うつ薬が注目されている。

　周囲を巻き込んだり，興奮や攻撃的な行動がめだつ場合は，スルピリドの大量療法や，ハロペリドールなどの抗精神病薬の使用も必要となる。

7 ストレス反応，適応障害，解離性障害と身体表現性障害

　心理的ストレス状況に対してさまざまな症状を出現させるこれらの障害においては生育歴，家庭・教育環境などを詳細に調べて，心理的葛藤を取り除くのが主な治療となる。補助的治療法としてクロルジアゼポキシド，ジアゼパムなどの弱い抗不安薬，抗うつ薬やスルピリド，ハロペリドールなどの抗精神病薬を必要とすることもある。

8 摂食障害

　治療の中心は精神療法的アプローチであるが，これらの治療を行うための前段階として，食欲の増進をはかることが必要になる場合もある。食欲増加には，臨床的にはスルピリドなどの食欲増加薬，メトクロプラミドなどの消化管蠕動促進薬，シプロヘプタジンなどの抗ヒスタミン薬などが用いられる。
　しかし，摂食障害者には行動力の増加する拒食期と減少する過食期の両期が知られており，気分(感情)障害との関連が注目されている。明らかに気分の変動が認められる場合は，イミプラミンなどの抗うつ薬や，炭酸リチウム，カルバマゼピンなどの気分安定薬が使用される。睡眠導入剤，抗精神病薬も症状に応じて併用される。

9 不安定性パーソナリティ障害などの人格障害

　治療の中心は治療関係を成立させ，治療者の不安，拒否，怒りの感情をコントロールさせることになる。衝動的な行為が頻発して，周囲への攻撃や敵意が強い場合は薬物の使用や入院が必要となることもある。副次的に生じる不安や抑うつについては，抗不安薬，抗うつ薬が使われる。一時的な精神病状態や激しい興奮・攻撃に対しては抗精神病薬が使われる。

10 おわりに

　子どもに薬物を投与する場合の問題点の1つは，日本国内で正式に客観的な臨床評価が行われている薬物が少ないことである。臨床場面では多動性障害にメチルフェニデート徐放薬が保険適用になっている。2009(平成21)年

度からは，アトモキセチンも認可されたが，効果は緩徐である。また，自閉症に適応が認められている薬物はピモジドだけである。

　臨床場面では薬物は症状に対して投与されるが，十分な薬物療法の知識をもった医師が他の治療と並行して投与を行う必要がある。症状見合いで薬物を選択投与していく現状では，十分な説明と同意（インフォームド・コンセント）に基づいて，効果と副作用を見極めながら医師の責任で薬物を投与することを常にこころにとどめる必要がある。

（市川宏伸）

4 治療教育プログラム

　治療教育とは，発達障害のある子どもに対して，子どものもつ認知特性を考慮して行う教育である。発達障害は行動特性によって診断されるが，特有の行動特性が生じる基盤には特有の認知障害があり，その認知障害が生じる基盤には医学的な脳機能の偏りがある。つまり発達障害のある子どもは定型発達の子どもとは異なったあり方で脳が機能しているのであり，その機能の違いを意識して行う教育が治療教育である(図2)。

　適切に治療教育を行うためには，個々の子どもの診断・評価を行い，子どもの情報処理のあり方の長所と弱点を教育上把握する必要がある。つまり，個々の子ども特有の学習スタイル(ラーニングスタイル)を把握することが，治療教育の出発点である。

　適切に治療教育が行われれば，子どもと家族，教師にとって少ない負担で

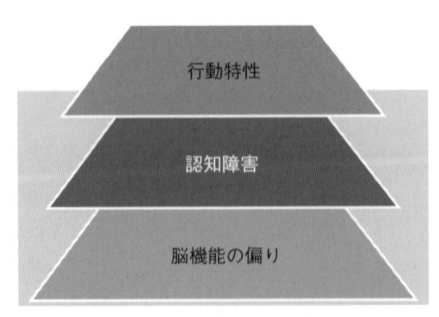

行動特性の基盤には認知障害が，その基盤には脳機能の偏りがある。脳機能の偏りは変えられないので，認知障害の特性を考慮して支援の方略を考える。

図2　脳機能と行動特性

効率よく学習課題を達成することが可能になる。なお，ここでいう学習課題とは教科学習のみならずコミュニケーション，自立スキルや社会的スキルなどの広義の学習を意味している。広義の学習経験を通して子どもの自己決定の能力を高め，自尊心や自己効力感をもってできる限り自立した社会生活を送れるようにすることが目標になる。

治療教育の対象は，知的障害，自閉症スペクトラム〔もちろん，高機能自閉症や Asperger（アスペルガー）症候群も含む〕，注意欠陥（如）/多動性障害（ADHD：attention-deficit/hyperactivity disorder）などの発達障害のある子どもたちである。本項では主として自閉症スペクトラムを対象にしたプログラムである TEACCH プログラムを中心に解説する。

1
発達障害の治療教育

発達障害の治療教育には大きく分けて2つの方法がある。「子どもを変える」ことと「環境を変える」ことの2つである。治療教育という語感からは「子どもを変える」ことに重点がおかれがちだが，むしろ環境を変えることのほうが治療教育を考えるうえでより重要である。TEACCH プログラムは環境を変えることを重視することで自閉症の治療教育に成功したプログラムともいえる。

2
TEACCH プログラム

TEACCH とは Treatment and Education of Autistic and related Communication handicapped CHildren の頭文字をとった略語であり，「自閉症および関連するコミュニケーション障害の子どものための治療と教育」という意味である。米国のノースカロライナ大学で研究・開発され，1972年にノースカロライナ州の公式な治療教育法として指定を受けている。

総合的，包括的であることが TEACCH プログラムの大きな特色であり，幼児期から成人期まで一貫した支援サービスを自閉症児・者とその家族に提供している。わが国でも後述の構造化の手法を取り入れる学校や施設が徐々

に増えつつある。本項では具体的な手法の紹介は最小限にして，TEACCHの基底にある考え方について述べる。

1 TEACCHプログラムの基本的考え方[5]

1）より良い生活をすることがゴール

　自閉症に対する根本的な治療法はなく，生涯にわたる支援プログラムが必要である。TEACCHプログラムは自閉症の「治癒」を目標とせず，適応能力の向上に重点をおいている。これには2つの方法があって，まず第1に子どもに新しい能力を獲得させること，第2に子どもの能力不足を補う環境を設定することである。

2）個別に正確な評価をする

　子どもそれぞれに個性があるように，自閉症の子どもも1人ひとり異なる。自閉症だから同じ課題や作業を同じ順番でやればよいというわけではない。同じ自閉症であっても，スキルの教え方や環境調整の仕方はそれぞれ異なっている。1人ひとりにあった作業の内容，教え方の工夫，環境調整をするためには，それぞれの長所や弱点，興味や関心のあり方を知ることが大切である。

　そのために個別に評価し，個別のプランを立てることがTEACCHが重視する「個別の評価」である。「個別の評価」は自閉症児1人ひとりの違いを大事にし，個性を尊重し，無理強いしないために必要である。支援のプランは個別につくり，全員一律に同じ課題や作業を設定することは避けるべきである。同じ個人でも状態は変わりうるので，その時点での利用者の状態を評価しプランは柔軟に変更されるべきである。

3）構造化された指導と自閉症の認知特性

　1970（昭和45）年代頃までは自閉症児の治療の場は制約を最小限にした自由さが強調された。つまり，非構造化された場が治療的とされ，治療の結果，情緒的なバリアーが取り除かれ，正常な子どもが出現すると期待されていた。

　しかし，自閉症児は非構造化された自由な場では混乱に拍車がかかることが多いのである。自閉症児は，非構造化された場面よりも構造化された場面のほうがよく学習することが，TEACCHなどの研究・実践により明らかに

なった。さらに個別教育の経験を積むうちに自閉症児に共通した特徴があることがわかってきた。弱点としてあげられるのは，① 組織化する能力が乏しいこと，② 関心がないことについては記憶が弱いこと，③ 聴覚情報処理が弱いことなどであり，長所としてあげられるのは，① 視覚情報処理，② 特別の興味・関心，③ それに関連した記憶が良いことなどである。このような自閉症の認知の長所を活かし，弱点を補うのが構造化の手法である。子どもが課題に失敗したとき，子どもが課題を嫌がったり拒否する，ふざけるなどの反応が生じたときには，課題あるいは環境が子どもにあっていないのではないかと考え，課題の変更や環境の再構造化を行う。その際に「まず自閉症の特性から考える」のが TEACCH の立場である。つまり自閉症の認知特性のために課題や環境が子どもの情報処理能力に適合していないと考えるわけである。したがって，子どもに無理強いしたり，ご褒美を多用したりして課題を行うことを目標とするのではなく，子どもの能力と興味に応じた課題と環境の再設定をして，課題を実行できるように工夫する。なるべく子どもに失敗体験を積ませないことが重要であり，これは後述の自己効力感を高めるためにも重要なことである。

4）構造化された指導の意味と要素

構造化とは学習・生活環境を整えて教育の場を自閉症フレンドリーにすることである。自閉症フレンドリーとは自閉症の子どもにとって意味のわかりやすく苦痛の少ない環境である。構造化の要素には，① 物理的環境を整える物理的構造化，② ビジュアルスケジュールなどを用いて出来事の生じる順序を予測可能にすること，③ ワーク／アクティヴィティシステムなどがある。

a. 組織化と物理的環境

子どもがおかれた環境が子どもにとって意味が明確であり，興味がもてる環境でなくてはならない。学校では教室のレイアウトを工夫してどこで，何をするかが子どもに明確にわかるようにする必要がある。典型的な教室の配置は，ワークエリアと呼ぶ。すでに習得した課題（自立課題）を独りで行うエリアを設定する。これとは別に，1対1で新しいスキルを勉強するワンツーワンエリア，さらにグループ活動の場所，遊び・休憩のエリア，スケジュールを提示するトランジッション（移行）のエリアなどを設定する。1つの場所で複数の違った活動をすると混乱しやすいので，勉強するエリアは勉強，おやつのエリアはおやつを食べることのみにしたほうが混乱が少ない。

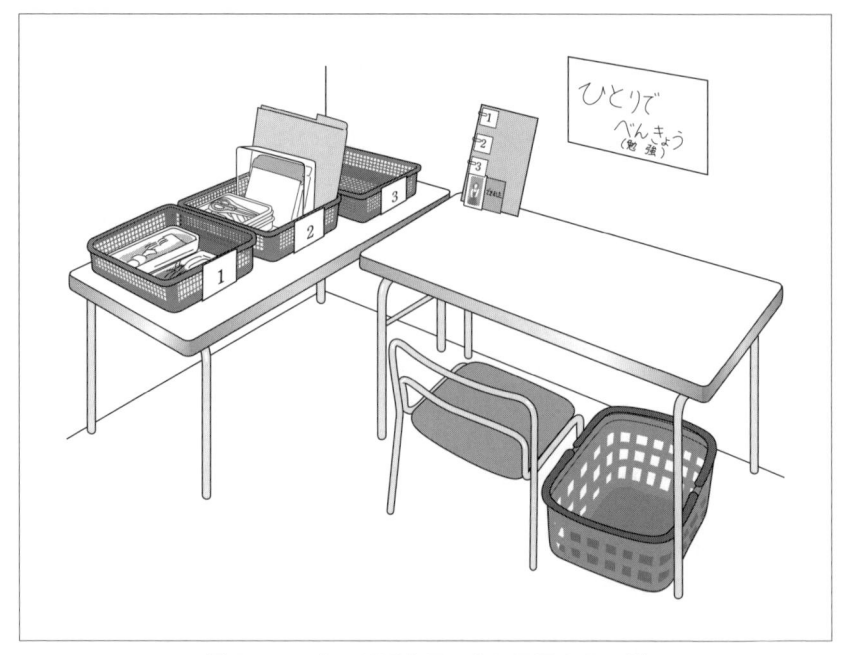

図3 ワークエリアとワークシステムの一例

b. ワークエリアとワークシステム

図3は自立課題を行うワークエリアの例である。課題はカゴに入っていて，カゴには番号がついている。子どもの前のボードには1，2，3の番号と「できました」と書かれたカードがある。子どもは1番のカードと1番のカゴを持ってきて課題を行い，課題が終わると右下の大きなカゴ（フィニッシュボックス）に入れる。次に前のボードから2番のカードを取り，2番のカゴを持ってきて課題を行い，課題が終わるとフィニッシュボックスに入れる，同じく3番の課題が終わると「できました」のカードがあり，教師に「できました」カードを持って行き，休憩や食事など「勉強」の次の活動に移行する。このような視覚的に課題の順番などを提示する方法がワークシステムである。

課題は全部カゴに入っているので，カゴを見れば何が課題か，課題の量はどの程度なのか見通しがつく。さらに一連の課題が終わったら次に何をやるのか，次のカードを見ればすぐにわかる。終わった課題はフィニッシュボックスに入れるということが理解できれば，すでに終わった課題が机上に置

きっぱなしになっていて、何が未達成の課題なのか、何が終わった課題なのか、混乱することがない。このようなワークシステムがあると子どもはいつも教師に頼らなくても、すでに達成した課題については複数の課題を自立して順序よく行うことができる。

ワークエリアでは文房具などの必要なものを、必要なときに利用できるようにわかりやすい場所に配置しておく。また、勉強に集中できるように余分な刺激が少ない場所に設定し、終了した物をどこに置くべきか戸惑ったり、終了した課題とこれから行うべき課題が混乱しないように終了した課題を置く場所(フィニッシュボックスなど)をつくる。自閉症の子どもは必要な物が必要なときにアクセスしやすい場所にないと混乱することがあるので、事前に学習環境を整えておく。これは、乏しい情報処理能力のキャパシティを、本来の課題以外のことに使わないための配慮である。新しい課題を行うときは教師と1対1で別の場所で行う。例えば、2人の教師が6人を担当するときは1人が6人に順番に1対1で教え、もう1人が自立課題を行う後の5人を監督することになる。

ワークシステムには、① どういう課題をするのか、② どのくらいの量の課題があるのか、③ 今どこまで課題が終わっており、後どのくらい残っているのか、④ 課題が終わった後は何をするのか、の4点を子どもに伝えるという機能がある。ワークシステムを適切に使用すると、子どもの不安を軽減し、子どもが課題に取り組む意欲を高めることに役立つ。

c. 視覚的スケジュールの使用

視覚的スケジュールは文字や絵、写真などを用いて子どもに対して予定をわかるように伝える手段である。視覚的スケジュールを使う背景には、① 順序を記憶しておくことが苦手であること、② 計画を立て実行することが苦手であること、③ 言語理解が苦手であること、などの自閉症の認知特性がある。スケジュールは、子どもの能力により1日単位のことも、半日単位のこともあり、重度の子どもの場合には次の活動のみを提示する場合もある。スケジュールを使用することにより、子どもにとってこれからの予定(自分に期待されている行動)が予測可能になり、常に期待できない教師の「声かけ」(教師の指示はほかの子どもの状況により、声かけができたりできなかったりするため、自閉症の子どもからみると予測が困難である)に頼らずに自立して行動できる、注意の移行を容易にするなどの効果がある。

構造化の手法の詳細については文献[3,4,7]やDVD[6]を参照されたい。

3

おわりに

　TEACCH プログラムではセルフ・エフィカシー（自己効力感）[1]を重視する．これは，「これから生じる状況に対処するために必要な行為を，適切に段取りして実行できる能力が，自己にあると自信をもてること」をさす．Banduraの考え方を自閉症の子どもに適応してMesibov（現在のTEACCHプログラムの責任者）は次のように要約している．① 自己に与えられた「課題」を達成することができる，② 努力は報われる，③ 自分にとって大切なことが達成できず困ったときには，他者に支援を求めることができる，④ 自分にとって必要なときには不適切な行動をとらずに適切に振舞えるように自分自身をコントロールできる．

　自己効力感は，人が社会のなかで自信をもって生きていくために必要な感覚である．自閉症の子どもたちは，その特有の認知障害のために日常的に理解しがたい状況に直面している．子どもの支援者は，自閉症の子どもが自己効力感をもって生きていけるように，せめて生活の一部だけでも子どもにとって理解しやすい環境を設定し，日々の課題は達成可能なのだということを実感できるように支援する必要がある．達成可能感の集積が自尊心や肯定的な自己評価につながっていくのである．

（内山登紀夫）

■ 文献

1) Bandura A：Self-Efficacy, The Exercise of Control. Freeman, 1997
2) Mesibov GB：Self-efficacy and students with autism. Autism News of Orange County and the Rest of the World 1(3)：12-14, 2004
3) 佐々木正美（監），宮原一郎（画）：自閉症児のための絵で見る構造化―TEACCHビジュアル図鑑. 学習研究社, 2004
4) 佐々木正美（監），宮原一郎（画）：自閉症児のための絵で見る構造化―TEACCHビジュアル図鑑．パート2. 学習研究社, 2006
5) 内山登紀夫：本当のTEACCH, 自分が自分であるために. 学習研究社, 2006
6) ゲーリー・メジボブ（監），内山登紀夫，村松陽子，幸田栄・他（編）：DVD わかる・できる！ 親と教師のための「自閉症の子どもの自立課題」, 全3巻セット. 朝日新聞厚生文化事業団, 2007
7) 藤岡　宏：自閉症の特性理解と支援.「TEACCHに学びながら」. ぶどう社, 2007

5 デイケア

　東京都立梅ヶ丘病院外来におけるグループ療法は，主として発達障害を伴う児童に対する療育指導と，青年期の患者を対象とする思春期デイケアに大別される。本項では両者について簡単に紹介したうえで，近年における状況の変化と今後の課題について若干の考察を行った。

1 発達障害児を対象とする療育指導

　都立梅ヶ丘病院における，発達障害を伴う児童に対する療育サービスは多岐にわたっており，限られた紙面ですべてを紹介するのは困難である。そこで本項では外来ショートケア部門に焦点を絞って論じる。
　ショートケア部門の前身は1996(平成8)年に設置された幼児デイケアである。対象年齢は原則として就学前児童であり，療育指導の対象はいわゆる年少児・年中児・年長児である。換言すれば，その年度内に4歳，5歳，6歳の誕生日を迎える児童ということである。医師，心理士，作業療法士および保育士が療育に携わっている。原則として週1回3時間の枠で指導を行っており，常時120人以上が利用者として登録されている。外来には小学校低学年を対象とするグループも存在するが(これはショートケア部門には含まれない)，就学前児童を対象とするグループに比して規模はずっと小さい。
　ショートケア発足当初は，ほぼ全員が広汎性発達障害(PDD：pervasive developmental disorder)に重度から中等度の知的障害を合併する児童であったが，最近では(知能水準だけでみると)軽度の知的障害から正常知能の

表4 ショートケア部門・プログラム

午前	午後	内容
9：30	1：30	開室
		自由遊び
10：00	2：00	あつまり（小集団活動）
10：20	2：20	うんどう（感覚統合療法）
		べんきょう（個別課題学習）
		おやつ
11：30	3：30	保護者への報告
		自由遊び
12：30	4：30	閉室

児童が全体の約半分をしめている。ショートケアのプログラムに適応可能であれば，自閉性障害やAsperger（アスペルガー）障害を含むPDDのみならず，注意欠陥（如）/多動性障害（ADHD：attention-deficit/hyperactivity disorder）などの児童も随時受け入れている。

療育指導の方法としては，現在はTEACCH（68頁参照）および行動療法の考え方を援用してプログラムを組み，感覚統合療法を取り入れて指導を行っている（表4）。指導場面では，それぞれの児童の特性にあわせて環境調整を行い，理解しやすく見通しをもちやすい場を設定したうえで，患児本人のニーズに応じて設定された課題の遂行を促すことにより発達支援を行っている。加えて，家族支援のプログラムとして保護者向けの講演会を年6回開催している。講演会終了後には小グループに分かれてスタッフと保護者が自由にディスカッションする時間を設け，情報交換と交流の場となっている。

2

思春期デイケア

思春期デイケアは，思春期病棟を退院した患者の受け皿として1993（平成5）年に開設された。医師，看護師，心理士，精神保健福祉士と保育士が常勤スタッフとしてメンバーにかかわっている。利用者の年齢は中学生年代から21歳までに限定されており，利用開始時の年齢は全体の80％弱が15歳から18歳である。診断的には精神病圏が全体の40％強を，発達障害圏が30％弱をしめている。

表5 思春期デイケア・プログラム

	月曜日	火曜日	水曜日	木曜日	金曜日
午前	男女別ミーティング	創作 革工芸(月1回)	サイレントクラブ	全体ミーティング ソーシャルクラブ(月1回)	調理実習 デイケア担当医面接(月1回)
午後	スポーツ	英会話(月2回) セレクトクラブ(月2回)	芸術鑑賞	調理準備・買物 お茶会(月1回)	コミュニケーションクラブ(月2回) 音楽(月2回)

　メンバーの大半は都立梅ヶ丘病院への入院経験があり，退院後も外来通院を継続している患者だが，別の病院やクリニックに通いながら思春期デイケアを利用することも可能となっている。利用者の約60%が定時制高校，通信制高校，いわゆるサポート校やフリースクールなどに籍をおきながらデイケアに通っている。

　利用者は思春期発達の途上にあり，成人患者とは異なるさまざまな課題を抱えている。彼らが同様の悩みを抱えるほかの利用者とともに自らの発達課題に取り組み，対人関係や社会性の改善をはかる場としてデイケアを活用できるよう，思春期デイケアでは居心地の良い環境を用意し，さまざまに工夫をこらしたプログラムを提供している(表5)。

　「セレクトクラブ」では，いくつかのメニューから利用者が自分で選択して自主的に参加する形式となっている。「ソーシャルクラブ」は，精神保健福祉士がグループリーダーとなり，18歳以上で就労を希望する利用者を対象に，仕事の探し方，履歴書の書き方や身だしなみなどについて積極的に情報を提供している。「コミュニケーションクラブ」では希望者を対象にソーシャルスキルズトレーニング(SST)を行っている。

　このほかにも利用者の興味関心にあわせて「絵手紙」，「お化粧教室」，「栄養指導」，「先輩と語ろう」などの特別プログラムや，学習ボランティアによる学習指導を希望者に対して実施している。加えて家族支援のプログラムとして，月1回の「家族ミーティング」があり，スタッフ全員と参加した保護者との情報交換や交流の場となっている。また講師を依頼して家族向けの講演会を年3回開催している。

3 最近の状況

　近年，児童精神科，小児科，心療内科を訪れる発達障害患者が増加している。代表的な発達障害を有病率からみると，PDD は 1% 前後，ADHD は 5% 前後というのが現在定説となりつつあり，小学校の 40 人学級であれば少なくとも 2 人は何らかの発達障害と診断される可能性があることになる。

　ところが現行の制度下では，知的障害を伴う発達障害児に対するスクリーニングおよび療育指導の体制は整備されつつあっても，重篤な知的障害を伴わない発達障害の一群(Asperger 障害，高機能自閉症，ADHD の一部)への対応はいまだ緒についたばかりである。こうしたケースでは周囲が障害に気づかぬことが多く，対応は後手にまわりがちで，医療機関受診が思春期以降となることさえある。

1 就学前児童に対する療育指導(ショートケア)

　都立梅ヶ丘病院が発達障害を伴う就学前児童に対して療育指導を始めた頃は，すでに述べたようにほぼ全員が重度から中等度の知的障害を伴う PDD の児童であった。都立梅ヶ丘病院はこうした児童の療育指導に関するいわばパイオニア的な存在の 1 つであったといえようが，昨今では地域の療育体制も次第に整備されつつあり，上記のようなケースは次第に地域でケアされるようになってきている。知的に大きな障害のない児童の利用が増えているのは，地域のサービスではカバーしきれない対象を援助するよう病院が期待されているということであろう。

　ショートケア部門としてはこうした趨勢にあわせて，利用初期のアセスメントを通じて患者の特性を把握したうえで，グループ分けに工夫をこらしプログラムの内容を柔軟に変更することで対処している。特別支援教育の本格実施に伴い，小学校および中学校で「発見」される可能性のある発達障害患者は潜在的に相当数いるものと思われ，ショートケア部門では上限年齢の上方修正，あるいは小学生を対象とする新たなグループの創設などを検討している。

表6 診断の内訳(13歳から18歳までの患者)

診断	1996年1～6月(n=209)	2006年1～6月(n=305)
総合失調症	49(23.4%)	34(11.1%)
躁うつ病	2(0.9%)	6(2.0%)
不安性障害	6(2.9%)	7(2.3%)
強迫性障害(OCD)	15(7.2%)	17(5.6%)
適応障害	47(22.5%)	70(23.0%)
解離性(転換性)障害	3(1.4%)	7(2.3%)
身体表現性障害	11(5.3%)	9(2.9%)
摂食障害	19(9.1%)	8(2.6%)
精神遅滞	11(5.3%)	23(7.5%)
広汎性発達障害(PDD)	10(4.8%)	72(23.6%)
注意欠陥/多動性障害(ADHD)	3(1.4%)	15(4.9%)
反抗挑戦性障害・行為障害	15(7.2%)	15(4.9%)
その他	18(8.6%)	22(7.2%)

2 思春期デイケア

　都立梅ヶ丘病院を1996(平成8)年1～6月および2006(平成18)年1～6月に初めて受診した13歳から18歳の患者の主診断内訳が表6である。10年間に，この年齢層ではPDDとADHDである患者が著明に増加し，その一方で統合失調症が全体にしめる割合が減少していることがわかる。発達障害の新患が飛躍的に増加しているのである。

　一方で都立梅ヶ丘病院の外に目を転じると，最近では成人の精神科デイケアでも発達障害患者の利用が増えて，スタッフの側が対応に苦慮するという話をよく聞く。思春期以降に初めて発達障害と診断され，社会適応が困難な人の場合，サービスを供給する側に知識や経験が不足しているのが実情であろう。発達障害への関心の高まりを考慮すると，これから新たに「発見」される可能性のある潜在的な患者はまだ相当数いるものと予想される。

　正直なところ，発達障害に世間が大きく注目して社会的に認知され始めたわりには社会的資源の整備は不十分である。臨床的な観点からは，発達障害に特化したグループワークを行うことが理想だが，当分の間は成人を対象とした精神科デイケアも発達障害患者ケアの一翼を担うこととなろう。今後は発達障害の専門家による講義やスーパービジョンを通じてスタッフの力量を高め，発達障害に特化したプログラムを開発していくことが求められよう。

〈鈴村俊介〉

6 家族との連携

1 はじめに

　子どもにとって，家族とはどのような存在であろうか。子どもが年少であればあるだけ，その影響は大きい存在である。しかし，年齢が進めばその影響は薄くなっていくかといえば，必ずしもそうもいえない。一緒に過ごす時間は，年少の頃と比べて確かに少なくなるかもしれないが，その分，子どものこころのなかでの存在感は一層増すこともある。子どもは，そう意識している・していないにかかわらず，家族の存在を無視はできないのである。そしてそれは，子どもの治療者(ここでは医療機関に限らず，子どもの問題にかかわる職種をすべて「治療者」とする)にもいえることであり，家族とまるっきり切り離されたところで子どもの治療は成立しない。もちろん，これは何も精神科に限ったことではなく，子どもにかかわる問題に取り組んでいる人々の共通理解であろう。

　ここでは，筆者自身が子どもの診療にあたるなかで，先輩治療者から幾度となく教えられ，心掛けていることを述べる。

2 家族との連携の重要性

　子どもの精神科において，家族がどれだけ重要かというと，1つ目は多く

の場合，子どもの症状を最も多く目にするのが家族である，という点である。精神科を受診する患者には，自分の症状や経緯をとても上手に説明できる人もいるが，大抵は，特に子どもの場合，主観的な(それはそれでとても重要な意味をもつ)説明に傾く傾向があり，その症状によって具体的にどのような不都合が生じているか，ということまではなかなか説明が難しい。どのような理由で「子どもの精神科」を受診したのかを，ある程度正確に説明できる人として家族は重要である。

　2つ目は，治療を進める場として家族の存在は無視できない，という点である。先にも述べたが，子どもと家族は切っても切り離せない存在である。子どもは家族のなかで生活してきて，これからも家族を意識して生活していかなくてはならない。家族には家族それぞれの価値観，習慣など「家族の文化」があり，子どもは「家族の文化」を受け継いできている。「家族の文化」は治療者の「家族の文化」と必ずしも一致しない。治療者からみて，「家族の文化」ゆえに子どもが症状を呈していると思える場合も，「家族の文化」をないがしろにして治療がうまくいくことはほとんどない。「家族の文化」を尊重しつつ，家族を治療者の1人に「仕立てる」ことが子どもの治療では重要である。

3 家族はどういう思いで治療機関を訪れるか

　多くの親は，子どもの問題に気づいても即座に治療機関を訪れることはしない。身体症状との違いはここにある。

　最初は「何か変だ」と思っても「一時的なこと」と思い，しばらく様子をみてみようと思う。何か自分たちでできることがあるのではないかと考え，実際に試みる親もいる。身近な人(自分の親や友人など)に相談する親もいるであろう。子どもの症状を「問題ない」，「そのうちよくなる」，「うちの子もそうだった」と言ってほしいと思いつつも，これといっためだった成果もなく，そうこうしているうちに時間は過ぎ，問題は固定化または悪化していく(もちろんよくなることもあるが，ここでは治療機関に訪れるまでの親の立場で述べる)。自分たちで思いつく考えだけでは対処困難になってくる。この段階で専門家のもとへやって来る親は，治療者との信頼関係がつくりやすい。親のニーズが素直に治療者に伝えられることが比較的容易だからである。

一方，治療機関に訪れるまでの経過が長引けば長引くほど，親の気持ちは複雑化していく。多くは子どもの問題への対応に疲弊し，無力感に押しつぶされそうになっている。さらに，子どもの辛さに寄り添うよりも，子どもへの怒りすら感じていることもある。親自身が精神的に追い詰められ，治療を必要とする状態のときもある。この段階で治療機関を訪れるのは，非常に大きなエネルギーを必要とする。頭では治療が必要だとわかっていても，身体や感情が動いてくれず，そばからみると治療への抵抗と思える行動をとってしまう。そうなってから治療機関に訪れると，治療者との関係づくりにも支障が生じやすい。「来たくて来たわけではない」，「自分たちの育て方を非難されるに違いない」，「もう何をしたって無駄なのだ」などといった否定的な感情が前面に押し出されやすくなるからである。また「なぜこうなったのかわからなく」なり，話も要領をえない。「もう自分たちにはどうしようもできないから」と治療者にすべてを投げ出そうとする親もいる。

　このような場面で，治療者は親とどのように対したらよいのだろうか。重要なのは，ここに至るまでの経過を詳細に聞きとること以前に，まずは親の苦労をねぎらうことであろう。親の苦労をねぎらうと同時に，問題の本質を客観的にとらえる努力をして，親の怒りや不安に巻き込まれないようにすることが重要であろう。一方で，ともすると親の気持ちに共感するあまり，親の感情をそっくりわがものと感じてしまわないようにすることである。反対に，子どもの辛さに共感しすぎて，症状を理解していないように「みえる」からといって，親と敵対しないように心掛けることも重要である。先に述べたように，子どもは親とのかかわりをやめることはないのであり，治療のなかで親の役割はある面で治療者よりも重要だからである。

4

治療機関の役割

1　子どもの症状についての見立てを伝える

　現病歴はもちろんのこと，生育歴や家族歴，環境も詳細に聞きとり，子どもの訴えも吟味して，問題に対する治療者の見立てを正確に伝える。その際，初回の面接だけですべてがわかるわけではないことを十分に親に伝えなくてはいけない。親はともすると，初回の面接ですべてを解決しようとし，

また専門家であれば，何でもすぐわかると誤解しており，ある意味幻想を抱いている。治療者はプロフェッショナルではあるけれども，親と同じ１人の人間であることも伝えていく必要がある。それが良好な治療関係を築く一歩となると考える。

2　家族内力動を見立てる

上記に述べたさまざまな経過を聞いていくなかで，家族関係を思い描いていく作業を同時にしていく。子どもが家族のなかでどのような立場にあることが多いのか，親はどういう育児感をもち，どのようなかかわり方をすることが多いのか，同胞や祖父母，その他の親戚の存在はどう影響しているのか，を読みとっていく。そしてそれが子どもの問題とどう絡み合うのかを考え，治療に役立てられる面はどこかを探る。観念的なことだけでなく，経済面の見立ても治療計画を立てるうえで見過ごしてはならない。

3　治療者にできること，できないことを伝える

先に述べたが，親は治療期間や治療者に対して過大な期待を抱いていることが多い。全く何も期待していないように思える態度をとる親もいるが，それは多くは過大な期待の裏返しの表現である。治療者は親の期待を無視する必要はないが，しかしその期待すべてに応える必要はないし，応えることはむしろ無理である。子どもや親に共感するあまり，自らの職域を越えて援助しようとしてしまう治療者もいるが，多くの場合それは治療者の間違った万能感である。子どもや親のこれまでの苦労を，たった１人の治療者や一治療機関だけで解決することは不可能に近い。今，治療機関でできることは何なのか，その相談は別の治療機関のほうがより良いサービスを提供できるのではないかを考える。治療者自身の能力も十分に吟味し職域のなかでやれることか，他職種に任せる面はないかを考える。そしてそれらを，子どもと親に明確に伝えることがより良い治療につながる。

4　親のかかわり方についてのアドバイス

子どもの問題に，大なり小なり親のかかわり方が影響している場合は，親のこれまでのかかわり方を変更していただく必要が出てくる。その際，一方

的なアドバイスは親にとって非難と受け取られかねない。親自身，これまでのかかわりのなかで「自分のせいで子どもがこうなった」と強い罪責感をもっていることが多い。それをあえて指摘されることの親の傷つきを忘れてはならない。アドバイスは親の側から求められてから，「これまでどのような工夫をされましたか」，「それはどの程度うまくいって，どの程度うまくいきませんでしたか」と話し合う。親が自らの「勘違い」を「まずい方法だった」と認めて初めて別の対応を伝える，くらいの順番がよいと思われる。

5 親の治療

子どもの問題に付き合ううちに，親も精神的な問題を抱えることがある。また親の精神的問題の影響で，子どもが精神的問題を生じることもある。そのような場合，親は子どもの問題には一生懸命でも，自分の問題には無頓着であったり，逆に子どもの問題より自身の問題だけで精一杯になってしまって子どもに目を向けられないこともある。どの場合も，子どもの治療のなかで無視できない問題である。治療者は子どもの問題を見立てる際に，親の治療の必要の有無も見立てなくてはならない。

親の治療は，子どもの治療ほどスムーズには導入できない。何しろ目の前にいる治療者は「子どもの治療者であって，自分の治療者ではない」と多くの親は思っているからである。この際も，決して焦ってはならず，親自身が自らの問題に気づくまで，治療者はがまんしなくてはならない。親が自らの問題に子どもの治療期間中気づかないこともある。その場合，治療者は「子どもと親」という1つの「ユニット」の治療者として機能しなくてはならず，子どもについてだけでなく，成人の精神病理にもある程度精通する必要が出てくるであろう。

6 情報発信

子どもを取り巻く社会の情勢は日々刻々と変わっている。特に，親が子どもだった頃と大きく異なっていることを，親は忘れがちである。親が子どもだった頃非常識だったことが，今は常識ということもありえる。そのために，情報発信は治療機関として重要な役割である。表7に当院で行っている情報発信を目的とした家族支援をまとめた。

表7　都立梅ヶ丘病院で行っている家族支援〔2007(平成19)年度現在〕

入　院	病棟の家族会支援	子どもの精神科では保護者も治療者の1人として病院と連携してもらうことが早期社会復帰の1つと考え，保護者との情報交換を密にするために各病棟，隔月1回程度病院スタッフと家族会をもうけている。
外　来	思春期デイケア (13歳から22歳対象)	基本的には大人の精神科デイケアと同じ目的・プログラムを組むが対象が思春期であるため進路問題・就職問題などを中心にソーシャルワーカーが対応している。 ・家族との面接(随時)　・家族ミーティング(月1回)　・家族講演会
	ショートケア(幼児対象)	就学前の発達障害幼児を対象に小グループでTEACCHプログラムにそった指導を行う。 ・家族ミーティング　・家族講演会
	水曜学童グループ (LDグループ)	学童期の軽度発達障害児を小グループでSSTなどの技法を使い指導する。保護者は親グループで家族ミーティングを行い子どもの対応などを学ぶ。さらにほかの保護者の意見を参考に共感する場の提供をソーシャルワーカーが行う。 ・家族ミーティング
	金曜学童グループ (MRグループ)	学童期の知的障害を伴う自閉症の小グループでTEACCHプログラムにそった指導を行う。 保護者は親グループで家族ミーティングを行い子どもの対応などを学ぶ。さらにほかの保護者の意見を参考に共感する場の提供をソーシャルワーカーが行う。 ・家族ミーティング
	思春期親グループ	外来通院中の子どもの保護者を対象に保護者自身にSSTを中心とした子どもへの対応を理解してもらう場の提供を行う。 ・家族ミーティング
	家族教室	外来通院中の子どもの保護者を対象に障害の理解と対応を病院スタッフと一緒に考える場の提供を行う。 ・家族ミーティング　・家族講演会

5 おわりに

　家族との連携について，日々の診療のなかで心掛けていることを中心に述べた。子どもの治療に家族は無視できない存在である。家族との関係構築の善し悪しが，子どもの予後を大きく左右することを忘れてはならない。

〔鈴木麻佳〕

III

子どもによくみられる精神症状のみかた

1 子どもの精神科と精神症状

1 はじめに

　最近の来院者の動向を都立梅ヶ丘病院の統計をもとに検討してみる。外来初診者（20歳未満）については，2001〜2007（平成13〜19）年度まで1,500〜1,600人を推移している（図4）。これ以前の10年間に500人から1,400人ほどに増加したことと大きく食い違っている。この7年間で，1日当たりの患者数は130〜140人に増加している。医師の数を増加すると患者数は増加するが，これ以外に診察室の数などが規定要素になっている。入院数について

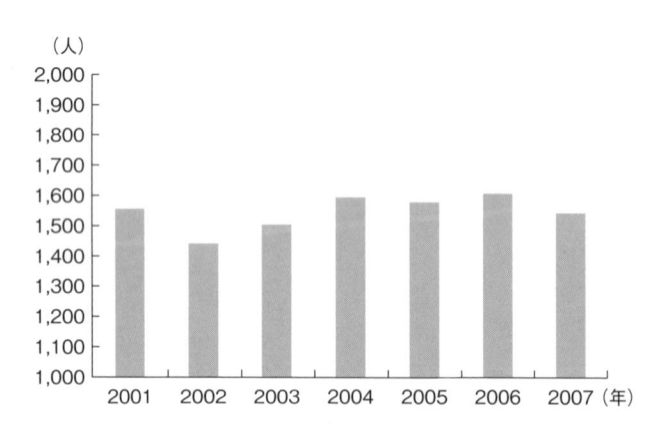

図4　年度別新患数

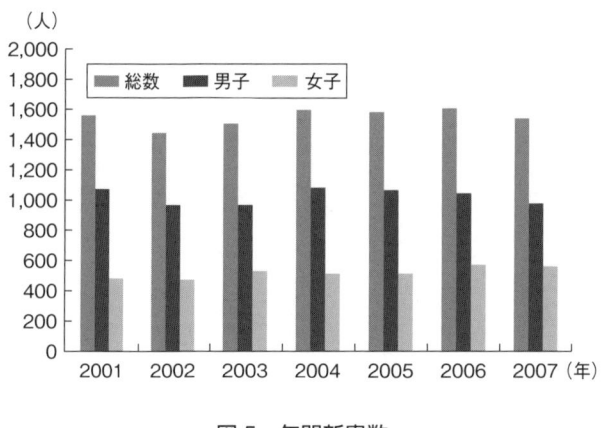

図5 年間新患数

もこの間は500人前後/年で推移している。この間に在院機関は250日から150日ほどに短縮されている。初診者の男女比は3:2〜2:1を推移している。発達障害の増加で男子の比率が増加したが、最近は女子の発達障害も増加傾向にある(図5)。

2 診断分類の変遷

初診者をICD-10に準じた主診断分類してみると、F8、F4、F9の順である(図6)。それ以前の10年間と比べるとF8の増加、F9、F2の減少などがめだつ。男子ではF8、F9、F4の順であるが、女子ではF4、F8、F9の順であった。男子ではF8の増加、F9の減少がめだち、女子ではF8の増加がめだった。F8の増加とF9の減少については、診断上の異同が関係していそうである。なお、F8とF7が重複している場合は、F8を主診断としてい

F0：症状性を含む器質性精神障害　　F1：精神作用物質使用による精神および行動の障害　　F2：統合失調症、統合失調型障害および妄想性障害　　F3：気分(感情)障害　　F4：神経症性障害、ストレス関連障害および身体表現性障害　　F5：生理的障害および身体的要因に関連した行動症候群　　F6：成人のパーソナリティおよび行動の障害　　F7：精神遅滞［知的障害］　　F8：心理的発達の障害　　F9：小児期および青年期に通常発症する行動および情緒の障害、特定不能の精神障害

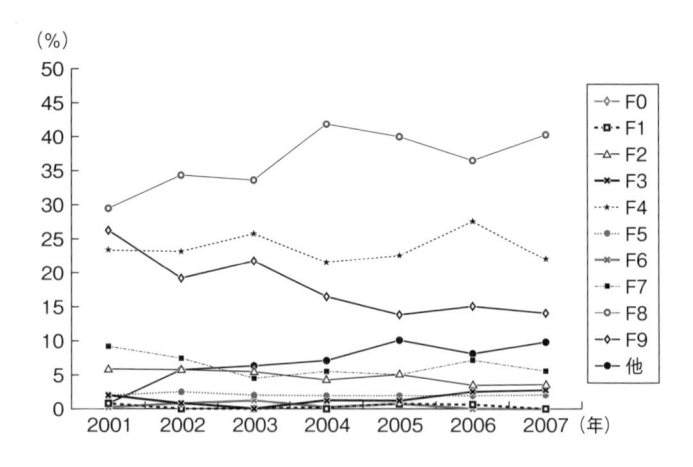

図6 外来疾患別比率

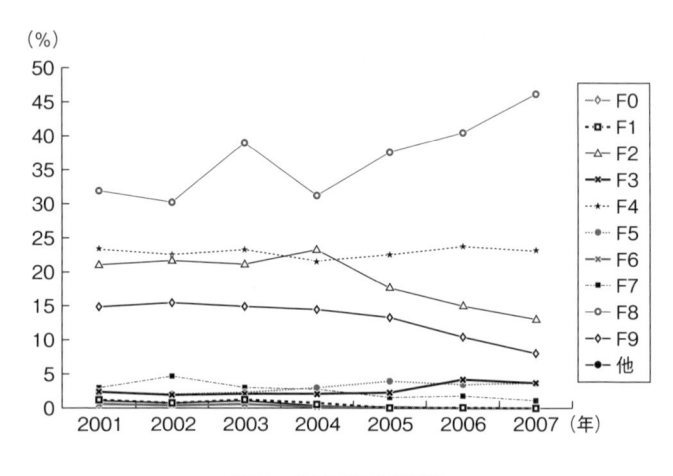

図7 入院疾患別分類

る。F2については，減少しており，この傾向は男子でより著明である。F3については数％であり，F4の一部（抑うつを伴う適応障害）を加えても10％未満である。

　入院については，F8が増加，F5，F3が微増，F4が不変，F9，F2は2005（平成17）年度から急激に低下している（図7）。これらの事実からF2，F8は入院を必要とする疾患であることがわかる。男子では，F8，F4，F9，

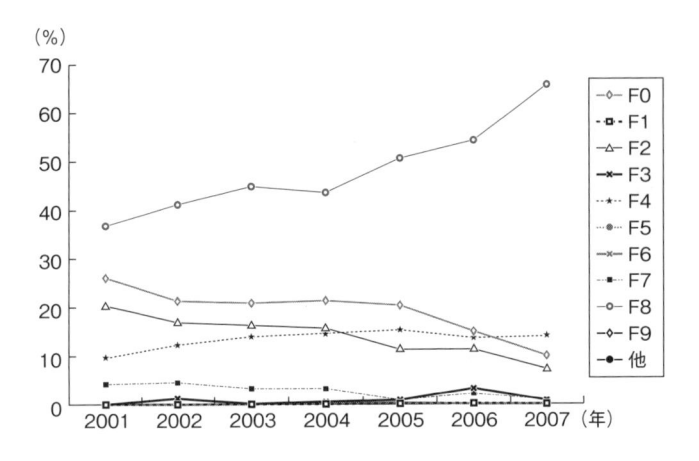

図8 男子入院疾患別比率

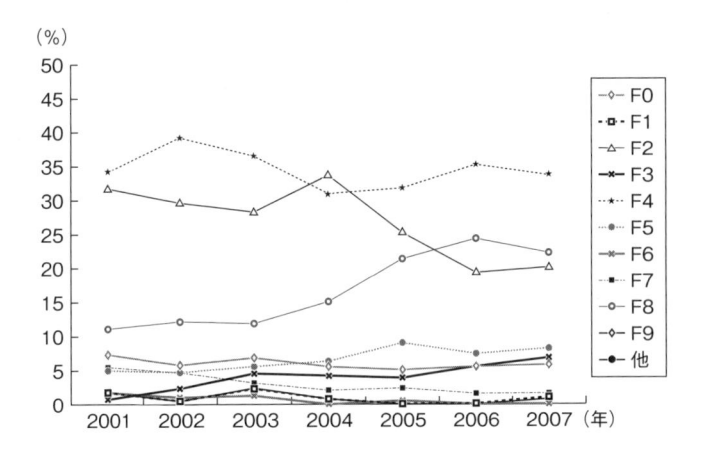

図9 女子入院疾患別比率

F2 の順であり，F8 が急激に増加，F4 は不変，F9, F2 は減少していた(**図8**)。女子では，F4, F8, F2, F5, F3, F9 の順であった。F8 は急激に増加，F5, F3 は微増，F4, F9 は不変，F2 は減少であった(**図9**)。広汎性発達障害(PDD：pervasive developmental disorder)は男子に比べれば少ないが，女子でも確実に増加している。男子と同じく女子でも F2 は減少しているが，その理由は定かではない。

3 いくつかの大きな変化

1 受診主訴の変化

　受診主訴は疾患構成が変われば当然変化してくる。これ以外に受診動機，紹介元などの変化も影響している。20歳未満の初診者の統計では，1997（平成9）年度までは長らく，「学校に行けていない」が第一位であり，「ことばが遅れている」，「落ち着きがない」，「発達の遅れがある」などが上位をしめていた。1998（平成10）年頃を境に，「落ち着きがない」が第一位となり，「興奮・衝動性が高い」，「友だちがつくれない」などの主訴が増加してきた。この頃は，教育現場で「知的水準は高いのに，学業成績が伴わない」とされる生徒が増加して，通常学級における「学級崩壊」が話題になった時期である。教育では，神経心理学を中心とした「学習障害」概念への対応が話題になり，「学習障害に関する協力者会議」が1992（平成4）～1999（平成11）年まで開かれた。1999（平成11）年の文部科学省最終報告を待って，医療モデルに近い，学習障害，注意欠陥（如）/多動性障害（ADHD：attention-deficit/hyperactivity disorder），高機能自閉症概念が導入され，2007（平成19）年度からの特別支援教育へとつながっていった。これ以降，教育現場からの受診紹介は増加した。

2 発達障害の変化

　PDDと診断される初診者は，2000（平成12）年頃を境に急激に増加している。しかし，その内容を調べると変化がみられる。PDDは，長らく知的障害を伴う群の受診者が多数をしめていた。1992（平成4）～1993（平成5）年頃には知的障害を伴わない群に比べて3～5倍の知的障害群が来院していた。1998（平成10）年頃を境に2群は拮抗し，その後知的障害を伴わない群は増加しており，最近は知的障害を伴う群の2～3倍となっている（図10）。一般人口における変化はわからないが，「児童青年精神科の医療現場を訪れる，知的障害を伴わないPDDが増加している」とはいえそうである。
　多動性障害が1998（平成10）年頃から増加し，2000（平成12）年頃には約25%に達したが，最近は10%程度に減少している（図11）。この事実は，多動性障害の減少を示しているとはいえないようである。多動性障害の診断

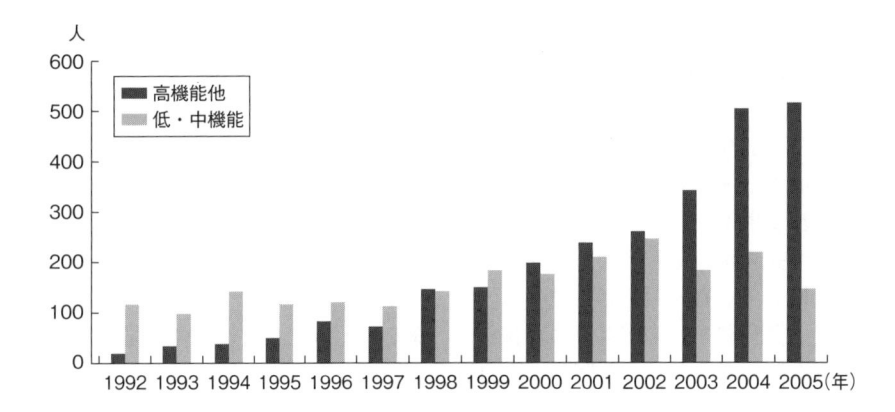

図 10 機能別広汎性発達障害の変遷

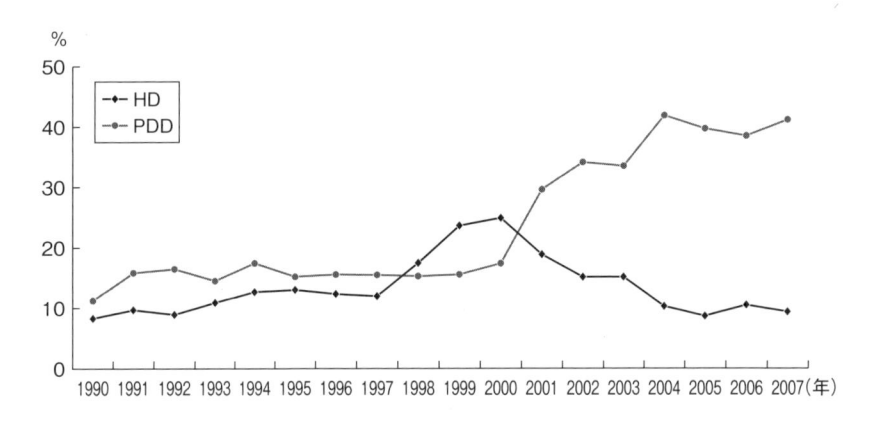

図 11 発達障害の変遷

を十分に満たす患児の長期経過を調べると，PDDへの変更が必要と判断される症例がみられ，その逆はほとんどないことが知られている．最近は，多動性障害とPDDの双方の症状を呈していると考えられる患児が増えている．操作的診断基準では，双方の診断基準を満たす場合は，PDDが優先することになっているが，双方の特徴を兼ね備えていると考えたほうが治療上は有効と思われる患児が増えている．

3 パーソナリティ障害(人格障害)の変化

　パーソナリティが何歳頃確立されるかについての定見はない。しかし，10数年前まで，思春期の女子を中心に，情緒不安定性パーソナリティ障害と診断される患児が一定の割合でみられた。周囲を巻き込み操作するのが特徴であった。入院しても治療スタッフを操作して，外来でもさまざまな訴えを当直医にしていた。最近は，このような患児はめだたない。最近めだつのは，時折摂食制限をして，自分の身体に浅い傷をつくり，たまに薬を多量服薬する思春期女子である。診断的には自己愛性パーソナリティ障害に近い人々である。周囲をかき回して自分の存在を確かめるエネルギーはなく，自分にエネルギーを注いで，血の滲む皮膚を見て「自分は生きている」と実感を味わっている。

4 背景の変化

　症状の表れ方にはいくつかの背景が存在している。パーソナリティ障害の変化，引きこもりなど，若者のエネルギーは節約の方向に向かっているように思われる。会って会話を交わして自分の気持ちを伝えるよりは，電話で伝えるほうが便利であろう。手紙で自分の考えを伝えるよりは，メールで伝えるほうが便利であろう。何もしないで自分の気持ちがわかってくれたらそんな便利なことはない。便利とは，忍耐を必要とせず，エネルギーを使わないことにつながり，この傾向は社会全体にあると思われる。

　この傾向は若者だけにみられるのではなく，成人である保護者にもいえることであろう。幼児が物を欲しがっている場合，さまざまな可能性を考えて，いちばん良いと判断される対応を行う。しかし，このためには時間と忍耐とエネルギーが必要である。幼児に対して何も反応しなければ，幼児は保護者に不信感を抱き，養育放棄につながる。一方的に叱って静かにさせれば，幼児は何も訴えないようになり，身体的虐待につながる。

　受診者の診断内容や主訴・症状は，背景にある家族状況や社会情勢を反映している。子どもは社会のなかで独立して存在しているわけではなく，常に周囲からの影響を受けているからであり，今後もこの傾向は続くと思われる。

〔市川宏伸〕

2 代表的症状のみかた

1 知的発達の遅れ

　知的発達の遅れは，医学的には精神遅滞(mental retardation)という概念に包括される。精神遅滞の定義は ICD-10，DSM-Ⅳ-TR ともに，①知能が有意に低く，②年齢を考慮しても適応面の障害を伴い，③発達期(18歳)までに現れる，ことに集約される。精神遅滞に伴う症状は，知能の低さの程度と年齢によってさまざまである。ここでは各年齢で生じうる症状を記載しておく。なお精神遅滞は知能の低さの程度によって，①軽度精神遅滞(IQ：50〜70)，②中等度遅滞(IQ：35〜49)，③重度遅滞(IQ：20〜34)，④最重度遅滞(IQ：20 未満)に分類される。

1 乳幼児期

　中等度ないしそれ以上の精神遅滞は，この時期より母親との情緒的コミュニケーションがとりにくい傾向があり，言語の発達および身辺の自立(食事，排泄，着衣，清潔保持など)は遅れる。重度になると，言語の獲得はほとんど不可能に近く，一般に到達可能な精神年齢は3歳から6歳程度といわれている。このような背景から，中等度以上の精神遅滞は，3歳児検診ないし就学前にチェックされることが多い。また精神遅滞は，落ち着きのなさや興味の幅の狭さといった行動面，激しい気分のむら，泣き虫，かんしゃく，甘えといった感情面で気づかれることがある。しかし，軽度精神遅滞の場合に

は，就学前にチェックされることは困難なことが多く，その適応上の障害は学童期以降にめだってくる。

精神遅滞のすべてに必発する身体・神経学的所見はないが，次のような症状を伴う場合がある。頭部の形状としては水頭症，小頭症など，特異な顔貌としては両眼隔離，偏平な鼻，突き出たような眉，蒙古ひだ，下方に位置する耳，突出した舌，角膜混濁などである。

神経学的症状としては筋緊張や反射の異常，不随意運動，稚拙な協調運動，さまざまな程度の聴力障害や視力障害などの知覚障害などがあげられる。なお軽度，中等度，重度，最重度に至るほど，身体疾患，身体症状の合併は多いとされ，なかでもてんかんの合併は比較的多く，薬物療法の困難なWest(ウエスト)症候群やLennox-Gastaut(レンノックス・ガストー)症候群はその1つとして著名である。

2 学童期

学童期以降になると，軽度精神遅滞児もさまざまな症状を呈する。知能の低さから学業不振がめだち，また交友関係も円滑に形成されず，学校場面でいじめられることもある。さらに身辺の自立も健常児ほどには順調にいかない。このとき親は，「皆と同じようにさせたい」と願い，しつけも厳しくなりかねず，子どもはさらにストレスにさらされる。そのような状況下では，神経症様症状(頭痛，腹痛などの身体症状，強迫行為，ヒステリー様症状，チックなど)が出現しやすい。

さらに軽度精神遅滞では，時に集中困難や注意の転導性の亢進により多動がみられ，注意欠陥(如)/多動性障害(ADHD：attention-deficit/hyperactivity disorder)との鑑別を必要とすることもある。興味の幅も健常児よりも狭く，限られた行動に終始することもある。そのような場合には広汎性発達障害(PDD：pervasive developmental disorder)との鑑別(ないし合併)を考慮する必要がある。

中等度精神遅滞では，この時期に至っても言語の発達が不十分で，自分自身の意思や感情を表現できず，容易に苛立ったりかんしゃくを起こし，なかには多動，無目的な行動，自己感覚刺激行動(壁に頭部を打ちつけるなど)がみられることがある。一般に中等度精神遅滞の到達可能な精神年齢は6歳から9歳程度といわれている。

重度および最重度精神遅滞では，中等度精神遅滞の各症状に加え，基本的

生活習慣の獲得ができず摂食の問題(過食,異食,反芻など),排泄の問題(放尿,放便,失禁など),睡眠の問題(不眠,過眠,昼夜逆転など)がめだち,行動上の問題(無目的な常同行為,攻撃・破壊行動など),感情および意欲の問題(興奮,無気力など)もより顕著となる。

最重度精神遅滞では,一般に合併する身体疾患も重篤で,動き自体が少ない。

3 思春期

軽度精神遅滞の場合には,学童期以上に学習や対人交流,社会的役割など,生活全般にわたる周囲の発達との乖離がめだち始める。子どもがおかれている環境や,周囲の働きかけ方,その受け止め方により異なるが,時として挫折体験が繰り返されることもある。また彼らの場合,通常の発達過程における心的負荷がより大きなものとして感じられることもある。その結果,人格の歪み,すなわち自己中心的思考,自信の欠如,逃避的傾向を招く場合があるという。

ただし,彼らが素直で従順でもあり,基本的には「周囲の人を喜ばせたい」という願望をもちながら成長過程を歩む傾向をもつ点は,見過ごしてはならない。彼らは,素直であるがゆえに周囲の影響を受けやすく,また「周囲の注意を引きたい」という願望が強まると,繰り返しヒステリー症状を呈したりすることがある。なお,時には非行や反社会的行動がみられることがある。通常の児童と同様,異性に対する興味も出現するが,欲望のコントロールの拙劣さから,性的逸脱行為が出現することもある。

これらの神経症様症状や行動上の問題に加え,この時期になると,さまざまな精神病症状の出現もめだってくる。まず気分(感情)障害として,うつ状態と躁状態があげられるが,その特徴は,両状態ともに持続期間が短いこと,特にうつ状態は学校や職場における不適応が引き金となりやすい。

次に幻覚妄想状態であるが,その特徴は,登場人物が家族,友人など身近な人,タレントなどの有名人でしめられ,内容も願望充足的なテーマをもつことが多い。なお,境界域知能(IQ:71〜85)の場合には,症状的にも統合失調症との鑑別がきわめて難しいことがあるが,原始反応的な要素(例えば,憑依や緊張病様症状など)が多い点は特徴といえるかもしれない。なお,いずれの精神病様体験もそれが引き金となって短絡的,衝動的な行動にはしることがあり,注意が必要である。

中等度より重い精神遅滞では，学童期の特徴があまり改善されぬまま持続しやすい。軽度精神遅滞同様，身体的二次性徴に伴い性的逸脱行為がみられるが，不適切な場所におけるマスターベーションなど，逸脱行動はさらに非社会的な様相を帯びる。ただしその場合も，中等度以上の精神遅滞でもトレーニングによりある程度コントロールが可能となる。

（広沢郁子）

MEMO

　知的な遅れは，ことばの遅れ，落ち着きのなさ，こだわり，集団行動のとれなさ，など他の項で説明する症状のほぼすべてを，そのなかに包含している。ここで問題となるのが，知的な遅れが軽度の場合であり，その際には上記のすべてがめだつわけではなく，いずれかが際立っていることも少なくない。

　近年，広汎性発達障害(PDD)，注意欠陥(如)/多動性障害(ADHD)，学習障害などの「発達の障害」が，親や教師などの間に広く普及し，それに伴って親が，ことばの遅れ，落ち着きのなさ，こだわり，集団行動のとれなさといった，特定の症状に注目して，子どもの生活史や問題点を報告してくることがめずらしくなくなってきた。このような，いわば修飾された情報が，症状把握に続く診断に影響を与えることがある。したがってわれわれには，幅広く情報を得る努力を行い，また子どもの行動観察や心理検査などをも含めた，総合的な判断を心掛ける必要があるといえよう。

2 ことばの遅れ

1 ことばの発達

　すでに生後12時間頃から新生児は，ヒトの声と機械音を区別している。生後2か月になると泣き声以外に「アー」，「クー」と響く柔らかな発声をするようになる。このような発声を「クーイング」という。しばらくして「バブバブ」といった喃語が出現する。喃語には独りでいる場面で生じる「独語的」なものと，他者を意識した「社会的」なものがあり，イントネーションなどからコミュニケーションの意図が感じられるようになってくる。喃語は7か月から8か月頃に最も多くみられる。この頃になると「指さし」行動が出現する。自発的な「指さし」行動の頻度は，のちの言語発達と正の相関があることもわかっている。

　1歳前後になると始語が出現し，1歳半になると「もっとちょうだい」などの2語文が発達してくる。2歳になると物に名前があるということがわかり，「これなあに？」などの質問を盛んにするようになる。2歳半になると多語文が可能になり，3歳になると「だからね」などの接続詞も使う。3歳から4歳にかけて語彙は急速に増え，4歳では1,500～2,000語程度になり，日常生活には支障のない語彙と文法形式を獲得する。5歳頃から文字に関心をもつようになり，自分の名前を書きたがったりする。

2 ことばの遅れ

　ことばの遅れを主訴に来院するのは，2歳以降の幼児が多い。主訴として多いのは，始語がほかの子どもたちより遅い，ことばの数が増えない，会話が成立しない，独り言が多いなどである。以前よりことばが減ったという相談もある。いずれの場合でも，現在その子どもがもつ言語能力やコミュニケーション能力について調べることが必要となってくる。1歳半の時点で有意味語がまったくない場合には，言語発達の遅れを疑ったほうがよい。聴覚障害の有無をまず明確にするため，聴力検査などの耳鼻科的精査を行う必要がある。児童精神科的に重要なのは，発達障害では精神遅滞と広汎性発達障害（PDD：pervasive developmental disorder；自閉症スペクトラム）である。

認知機能や言語理解能力を調べるために発達検査および知能検査による心理検査所見を得る必要がある。

1）難聴

発達障害との鑑別が必要なのは，軽度の難聴であろう。テレビの音量を大きくして聞くのを好んだり，聞き返し・聞き間違いが多いなどが難聴のサインであることがある。S音や拗音が聞き取りにくく，幼児語が長期にわたって継続することもある。精神遅滞と異なる点は，言語面以外での生活習慣や運動発達は正常である。難聴の場合，言語性コミュニケーションの乏しさをジェスチャーなど非言語性コミュニケーションで補おうとするが，PDDではコミュニケーションしようとする意識自体に乏しさがみられることが多い。

2）精神遅滞（知的障害）

精神遅滞では言語面のみでなく，衣服の着脱・排泄などの基本的生活習慣，幼稚園や保育園などの日課に慣れにくいなど発達全般にわたって遅れがみられるが，言語面での遅れが目につきやすいため，親はことばだけの遅れと思っていることも多い。津守式や新版K式などの発達検査，田中-ビネーテストなどの知能検査を行い，全般的な発達の程度を把握しておく必要がある。発達の遅れが全般にわたってみられることから，ことばのみならず基本的生活習慣の指導や物や色の識別，分類など認知面の発達を促していくことが大切である。

3）自閉症・広汎性発達障害（PDD：自閉症スペクトラム）

2歳から3歳の幼児期早期では「ことばの遅れ」を主訴とすることが多い。また，保育園や幼稚園への入園後では「多動」や「集団に入れない」などの主訴も多くなる。PDDの場合はコミュニケーションの問題以外に，社会性の問題，想像力の問題（柔軟性やこだわり）もみられ，丁寧に発達歴や現症を聴取し，注意深く行動観察することで診断は難しくない。

コミュニケーションの面で精神遅滞との鑑別には，ことばの遅れ以外に，言語発達の質的な偏りがあるかどうかを見極めることが重要である。ことばの遅れがみられなかったり，語彙が多くても電車の名称など偏った興味・関心の範囲に限局していたり，オウム返しや独り言（遅延性のエコラリア）が多いなど，ことばをコミュニケーションとして使用しないようなことが特徴的

である。また一見表面的には会話ができていても，内容が一方的であったり，好きな話題に限局していたり，年齢不相応の大人びた言い回しであったりすることもある。さらに甲高い声だったり，抑揚が不自然だったりすることも多い。身振りや表情などの非言語性コミュニケーションも乏しかったり不自然だったりする。「呼んでも振り向かない」などの特徴から難聴を疑われることも多いが，大きな音や特定の音に耳ふさぎをする，些細な音にも反応するなどの聴覚刺激に対して過敏な一面ももっており，反応に一貫性がないという特徴をもつ場合もある。また「折れ線型」の発達といい，一度獲得していた言語を含めた発達全般，もしくは一部が一時期減ってしまうこともある。

4) 表出性言語障害，受容―表出混合性言語障害

　表出性言語障害は，話しことばが年齢水準や知的水準より明らかに低い場合に診断される。非言語的な手がかり（ジェスチャーなど）や，ごっこ遊びに反映されるような「内」言語の発達は遅れない。受容性言語発達にも遅れがみられる場合には，受容―表出混合性言語障害と診断される。いずれもPDDの基準を満たす場合には，PDDの診断を優先する。この2つの診断名は要するに精神遅滞でもなく，PDDでもなく，難聴などの感覚器障害でもない子どもで，ことばの発達が遅れている場合を想定している。実際にこの診断が下される子どもは非常にまれである。

5) 音韻障害

　音韻障害は子どもの年齢や知的水準に比較して，発声の未熟さや遅れのみられる障害である。音が歪んだり，「ウサギ」を「ウタギ」というような置き換え（この場合はsとtに置き換え），「テレビ」を「テエビ」というような音の省略などの構音の障害がある。程度はさまざまで，よく聞かないと間違いに気づかないような軽度のものから，まったく理解できないような重度のものまで幅広い。聴覚障害や口腔内の奇形（口蓋裂，舌小帯短縮など）などの器質的な検査も必要である。

　以上，ことばの遅れを示す代表的な障害をあげた。ことばの遅れは親からみて最もわかりやすい発達障害のサインである。つまりPDDや精神遅滞が発見されるきっかけとして重要なサインである。しばしば「男の子はことばが遅いものだ」とか「個人差の範囲だから様子をみていればよい」などと保健

所などで助言されているが，1歳半で有意味語がなかったり，「指さし」がなければかなり重大なサインととらえてフォローアップすべきである。

　ことばの遅れがある場合には，ことばの発達水準について把握することはいうまでもないが，単に語彙数や文法構造の水準をみるだけでなく，独り言やオウム返しの有無など「ことばの使い方」についても評価すべきである。さらにことば以外の非言語性コミュニケーションの発達（定型発達であれば例えば「指さし」，「バイバイ」は1歳前後でできているはずである），遊びや社会性の発達水準，こだわりの有無などについても十分観察し，親から情報を聴取すべきである。異常な発達があることを「異常」と評価することも大切であるが，定型の発達がないことを「異常」ととらえることもまた重要である。安易に「言語発達遅滞」などの診断を下したり，単にことばかけを多くするなどの助言をする前に，PDDや精神遅滞の可能性についても十分に検討したうえで，療育上のアドバイスをすべきであろう。可能であれば言語聴覚士（ST：speech therapist）に検査を依頼したほうがよい。

〔宇野洋太〕

3 落ち着きなく集中力に欠ける

　子どもは大人に比べると落ち着きがなく集中力が乏しい。自分の能力以上の勉強をしているとき，心配事があるとき，非常に楽しみなことが間近にあるとき，刺激の多い環境などでは集中力が低下するのはごく日常的な正常の出来事である。臨床的に問題となるのは，同年代の子どもと比べても極端に集中力がなかったり，落ち着きがない子どもである。「落ち着きのなさ」は「多動」と表現される。「着席すべき状況で離席する」のみならず，「手足がそわそわ動いている」，「じっくりと遊ぶことができない」，「しゃべりすぎる」なども広く多動に含まれる。

1　集中力に欠ける

　注意・集中が困難である子どもの行動特徴は何か。飽きっぽく今やっていることが終わらないうちに，次のことをやり始める。テストなどで答えを記入する欄を間違うなど，不注意な過ちをおかす。反抗しているわけではないのに指示に従えない。例えば「AしてBしてCする」という3つの指示を一度に出すと，AをしているうちにCのことを忘れてしまう。また複数のことを同時にすることが困難であり，例えば話しを聞きながらノートをとることが苦手な場合もある。そのため学業や用事などを最後までやり遂げることができない。本来するべきことの実行中に別のことを思い浮かべてしまうために，今やるべきことを中断してしまう。なくし物・忘れ物が多い，宿題や伝達事項などを忘れてしまうなどもよくみられる。

2　おかれた状況による表現の違い

　このような「落ち着きのなさ」，「集中力の不足」はいつも同じようにみられるとは限らない。子どものおかれた状況によって，かなり現れ方が異なるのが普通である。大人がついていると勉強などもかなり集中してできるのに，独りだと集中が続かない，ある日はとても落ち着いていても，次の日はとてもそわそわしている。テレビゲームやマンガには驚くほどの集中力を示すが，授業中はまったく落ち着かないということもよくある。また，自分の意

思で始めた行動は集中力が続くが，大人に指示された活動は集中力が持続しないことが多い。

周囲の刺激にも影響を受けやすく，診察室や1対1の知能検査の場面では集中力に問題がないようにみえても，学校などの刺激が多い場面では同じテストでも集中力が持続しないこともある。診察室の行動だけでは判断できず，複数の場面からの情報を得る必要がある。外から受ける刺激で気を散らすのと同様に，自分のなかから湧き上がってくる考えのために集中が途切れる場合もある。このタイプの子どもは授業中立ち歩いたりもせず，めだつこともないが，やはり注意・集中に問題がある。

3 衝動性との関連

集中力に欠ける子どもには，衝動性も同時にみられることが多い。衝動性の強い子どもは，後先のことを考えずに刺激に直接反応して行動してしまいがちである。普段はとても穏やかに振舞える子どもでも，何かの拍子に急に突飛な行動をする場合がある。大抵は前段階に何か刺激になることがあるものである。衝動的な行動はめだちやすいので，主訴となることが多いが，集中力や多動性の有無も慎重に問診，観察すべきである。

4 乳幼児期

乳児期に落ち着きのなさが問題となることはあまりないが，発達障害の子どものなかには，「極端に泣く」とか「睡眠時間が短い」など睡眠パターンの異常がみられることもある。

幼児期になって落ち着きがないとか集中力に欠ける場合は，広汎性発達障害（PDD：pervasive developmental disorder）のことが多い。注意欠陥（如）/多動性障害（ADHD：attention-deficit/hyperactivity disorder）である場合もあるが，ADHDであるとはっきりわかるのは学童期になってからのことが多い。PDDの子どもたちの親からの回顧的情報では「這い這いの時期から多動であった」とか，「始歩の直後から歩き回り，ソファなどにどんどん登りたがっていた」など発達早期からの多動症状がみられることも少なくない。多動があるからと暗にADHDと診断するのではなく，同年齢の子どもとの関係やコミュニケーション，興味・関心，柔軟性やこだわりなど丁寧に聴取し，また行動観察して，PDDとしての問題はないのか判断する必要がある。

本格的に落ち着きのなさや集中力が問題になるのは，保育園や幼稚園などの同年齢集団に参加してからのことである。精神遅滞でも同様の症状がみられることがあるし，学童期に学習障害と診断された子どもの幼児期には多動が主症状であったということも多い．
　反応性愛着障害でも落ち着きのなさがみられる．これは虐待などの不適切な養育環境が原因となることが主で，対人的相互作用の障害である．おびえを伴った落ち着きのなさがみられ，非器質的な成長障害が合併することも多い．筋緊張低下，自発活動の乏しさなどが特徴的である．
　てんかんの場合も，てんかん発作に加えて落ち着きのなさがめだつことがある．小発作があると当然集中力は低下する．また抗けいれん薬により多動傾向が出現することもあり注意が必要である．その他，喘息治療薬，甲状腺疾患などの身体的要因でも多動を認め，これらの除外が必要である．

5　学童期

　学童期に落ち着きがなく集中力に欠けるような場合には，PDDのほかにADHDも疑うべきである．ADHDは「不注意」，「多動性」，「衝動性」の3要素で定義される発達障害である．学校で自分の名前が呼ばれるのを待つことができず質問に答えてしまう，遊びの順番を待つことができない，出し抜けに他児の会話に割り込むなどの特徴がある場合は，「多動性─衝動性優勢型」，なくし物・忘れ物やうっかりミスを繰り返す，整理整頓ができないなどの特徴がある場合は「不注意優勢型」と診断する．また両方が並存する場合は「混合型」と診断する．PDDでも多動性や不注意がみられることは幼児期同様であるが，精神遅滞を伴わない（高機能の）場合には，学童期になって初めて症状が周囲から認知されることもあるため，PDDとしての特性がないか注意が必要である．

1）チック

　運動チックも落ち着きのなさが主症状になることがある．チックが全身や顔面，頸部などに現れるために教師などから「落ち着きがない子ども」とみられることが多い．さらに音声チックが加わるとTourette（トゥレット）障害と診断されるが，急な発声が加わるために，一層落ち着きがないという印象を周囲に与える．

2）強迫性障害（OCD）

強迫性障害（OCD：obsessive-compulsive disorder）も小学校，中学年あたりから出現するが，特定の行動パターン（手洗いや確認など）や強迫観念のため，注意力が散漫であったり，じっとしていることが少ないなどの状態となりがちである。

6　思春期

一般にADHDの症状のうち多動性は思春期以降に軽快するが，不注意や衝動性は継続してみられることが多い。一部の子どもは反抗挑戦性障害，行為障害（素行障害）の状態像をとることもある。この時期になると，統合失調症や気分（感情）障害（躁うつ病）などが発症する場合もある。また，人間関係も複雑化してくるため，さまざまなトラブルを抱えている場合もある。いじめの問題などを言えないでいる場合もある。思春期頃から落ち着きのなさや注意・集中困難が出現してきた場合はこれらを疑い，学校や家庭の状況，幻覚妄想の有無や気分の変動などの精神症状を慎重に問診することが必要となる。

〔宇野洋太〕

4 こだわりが強い

「こだわり」は厳密には精神医学用語ではないが、患者・家族から主訴として「こだわりが強い」と表現されることが多い。本項では、そのことばが含む意味合いと、いわゆる「こだわり」が、症状として問題になる疾患について述べる。

「こだわる」の一般的な意味として、①こころが何かにとらわれる・気にする、②些細なところまで趣味嗜好を主張する、③固執する、など複数の意味合いがある。日常生活に支障をきたすほどになると病的と考えられ、それぞれの「こだわり」の意味合いによって、それに該当する精神医学用語も当然異なってくる。

例えば、「特定の道順やものにこだわる(常同行為、固執)」、「人には興味を示さないが、玩具や電車にはこだわる(興味・関心の限局)」、「ばい菌がついたかどうかこだわり、何度も手を洗う(強迫)」、「やせているのに体型にこだわる(摂食障害にみられるボディイメージのゆがみ)」、「身体的には問題がないはずなのに、病気ではないかとこだわる(心気妄想)」、「自分が醜いのではないかとこだわる(醜形恐怖)」などである。

「こだわり」はさまざまな疾患でみられ、内容やその「こだわり」に対する本人の態度も異なる。以下に正常発達でみられる「こだわり」と、年代別に「こだわり」が問題となる代表的な疾患について述べる。

1 正常発達児の「こだわり」

子どもの「こだわり」は、正常発達児の成長過程にもある程度みられる。「好きなぬいぐるみと一緒でなければ眠れない」、「寝る前や別れのあいさつを言わないと気がすまない」、「切手やカードを集める」、「横断歩道の白線だけを踏んで歩く」、「野球の試合の前に幸運のバットに触るジンクス」といった具合である。これらの「お決まりごと」や収集、「おまじない」は年齢によってその内容が変化する。馴染んだ習慣や趣味嗜好、遊びのパターンの範疇を超えて、本人もしくは周囲にとって、日常生活に支障をきたすほどになると、症状としてとらえられるようになる。

2 「こだわり」が問題となる疾患

1）幼児期から学童期

　幼児期から学童期の「こだわり」が問題となる代表的な疾患は，主に広汎性発達障害（PDD：pervasive developmental disorder）と，強迫性障害（OCD：obsessive-compulsive disorder）である。

① PDDは，発達の偏りもしくは遅れ，コミュニケーションの質的な障害，限局した行動・興味・活動の幅などによって特徴づけられる疾患であり，その特徴は通常，幼少時より認められる。PDDでみられる「こだわり」は，主に限局した行動・興味に由来する常同的・反復的な行動様式によって現れる。例えば，「予定や道順，物事の手順などが決まりきっている」，「室内のほかの子どもや遊びに興味を示さず，ミニカーを集めて決まったやり方で並べる遊びに没頭する」，「乗り物のタイヤの部分だけとか，時刻表，路線図など非常に狭い範囲に限定されて強い関心を示す」などである。また，「特定の服しか着ない」，「水遊びを好む」，「手をひらひらさせてじっと眺めてばかりいる」などの行動のなかには，PDD児に独特な感覚過敏に由来する行動も含まれる。もう少し年齢が上がって「こだわり」の対象が移ると，「カード集めやゲームに没頭する」，「パソコンや家電製品を分解する」，「好きな電車を見に遠くへ出かける」，「品物よりカタログに執着し，新しいカタログが出ると収集する」など興味の対象や行動が変化してくる。「こだわり」の方向性や程度が，社会の容認するものであれば問題とならないが，「女性の腕の感触にこだわり，おもむろに触ってしまう」となれば，たちまち問題となってくる。PDDでは，「こだわり」に対して自ら進んで没頭する，それを好んでするといった態度があるのに対して，後述するOCDでは，それをしないと不安，苦痛を伴ったり，不合理感を自覚したりするなど，両者の間では，「こだわり」に対する態度に違いが認められる。

② OCDとは，自分の意思に反して繰り返し執拗に浮かんでくる考え（強迫観念）や，そうしないと気がすまない繰り返しの行動（強迫行為）からなり，それが日常生活に支障をきたす程になると診断される。症状の例としては，「汚れが気になり，何度も手を洗う・着替える・何時間も入浴をする」，「鍵をちゃんとかけたか何度も確認する」，「恐ろしいことが起きなかったか，間違いをおかさなかったか不安になり，母親に何度も確認

しないと気がすまない」,「物の位置が気になり,何度も置きなおして気に入らないとかんしゃくを起こす」,「3や7など決まった数字に固執し,すべての行動をその回数繰り返さないと気がすまない」,「不用になった紙切れやチラシを捨てることができない」,「小石を見つけるとまたいで歩かないと気がすまず,遠回りをしたり引き換えしたりと時間がかかる」などである。10歳前後頃からこういった考えや行動が過剰であるとか,不合理であるといった自覚がみられてくるが,年少ではそういった不合理性の認識を伴わず,強迫行為のみがみられる場合もあり,PDDとの鑑別が難しいこともある。

2）思春期以降

　思春期以降の年齢で「こだわり」が問題となる疾患は,先にあげたPDDとOCDのほかにもさまざま存在する。その多くは成人でもみられる疾患であるため,ここでは思春期年代から発症しうるものとして,代表的な疾患をあげ,主訴として取り上げられるパターンを簡単に紹介するにとどめる。詳細は各論を参照されたい。

① 摂食障害でみられる「こだわり」の対象は主として,体重や食べ物,体型である。やせているにもかかわらず,「○○kg以下にしないと気がすまない」,「太もものぜい肉が許せない」と訴えたり,カロリーにこだわり,食事制限をする,食べすぎたと感じて嘔吐する,もしくは下剤を乱用するなどである。

② 身体醜形障害でみられる「こだわり」は,「外見に対しての過剰なとらわれ」と言い換えることもできる。例えば「唇の形が奇妙であると感じて,1日中そのことが気になり,学業も仕事も手につかず,美容整形を繰り返す」,「自分の顔が醜いと思い込み,外出も控える」といった,一部分への過剰な「とらわれ」,「こだわり」である。

③ 統合失調症の妄想やそれに基づく行動も「こだわり」と表現されるかもしれない。例えば,「特定の道しか通らず,特定のメーカーの牛乳しか買わない」といった「こだわり」のような行動の裏に,「ほかの道では人が待ち伏せをしていて,ほかのメーカーには毒が混入されている」といった妄想が隠されている場合である。

④ うつ病でみられる「こだわり」は,悲観的・抑うつ的な考えへの「過剰なとらわれ」ともいえる。「抑うつ気分に支配され,"自分はもう社会から疎外されている,ダメな人間だ"との考えにとらわれ,くよくよする」,「思考

能力が低下し，考えの幅が狭くなると，"自分は学校(仕事)を辞めるしかない"との考えにとらわれ，周りの人間の忠告に耳をかさず辞めてしまう」といった具合である。

これまでみてきたように，主訴として「こだわりが強い」と表現されるもののなかに，多くの意味合いが含まれるため，「こだわり」の内容やそれが生じた時期，「こだわり」に対する本人の態度，「こだわり」以外の症状，発達歴，年齢など，全体を総合して，診断を行う必要がある。

〔渡部洋実〕

5

集団行動がとれない

1 集団行動がとれないとは？

　集団行動がとれないという現象が現れてくるのは，当然ながら子どもが集団に属するようになってからである。つまり，3歳あたりで保育園や幼稚園などに通うようになってきて問題となってくる。しかし，集団行動がとれない子どもは3歳以前から，その徴候が認められる。一方，年齢が上がるにつれて集団の力動は複雑になり，集団にあわせるためにはより高い技能が必要となってくる。したがって，集団行動がとれないという現象を扱っていくためには，子どもの発達をみていく必要がある。

1）集団行動と子どもの発達

a　乳児期（0歳から1歳）

　乳児は，きわめて無力な存在である。食事，排泄，移動といった生きていくために必要なことがまだ自立して行えない。脳の成熟をみると身体全体にしめる脳の割合が大きく，神経細胞が髄鞘化の途中であり，高い代償性を有すると同時に非常に不安定な状態である。したがって，乳児に必要なことは，無条件で自分を守り育ててくれる母性的養育者（多くの場合は母親）である。3，4か月になると母親の笑いかけに笑顔で返すようになり，その笑顔に母親も引き込まれる。ここから母児の情緒的交流，愛着の形成，社会性の発達が始まる。8か月になると乳児は母親と別の人を目の前にすると，不安感が出現する。これは人見知りとしてよく知られた正常発達の過程である。次第にことばを理解するようになってくると，人見知りはなくなり他者に進んで近づき，指さしなどで自分の好きなものを示そうとする。このようにして乳児は自分と世界（集団）との関係を広げていく。母親との二者関係を中心とした，社会的微笑，人見知り，指さしなどが定型発達における重要所見である。これらの遅れや欠如に注意する必要がある。

b　幼児期前期（1歳から3歳）

　幼児期前期を一言で表現するならば，エリクソンが述べたように自律の段階である。1歳頃には片言が話せるようになり，1歳半で歩き始め，2歳で2

語文が使えるようになる。またトイレットトレーニングも進んでいく。
　脳の成熟をみると，3歳頃には脳重量は1,000gを超え（成人は1,300g程度），神経細胞の髄鞘化も約80％が完成する。この時期は認識力，理解力が急速に発達し，環境に対する新しい表現力を獲得していく。具体的には大人や友人の模倣をして遊び，また見立て遊びやごっこ遊びをするようになる。他者の模倣ができるようになること，役割をもった遊びができるようになることがこの時期の重要な発達課題であり，これらの遅れや欠如に注意する必要がある。

c　幼児期後期（3歳から6歳）

　3歳頃になると子どもは，自分自身の意思を自覚するようになり両親の命令に反抗するようになる（第1反抗期）。また，これまでの家庭中心の生活から，保育園や幼稚園といった同年代集団での生活が中心となる。ここで，玩具の貸し借りや友だちとの共同作業，さまざまなアクシデントを通じて仲間関係を形成するようになる。
　4歳から5歳になれば自分の気持ちを抑え，コントロールするこころが育ってくる。友だちと協調しての行動が可能となり，自分の気持ちを仲間と調和させることができるようになる。このような集団のなかでの子どもの様子を，両親はうかがい知ることができない。この時期の発達を知るうえで重要なことは，保育士からの情報を得ることである。

d　学童期（6歳から12歳）

　学童期は知能の発達の年代であり，情緒的には比較的安定しているといわれている。小学校1年生から3年生では幼稚園の頃と比べると集団としてのまとまりが進み，課題を全員で取り組めるようになる。4年生以降は前思春期に入り，友人との結びつきが深くなる一方，周囲からの批判や非難に敏感になる。また，学習面では抽象概念が中心となりより複雑な思考が必要となる。脳の成熟においても，シナプスの形成と刈り込みが10歳頃でほぼ完了する。したがって10歳という年齢が発達上の1つの臨界点となっている。

e　思春期（12歳から18歳）

　中学生年代になると両親に対して第2反抗期を迎える。一方，友人との結びつきはよりいっそう強くなり，仲間はずれにされることを極端におそれる。高校生年代では集団に対する自己所属感が高まる。また，集団を通じて

自己同一性が確立されていく。

2）集団行動がとれない原因

集団行動をとるためには，その集団が今何を行っているのかを把握して(情報収集)，それに応じて自分が今何をすべきなのか考え(情報整理)，それを行動に移す(実行)という作業が必要である。これらのプロセスに従って集団行動がとれない原因を以下に示す。

(1) 生来的に
・情報収集が全体的に苦手 → 精神遅滞
・情報収集の一部分が苦手 → 学習障害
・情報収集と整理が独特のパターン → 広汎性発達障害(PDD：pervasive developmental desorder)
・情報整理が苦手＋正しく実行できない → 注意欠陥(如)/多動性障害(ADHD：attention-deficit/hyperactivity disorder)

(2) 生育環境の影響で
・情報収集と整理が独特のパターン → 抑制性愛着障害
・情報整理が苦手＋正しく実行できない → 脱抑制性愛着障害

(3) 後天的に
・情報が変容 → 統合失調症，強迫性障害(OCD：obsessive-compulsive disorder)など

情報収集が苦手な場合，教師の指示や友人の言っている内容が十分に理解できない。すると，やるべきことがわからなくなってしまい結果として集団行動がとれなくなる。全体的な情報収集に問題があれば，精神遅滞，特定の領域だけであれば学習障害が考えられる。一方，PDDでは情報収集と整理に独特のパターンがある。ニキ・リンコ氏の説明を引用すると[1]，「見逃す情報が多い割には，見るところは深く見ている。拾った情報は貴重なので，律儀にそこで得た法則を守ろうとする」となる。その結果，マイペースあるいはこだわりが強いとみられ，集団からはみ出してしまう。精神遅滞やPDDで知的障害が中等度以上であれば，就学前からその特徴に気付かれることが多い。一方，軽度精神遅滞，境界知能，Asperger(アスペルガー)症候群や高機能自閉症など知的障害がないか，あっても軽度な群では，その特性が思春期近くにならないと判明しないことがある。

ADHDの場合は，情報収集をして何をすべきか理解できるが，多動，不注意，衝動性のためにするべきことがそのとおりに実行できない。そのため

教師からは，不真面目な生徒にみえ，友だち同士では些細なことでけんかをしてしまい集団からはずれてしまう。

　心理的要因で集団行動がとれなくなることもある。いちばん大きな問題は虐待である。本来安心感を与えてくれるはずの養育者から，子どもは被害を受けるため重大な情緒的混乱が生じる。この愛着形成の障害は，対人間関係の問題，衝動性や怒りのコントロール障害をきたす。対人関係の問題が前景化すると PDD 類似の臨床像となり（抑制性愛着障害），衝動性や怒りのコントロール障害が前景化すると ADHD 類似の臨床像を呈する。そのため，前述した発達障害と同様に集団行動がとれなくなる。また，学童期以降に反抗挑戦性障害・行為障害（素行障害）と診断を受ける一群の子どもが存在する。この一群は拒絶的，反抗的な態度，反社会的，攻撃的な行動を示し，集団行動が困難となる。

　都立梅ヶ丘病院の入院統計資料では，行為障害と診断された子どもの約 60％ に虐待の既往が認められていた。全入院患者の虐待既往歴の平均は約 20％ であり，これらの行動障害と虐待の関連が示唆される。

　最後に，思春期以降は統合失調症をはじめとした，精神病性障害の発生頻度が増加する。統合失調症や OCD では，ある時点から情報内容が変容しはじめ，妄想や強迫観念といった症状が形成される。変質した情報に基づいて行動するようになると，周囲からは奇妙なあるいは無意味なものにうつり集団不適となっていく。

（田中英三郎）

■ 参考文献

1）ニキ・リンコ：俺ルール！．花風社，2005

6 瞬きをし，肩をすくめる

1 チック

　幼児期以降に，何らかの精神的ストレスを感じているとき，状況とは無関係に瞬きをしたり，肩をすくめることがある。これらの無目的な動きはチックであることが多い。チックとは，突発的で急速であり，かつリズムなく繰り返されるパターン化した運動，あるいは発声をさす。チックは一定の時間は意図的に止めていることができるが，基本的には抵抗できない不随意(involuntary)なものである。

1)チックの種類，考え方

　チックには，運動チックと音声チックがあり，それぞれが単純チックと複雑チックに分けられる(表8)。複数のチックが出現するTourette(トゥレット)障害では，特異的な複雑音声チックとして，汚言症(コプロラリア：社会に受け入れられない，しばしば卑猥な単語を言ってしまうこと)，反響言語(エコラリア：ほかの人の言ったことばなどの繰り返し)，反復言語(パリラリア：患者自身の音声や単語の繰り返し)が認められることがある。成人ではチックが始まる前にその部位に違和感(urge)を訴えることが多く，チックは不随意な感覚に対して随意的な反応を示しているものだととらえ，チックは不随意というよりも非随意(unvoluntary)なものであるとする考え方もある。

2)心理的な影響で変動することも

　チックは心因性ではないが，心理的な影響で変動することが多い。緊張が増加していくときや強い緊張が解けたときに症状が増加し，精神的に安定しているとき，あるいは，一定の緊張感が持続しているときに症状が減少する傾向がある。学校ではチックがめだたないのに家庭ではチックが多いとの訴えはしばしばあるが，家庭に問題があるからではなくて，むしろ学校での緊張が解けたためチックが増加しているのである。また，多くの場合，周囲に比べて本人は気づいていないことが多いため，無理に意識させるとかえって症状を悪化させることになる。

表8 チックの分類

	単純チック	複雑チック
運動チック	典型的には1つの筋群の動きからなるもので、瞬きなどの目のチックが最も多い。	身体のいろいろな部分が一緒に動くチックで全身に及ぶものもある。複雑運動チックは触ったり、嗅いだりと時に目的をもった動きに見えることもあるが実際には不随意なものである。
音声チック	咳払いが最も多い。	状況にあわない単語や句の繰り返しが一般的である。

3）年齢とチック

　チックは6歳から7歳において最も多く認められ、思春期の後半になるとその頻度が減少してくる。チックは経過中に消退を繰り返したり、部位、種類、頻度が変動したりすることが多い。部位でいうと、頭側から尾側へ広がる傾向がある。種類でいうと、瞬き、肩すくめなどの単純運動チックが最も早く出現し、跳ねたりする複雑運動チックや、咳き込んだりのどを鳴らしたりする単純音声チックがそれに次ぐことが多い。Tourette障害では、8歳から12歳の間に症状が最も重篤になり、10歳過ぎになると汚言症などの特異的な複雑音声チックが出現してくることがある。音声チックや激しい運動チックが出現して、周囲に指摘されるようになると本人も悩み始めて、時には不登校になってしまう。

2　チック障害

1）大多数が一過性

　精神疾患の分類に使用されているDSM-Ⅳ-TRでは、18歳未満で発症したチックをもつ疾患を、チックの種類と持続期間から、チックの持続が1年未満の一過性チック障害、持続が1年以上の慢性運動性チック障害、慢性音声チック障害および、多彩な運動チックおよび音声チックが合併して1年以上続くTourette障害におおむね分類されている。

　子どもの10〜20％がチックを示すとされ、大多数が一過性チック障害であると思われる。当初はまれな障害であると考えられていたTourette障害

が，近年の調査では軽症例も含めると100人に1人くらいの頻度であることがわかってきている。チック障害は男性に多く，特にTourette障害でその傾向が強い。

2) 併存する疾患

チック障害では強迫性障害(OCD：obsessive-compulsive disorder)，注意欠陥(如)/多動性障害(ADHD：attention-dificit/hyperactivity disorder)，などの疾患が併存することが多く，治療の対象となることがある。当初はチックを主訴として受診しても経過のなかで，チックが消失してしまい，むしろこれらの併存症の治療が必要となることがある。また，チック障害には衝動性や攻撃性が伴いやすく，最近では，突如として「きれて」しまって止められずに鎮静化してから後悔するという怒り発作(rage attack)が注目されている。

チック障害にADHDを伴うと，チックそのものが重症になるわけではないが，衝動性や攻撃性がかなり増加し，社会適応は障害される。また，怒り発作もADHDが併存した場合にめだつようである。ADHDとOCDの両方が併存すると，自傷の頻度が高率になるとの報告もある。自閉症との併存頻度が高いことも知られており，手をひらひらさせる，ぴょんぴょん跳ねるなどの常同運動が，時に複雑運動チックと類似してみえ，自閉症で言語能力が低い場合に不随意なものかどうか問診することが難しく判別が困難になることがある。その場合，チックのほうが心理的な影響で症状が変動しやすいこと，常同運動は手や指，全身に認められることが多くチックは顔面を巻き込んでいることがほとんどであるという相違点から判別を勧める。

3 チックの治療

1) 家族ガイダンス，精神療法，環境調整

チックの治療の基本となるのは，家族ガイダンスや心理教育的・支持的な精神療法および環境調整である。一過性チック障害であれば，家族ガイダンスを行って家族の理解を促して不安を軽減しながら，症状の経過をみることから始める。慢性化している場合にも基本的には大差はないが，長期的な経過を念頭において，症状をもちながらも本人が発達し適応していくことができるように，本人および家族や教師などの周囲の理解と受容を促し，適切な対応のための情報を提供する。緊張や不安は，チックの一次的な原因ではな

いがそれを増強する要因なので，それが改善するような環境調整も大切である。また，本人や家族が孤立感をもたずに前向きに対応していくために，患者・家族グループが重要である。

2）薬物療法

重症度によっては，より積極的な治療が必要になることがある。重症度の評価にあたっては，①チック自体の重症度，②チックによる悪影響の重症度，③随伴症状の重症度の軸で考えるとわかりやすい。このような観点から重症と判断される場合には，薬物療法の適応が検討される。チック障害の薬物療法はチックの完治をめざすものではなく，あくまでも対症療法であり心理社会的な適応の改善をめざすものである。

チックを減少させることを目的とする場合には，抗ドパミン作用の強い神経遮断薬の使用が考えられる。チック障害に有効との報告がある神経遮断薬としては，ハロペリドール，ピモジド，リスペリドンなどがある。$α_2$ノルアドレナリンレセプター作動薬であるクロニジンは，神経遮断薬よりも有効性が低く，効果の発現までに6～8週間かかることがあるとの報告もあるが，神経遮断薬よりも副作用が軽度であること，併存するADHDに対しても効果があることから，米英ではかなり使用されている。

チック障害の治療では，チックのみでなくさまざまな併存症への配慮が大切であり，時には併存する症状，障害の治療が優先することもある。衝動性，攻撃性が問題となる場合には，感情安定薬が投与されることがある。また，併存するADHDの症状が強い場合には中枢刺激薬，併存するOCDが強い場合には選択的セロトニン再取り込み阻害薬（SSRI：selective-serotonin reuptake inhibitor）の使用を検討する必要が生じる。

〔桑原　斉〕

7 カッとして暴力を振るいやすい

1 怒りと攻撃性の心理

「カッとする」、すなわち怒りの感情は感じた本人にとっても周囲の人間にとってもきわめて不快なものではあるが、それ自体が異常な心理というわけでは決してなく、誰もが経験しうるものである。例えば、自分の思いどおりにいかないような困難な状況や、自分に対して敵対的な状況においては怒りの感情が湧き起こりやすい。ただし、そうした怒りの感情を「感じる」ことと「表出する」こととはまた別の問題であり、特に怒りの感情を攻撃性や実際の攻撃的行動として表出することは、戦争や格闘技といった特定の状況を除けば社会的に有害であり、避けなければならないこととみなされる。

本項の表題である「カッとして暴力を振るいやすい」という状態を考えた場合、「カッとしやすい」、すなわち怒りの感情を感じやすい場合と「暴力を振るいやすい」、すなわち怒りを攻撃的な行動として表出しやすい場合の2通りの状態に分けて考えることができるだろう。前者の場合、その要因として、現実的な対処力が弱いために困難な状況が生じやすい場合と、実際に周囲の環境が過度に敵対的あるいは困難である場合が考えられる。一方、後者の場合、衝動性が高い、あるいは自分を抑える力が弱い場合と、社会的なルールや倫理観が十分に身についていない場合、さらに本来は備わっていた、そうした能力が何らかの理由（例えば、精神的な余裕のなさや不安など）で弱まっている場合が考えられる。このように考えると「カッとして暴力を振るいやすい」という子どもをみた際の対応は一律ではありえず、どういう要因でそうした状態となっているかを明らかにしなければ有効な対応ができないのである。

2 正常範囲での子どもの怒りと攻撃性

子どもは正常な発達のなかでも成人と比較すればはるかに「カッとして暴力を振るいやすい」といえる。特に年少になればなるほどそうした傾向は強く認められる。例えば、乳幼児期には少々の不快感で容易にかんしゃくを起こし、学童期になってさえも友人同士や兄弟姉妹とのけんかはそう珍しいこ

とではない。その要因を考えると、「カッとしやすい」ことに関しては現実的な対処力の弱さの問題が大きいと思われる。成人の場合、おかれた状況を適切に判断し、それにあわせて工夫する、あきらめる、紛らわせる、回避するなどさまざまな対処が可能であるが、それらは経験によって身につく部分が大きく、経験の乏しい子どもにおいてそうした能力は必然的に低くなるのである。また、「暴力を振るいやすい」ことに関しては、何といっても自分を抑える力の弱さの問題が大きいと思われる。ただし、通常自分を抑える力に関しては、家庭内と家庭外では大きく差がある。例えば、子どもにおいては友人よりも兄弟姉妹とけんかをしやすく、また教師よりも親に対してのほうが無理を言ったりかんしゃくを起こしたりしやすい。これは家庭内では甘えが出る分だけ年齢相応よりも適応力が下がり、その分社会的なルールや倫理観が働きにくくなるためと考えられる。

　今まで述べてきた状態とは別に、子どもの場合「反抗期」と呼ばれる時期にもふれておく必要があるだろう。この時期は必ずしも怒りや攻撃性が強まるわけではないが、自己主張が多くなり、そのためにかんしゃくや親への反発が強く認められることがある。「反抗期」には、2歳前後をピークとする第一次反抗期と、思春期前期をピークとする第二次反抗期の2期があるが、これらの時期の「反抗」は、自我の目覚めとその確立のために親の影響下からの脱却をはかる行動として説明されており、その時期を過ぎれば収まっていくのが普通である。

3　問題となる子どもの怒りと攻撃性

　子どもの場合、正常な範囲内でも怒りや攻撃性がめだつ場合があることについて述べてきたが、なかにはやはりほかの子どもと比較して明らかにそうした傾向が強い子どもは存在する。以下に「カッとして暴力を振るいやすい」という状態を呈しやすい子どもを精神障害という視点からみていく。

1）精神遅滞

　精神遅滞は実年齢と発達年齢とに差が生じている状態であり、先に述べた子どもにおける怒りや攻撃性の現れやすさが発達年齢にあわせた形で出現するため、幼少期より同年齢の子どもと比較すると怒りや攻撃性が出現しやすい。特に発達年齢にあわない適応(多いのは実年齢なりの適応)を要求された場合に、怒りや攻撃性が強く出現しやすい。精神遅滞はIQ(知能指数)70未

満と定義されているが，IQ で 85〜70 の境界知能においても同様の問題が起こりやすい。

2）多動性障害

多動性障害は多動性，衝動性，不注意性で特徴づけられる発達障害である。その主症状のなかに衝動性が含まれることからわかるように，幼少期より衝動性から攻撃的行動が抑えにくい場合が多い。また学童期以降で失敗体験や叱責された経験が累積していくと，自己評価の低下や自己否定的感情の高まりが認められるようになり，後述する行為障害に移行，激しい攻撃的行動を呈する場合もある。

3）広汎性発達障害（PDD）

広汎性発達障害（PDD：pervasive developmental disorder）は，対人関係の苦手さ，コミュニケーション能力の弱さ，こだわりやすさで特徴づけられる発達障害である。特徴の1つであるこだわりやすさは頑固さ，融通の利かなさとして性格に反映されることが多く，それが現実的な対処力を弱める一因となり，結果としてカッとなりやすい（かんしゃくを起こしやすい）状況が多くなる。また PDD のなかでも対人関係の苦手さやこだわりやすさが非常に強い場合，社会的なルールや倫理観がなかなか身につかないことがあり，そのために攻撃的行動を無思慮に行ってしまう場合が時に起こる。

4）行為障害（素行障害）

攻撃的行動，反社会的行動，逸脱行動によって特徴づけられる症候群であり，そのなかには多様な病態が含まれている。ただし行為障害（素行障害）においては劣悪な生活環境（虐待を含む）や自己評価の低さが多くの場合で認められ，環境的に困難であること，低い自己評価から自暴自棄となり社会的なルールに従いにくくなることが，攻撃性に大きく関係していると想定される。また，反社会的行動をとりやすい仲間からの影響により，攻撃性が相乗的に強化されていくことも多い。

5）家庭限局性行為障害（家庭内暴力）

攻撃性や攻撃的行動の対象が家族（特に母親）に限られるのが特徴であり，思春期に多く認められる。本人自身の社会的能力の低さを前提に環境的な負の要因，挫折体験を経て引きこもりがちとなり，そのなかで幼児返り（退行）

が進み，強い甘えのなかで社会においてうまくいかないことによる葛藤を攻撃的行動として家族に向けるというパターンが典型的である．甘えが基底にあるため，攻撃性の一方で母親へのべたつき，すがりつきなどが並存して認められることが多い．対人関係の苦手な PDD では対人関係が拡大し，複雑化していく中学入学以降においてみられやすい．

6）その他

統合失調症や双極性障害の躁状態においては，激しい興奮に伴う攻撃的行動が出現することがある．また，子どもでは不安や抑うつをイライラや落ち着かなさとして表出することも多く，その際に攻撃的行動が認められることがある．成長の過程でめだたなかった怒りや攻撃性がある時点から強まった場合には，こうした精神障害を積極的に考慮する必要がある．

4 環境の重要性

以上「カッとして暴力を振るいやすい」という状態を，正常な場合，病的な場合に分けて述べてきたが，もう1つ環境による影響について述べておく必要があるだろう．これは子どもに限ったことではないが，社会的に受け入れられていないという状況においては，そのストレスとそうした状況に対する怒りから攻撃的になりやすい．例えば，学校で攻撃性がめだつと思われていた子どもが，実はクラスメートから疎外されていたり，直接的にいじめを受けていたりということもある．また，発達障害を有している子どもの場合，特に環境の悪化の影響を強く受けて，攻撃性が出現したり，強まったりすることがしばしばみられる．子どもの怒りや攻撃性を評価する際には，本人の要因だけでなく，環境に伴う外的な要因をみのがさないよう十分気をつける必要がある．

（成重竜一郎）

8
登校をしぶる，学校に行かない

1　登校しぶりについて

　1955(昭和30)年以前は，家庭的理由や経済的理由により登校しない子どもが多くみられたが，その後は心理的あるいは精神的理由により不登校に陥る子どもが圧倒的に多くなっている。心理的葛藤はなく，積極的に登校しない子どもは怠学と呼び，一般的な不登校とは分けている。登校する意思をもちながら不登校に悩む子どもは，「登校拒否」あるいは「学校恐怖」と呼ばれ定義は多少違う。小学生や中学生で子どもの精神科を受診する子どもにいちばん多い主訴は不登校であったが，背景に精神障害がある場合はそちらの治療が優先される。文部省の統計によると不登校に至る児童数は1976(昭和51)年度0.03％，1986(昭和61)年度0.04％，1996(平成8)年度0.20％，2005(平成17)年度0.34％(年間に30日以上欠席)であり，近年は著しい増加を示している。不登校のきっかけとしては，「母親と別れるのがつらい」，「友だちとの関係などがうまくいかない」，「自分が何のために学校に行くのかわからない」などがあげられる。

2　年齢による心理規制について

1) 小学校低学年

　「学校に行っている間に，お母さんがいなくなったらどうしよう」，「お父さんとお母さんが別れたらどうしよう」，「寝てしまったら目が醒めないのではないか」などと心配しているうちに登校をしぶる場合が中心である。幼稚園や保育園に通う際に，なかなか母親と離れられないのと同様な心理状態(母子分離不安障害)や，実際には起こりえないことを心配しすぎて不登校に至る場合(過剰不安障害)などに分けられる。元来神経質で完全主義的な子どもに生じることが多く，不安の原因を取り除いたり，安心感を与えるようにすると比較的短期間に解決されることが少なくない。不安要因が除けなかったり，知的水準に問題がある場合は，解決が難しく不登校が長引くこともある。

2）小学校高学年

「人前で失敗して笑われるのではないか」,「自分が責任を果たせないで皆に迷惑をかけるのではないか」,「もし良い結果が得られなかったらどうしよう」などと考えているうちに次第に逃避的になることがある。1日延ばしに登校をしぶっているうちに，まったく登校できなくなる場合もある。顔見知りの集団のなかでの他人の視線をおそれ，この状況を回避しようとする場合（社会恐怖）や，気がかりなことが持続し，緊張が高まり，さまざまな身体的症状を示す場合（全般性不安障害，身体表現性障害）などがこれに当てはまる。

3）中学校後半以降

何らかの挫折感がきっかけになって不登校が始まり，むやみに登校を推し進めると，時には家族に対して暴力を振るうこともある。家族が働きかけをやめると，次第に自宅に閉じこもり，昼夜が逆転した生活を送ることもある。初期の段階では，何らかの精神障害〔統合失調症や気分（感情）障害など〕の始まりを思わせることもあるが，その後の経過は良好な子どもも少なくはない。

成人になるための青年期の重要な課題は，「自分が自分として存在している実感」や，「自分は同年齢の人々と共通しているという一体感」（自我同一性）を獲得することであるが，この自我同一性の獲得に失敗すると，ありのままの自分を受け入れられなかったり，どんな選択や決定も回避したり保留することとなる（自我同一性障害）。最近の社会状況から，経済的に保障されていれば，決定をいつまでも先延ばしする（モラトリアム：猶予期間）ことも可能であり，時には20歳代後半まで定職につかず，気の向くままに過ごして暮らす場合もある。このような心理的状況のなかで不登校となるのは中学校後半以降が中心であるが，近年は小学校高学年でも似たような心理状態と考えられる場合もある。

3 背景，原因，きっかけは

学校嫌いの統計では，1972（昭和47）年に最小を記録してから増加し続けている。1974（昭和49）年に心理的・精神的理由がその第1位になっており，70％を超えるまでになっている。これらを説明する背景として，戦後の社

会現象と結びついた事柄がよく取り上げられる。例えば，家族構造の変化としての家父長制の崩壊や核家族化，経済成長に関する父親の不在，少子化と母親の過干渉，高学歴志向と進学率の増加，価値観の変化などがあげられている。

つまり，本人，家族，学校の問題などの総和が原因と考えられている。原因がはっきりしないこともあるが，少なくともこれらの2つ以上に問題があることが多いようである。本人の性格や考え方が影響している場合は，それにあった周囲の対応や，経験の積み重ねによる本人の変化が大切である。幼小児期の養育など，過去の家族の対応にばかり原因を追究しても解決には至らない。保護者が養育に自信を失ったり，自責感を強めないように心掛け，今後の展望が開かれるような保護者の立場を考慮した対応を考えるべきである。学校の対応に問題がある場合は，本人のプライドを傷つけないように，保護者と学校が連絡をとるべきである。担任の教師だけでなく，学校長や教頭などにも状況を把握してもらうことが重要であろう。

不登校が始まるきっかけには，信頼していた大人（家族や先生など）からの見捨てられ感，友人関係の破綻から生じる「からかい」や「いじめ」に遭遇するなどの精神的・心理的要因，喘息，アトピー，微熱の持続，手術の回復が遅れるなどの身体的要因などがあげられる。きっかけになった事柄を速やかに取り除くことが大切であるが，きっかけがわからなかったり，取り除くのが困難な場合もある。また，きっかけは取り除けても，症状が持続して解決に至らず，本人・家族との面接に時間をかけることが必要となることもある。

4 心掛ける対応とは

1）初期の段階

登校がうまくできないことで悩んでいたり，自分の現状をいぶかしがっている子どもが大部分である。むやみに登校を推し進めてもかえって不安や焦燥を強めてしまうことになる。身体症状を訴え小児科医，内科医が診る場合には「軽い病気だがすぐによくなる」と患者に軽く受けとめてもらうことがよい。身体診察や血液検査で，「どこも何ともありません」とされることは，本人にとってありがたいことではない。重い病気であることは望まないが，「自分は怠け者かもしれない」という自責感を募らせることにもなり，かえって症状を悪化させることもある。

2）次の段階

　前述したように，不登校は本人の考え方，家庭での対応，学校など周囲の環境の総和として生じるものと考えられており，その解決には原因についての多面的な検討と効果的な具体策の作成が必要となる。不登校に至り長期化する場合，無理に教室への登校を求めれば，一層不登校を強めるので，保健室，職員室，校長室などへの登校も考慮する必要がある。担任だけでなく，養護教諭，スクールカウンセラーなどが対応することも意味がある。学校へ顔を出すのが難しいときは，適応指導教室，教育相談所，フリースクールを含む教育機関や，児童相談所など福祉機関へ通うこともよい。

　自宅からまったく出られなくなったり，自分の身辺にかまわなくなったり，イライラして家族に激しい乱暴を繰り返す場合は，児童青年精神科など専門医療機関に相談が必要である。この際には本人に無理に受診を勧めず，家族だけでも相談する必要がある。また乱暴が激しく，家庭での対応が困難な場合は，入院を含めて積極的な治療を考慮することもある。この際には，入院に至る経過に本人の意思をどれだけ反映できるかが，その後の治療に大きな意味をもつ。本人，家族とも互いにいったん距離をおき，冷静になることで，新たな治療展開が可能になる。

　いずれにせよ，不登校の原因や背景は1人ずつ異なっており，画一的な対応を求めることは困難である。第一に心掛けることは，「どうしたら現状を改善できるか」ではなく，「どんな気持ちでいるのか」考えて一緒に悩むことである。子どものプライドを尊重した言動や対応を考える必要がある。

　不登校が長期間にわたり「引きこもり」に至る場合も多い。

　知的障害を伴わない発達障害〔広汎性発達障害(PDD：pervasive developmental disorder)，注意欠陥（如）/多動性障害(ADHD：attention-deficit/hyperactivity disorder)など〕では，思春期になり，自分なりに努力しても社会不適応をきたし，不登校になることが知られている。

〔市川宏伸〕

9

引きこもり・ニート

1　引きこもり・ニートとは？

1）引きこもり（social withdrawal）

　限定された生活空間のなかに閉じこもり社会活動に参加しないことをいう。具体的には，児童思春期であれば自室に閉じこもり，学校に行かないような状態である。その定義はさまざまであるが，参考として厚生労働省科学研究におけるものを示す。「引きこもり」とはさまざまな要因の結果として社会的参加（義務教育を含む就学，非常勤職を含む就労，家庭外での交遊など）を回避し，原則的には6か月以上にわたっておおむね家庭にとどまり続けている状態（他者と交わらない形での外出をしていてもよい）をさす現象概念である[1]。

2）ニート（NEET ; not currently engaged in employment, education or training）

　英国政府が労働政策上の人口分類として定義したことばである。直訳すると「教育を受けておらず，労働をしておらず，職業訓練もしていない」となる。しかし，わが国では主に10代後半から30代前半の無業者問題をさすことが多い。具体的には，思春期であれば中学生年代頃から不登校となり，卒業後も進学，就労などの進路が何も決まらないまま10代後半を自宅で過ごしているようなケースがあげられる。

　引きこもりやニートとは，上述してきたようにある状態をさしているだけであり，単一の疾患や障害の概念ではない。何らかの理由で環境に適応できなくなったときに，このような状態に陥ることは誰にでもありえる。したがって，引きこもり・ニートの実態も多種多様で，その行動特徴や性格特性を一種類にくくることはできない。しかし，引きこもり・ニートを精神医学的に理解していくうえでは図12に示す3つの視点が重要となる。

　a　精神疾患を背景にもち，薬物療法が有効であるケース

　引きこもり・ニートの原因として精神疾患が関与しているケースが存在す

```
         a
      ＜精神疾患＞
       統合失調症
       強迫性障害

   b                c
＜発達障害＞     ＜心理社会的問題＞
広汎性発達障害    挫折・いじめ
 精神遅滞       家族機能不全
                  虐待
```

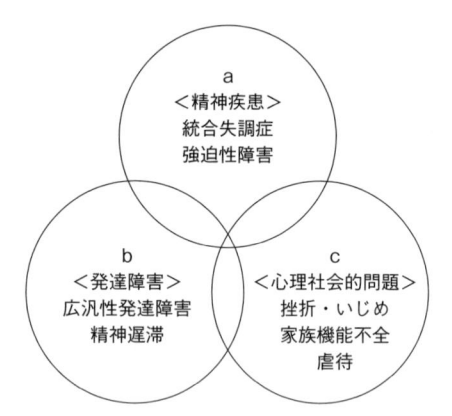

図 12　引きこもり・ニートの精神医学的背景

る。代表的な疾患としては統合失調症，強迫性障害（OCD：obsessive-compulsive disorder），うつ病，社会不安障害，パニック障害などがあげられる。

　統合失調症では前駆期症状として不登校を呈することがある。その後，例えば「何者かに狙われている」という被害妄想や，「監視されている」という注察妄想などの陽性症状が顕在化してくると，それらに基づき自宅に引きこもるようになる。また，破瓜型統合失調症と呼ばれるタイプでは，意欲がわかない，生き生きとした感情がわいてこないなどの陰性症状が前景化してくる。無気力で何もせずいつもごろごろしている状態が続くため，傍からみているとニートと受け取られる。

　OCD では，例えば「身体が汚れているのではないか」という強迫観念にとらわれ，それを打ち消すために 1 日に何時間も入浴するという強迫行為を行う。その結果，生活のほとんどが強迫行為に費やされてしまい自宅から外出できなくなる。

　児童思春期のうつ病は，成人例と比べて抑うつ気分を訴えることが少ない。他方，睡眠障害，食欲低下，倦怠感などの体調不良と興味，気力，知的活動能力の減退などのエネルギー欠乏症状が出現する。その結果，行動面では「人に会いたくない」，「家に引きこもってしまう」，「1 日中寝てばかりいる」といった変化がみられる。

　社会不安障害では対人恐怖症状のため，パニック障害では不安発作と広場恐怖のために外に出て行くことができなくなる。

　すべての事例でこのような精神疾患の診断がつくわけではない。しかしな

がら，これらの疾患は抗精神病薬，抗うつ薬などの薬物療法がある程度有効である．したがって，適切な医療機関で診断と治療を行うことが重要となる．

b 発達障害を背景に有するケース

引きこもりの原因として何らかの発達障害が関与するケースが存在する．代表的なものとしては，広汎性発達障害（PDD：pervasive developmental disorder），精神遅滞などがあげられる．PDDのなかでも中核的な自閉症や，中等度以上の精神遅滞は，幼少期より問題に気付かれることが少なくはない．しかし，Asperger（アスペルガー）症候群や特定不能の広汎性発達障害（PDDNOS：pervasive developmental disorder not otherwise specified）と呼ばれる一群，軽度精神遅滞や境界知能のケースでは発達の遅れが周囲に気付かれにくい．発達特性に応じた支援を受けないまま思春期に達すると，失敗挫折体験が重ってしまう．その結果，自己不全感が高まり自尊心は低下し，投げやり，無気力，現実回避的な行動をとり引きこもってしまう．したがって，これらのケースでは発達歴のアセスメントと，発達特性に応じた個別の支援が必須となってくる．アセスメントと支援のためには医療，教育，家庭と地域資源の相互の連絡協力が必要である．

c 心理社会的問題を背景に有するケース

その他，心理社会的な問題としては挫折，いじめ，家族機能不全，虐待などがあげられる．これらのストレス要因によってさまざまな身体症状，不安，抑うつ，解離などの神経症症状を呈することがある．このようなケースでは薬物療法の効果は限定的である．学校・家族などへの環境調整的アプローチが必要となる．

2 対応方法について

これまでに述べてきた3つの視点から引きこもり・ニートの背景にある原因を推定していくことは，対応方法を検討していくうえで重要である．しかし，図12に示すとおり3つの要因は互いに重複し1つの原因として確定できないことが多い．「子育てが悪かった」，「学校の環境が悪い」，「病気や障害が原因だ」と犯人探しにばかりとらわれても解決の糸口は見つからない．

引きこもり・ニート状態に陥ると，本人は友人や学校など社会とのつなが

りが薄れますます孤立する。家族が何とかしようと叱咤激励すれば，ますます反発する。逆に腫れ物に触るような態度をとれば，本人の不安をよりかきたてる。結果として家族全体のコミュニケーションがこじれていく。このような悪循環を断ち切るための家族の基本的な心構えは，まず本人の苦しみを理解するよう努めることである。「このままの状態でかまわない」と本気で思っている子どもはいない。

次に専門家の援助を必要とする状態であることを認識する。そして，家族を中心とした医療・教育・福祉の緩やかなネットワークをつくり上げる。

最後に緊急の問題となる家庭内暴力に関しては，毅然とした態度で「暴力を許さない」ことを本人へ伝える。場合によっては家族以外の第三者（警察官など）に助けを求め，家族が緊急避難することも必要である。暴力への対応行動は迅速に行う必要がある。できれば，「家族に肉体的な暴力を振るうようだと，次は警察を呼ぶしかない」，「暴力がやまらなければ，一緒には暮らせない」など事前に本人に予告しておくことが望ましい。行動を起こしたあとは，「暴力は許せないが，あなたを嫌いになったり見捨てたりしているわけではない」ということも伝える必要がある。

〔田中英三郎〕

■ 参考文献

1）厚生労働科学研究（こころの健康科学研究事業）「思春期のひきこもりをもたらす精神疾患の実態把握と精神医学的治療・援助システムの構築に関する研究」（主任研究者：斉藤万比古）平成19年度研究報告書，2008

10
身体症状・身体愁訴がある

1　身体症状があったらまずどうするか

　頭痛，腹痛，下痢，めまい，立ちくらみなどの身体症状があれば，まずは小児科，小児神経科，神経内科，脳神経科などを受診することが通常であろう。それぞれの科で病歴を聴取し，考えうる身体疾患を想定し，診察，生理学的・生化学的検査を行う。万が一最初から心因性が強く疑われても，身体面の診察や検査を省いてはいけない。内分泌系疾患や神経疾患，自己免疫疾患などのなかには，不定愁訴を訴えるものがあり，見逃しは治療の遅れに直結するからである。これらの診察で何らかの異常が見つからないのに症状が持続する場合に，精神的・心理的問題が考慮される。
　ただし実際には，身体的問題を認めるとともに，精神的・心理的問題の存在も推測されることが珍しくない。

2　小児科などで身体的要因が見つからないとき

　精神的・心理的問題が身体症状として現れていると考えられる。小児の場合，心身が未分化で，言語化能力も成人に比べて乏しいことが多いため，精神面の不調が身体症状という形で表現されることが多い。一口に身体症状として現れるといっても，その意味はいくつかに分類できる。

1）不安や緊張・恐怖などの代理の表現

　代表的なものは，身体表現性障害である。いわゆる心身症といわれ，何らかの精神的ストレスに曝された小児が，そのストレスを回避できず葛藤状態に陥ったとき，葛藤から逃れようとする気持ちが無意識のうちに働き，身体症状という形で発散される，と考えるとよい。原因となるストレスをなくしたり，減らしたりすれば，身体症状もおのずと軽減すると思われるが，なくせないストレスもあろう。その場合は，本人のストレス耐性を高める，といったアプローチが重要となる。

2）かかわり要求

　周囲の関心を引きたいのだが，どのように甘えたらいいのかわからない，かつて身体の不調を訴えたときに周囲が自分に注目してくれた，という経験があると，再び同様の状況をつくり出そうと身体症状を訴えるようになる。

　この場合，意識的に行われると「詐病」と呼ばれ，無意識的に行われると「転換性障害」と呼ばれたりする。前者の場合，知的な能力が低かったり，精神発達が非常に未熟な子どもに多くみられる。後者の場合，幼少時から「手がかからないいい子」，「がまん強い子」であることが多い。実は甘え下手で，素直な表現が苦手であるため，周囲が本人の不調に気づきにくい。いずれの場合も，根底に強い孤立感を感じていることが多く，周囲は落ち着いた雰囲気のなかでじっくり話を聞くなどのかかわり方が有効である。ただし，訴えが頻回で執拗なときには，過度に保護的に扱わない，といったかかわり方も必要である。

3）不安定な神経活動

　さまざまな精神疾患が含まれる。それぞれの疾患の特徴や治療については各論に譲るが，神経活動が不安定な場合，特に自律神経系に影響が出ることが多い。てんかんの一部や，睡眠障害，気分(感情)障害，統合失調症などで身体症状が出現することがある。特に，気分(感情)障害や統合失調症の発病の初期の段階では，気分の落ち込みや，幻覚といった典型的な症状がなく，身体症状だけが自覚されることがよく認められ，「なんとなく調子が悪い」から「学校へ行けない」という不登校になりやすい。

　この場合，周囲は「怠けているのではないか」という評価になりやすく，本人も「学校へ行きたいのに行けない」と自分の意志の弱さに悩むことが多い。結果として精神科の受診が遅れてしまうことがある。実際に身体疾患を心配して医療機関を受診しても，小児科などで「神経症」，「自律神経失調」などの診断になることがある。

　ある程度の期間，それらの診断で治療を受けても一向に改善しない，もしくは悪くなるようであれば，精神疾患を疑い精神科を受診することを検討したほうがよいであろう。

〔鈴木麻佳〕

11 食事をせず，極端にやせる

　子どもの食事量は年齢によって異なり，個人差も大きい。もともと食の細い子どももいる。また，幼児期には，甘いものが好きだが野菜が嫌いなどの好き嫌いもよくみられるが，成長とともに多くの食べ物を食べられるようになるなど成長の過程として一過性の偏食がみられる。

　しかし，食事をしない，極端にやせる場合は，医学的な治療を必要とする。どの程度食べない，または，やせると医学的な治療が必要かどうかは，食事をしない期間がどれくらい続いているか，また，客観的な指標として，年齢や現在の身長に見合うだけの体重があるかを評価する。さらに，子どもは成長期にあるため，体重が減少するだけでなく年齢に応じた体重の増加がない場合も注意が必要である。年齢に見合う体重の増加率があるか，体重が増加しないことで身長の伸びへの影響はないか，についても評価する。

　食事をしない期間が長く続き，低体重が遷延する場合，体重の増加が極端に悪く身長も伸びなくなっている場合には，特に要注意である。食事量が極端に減り，体重が減少することで，身長の伸びなどの身体の発育や認知の発達などの発達面といった多方面に影響を及ぼすことがある。一方，もともと食の細い子どももおり，身長，体重は正常下限であるが，伸び率が正常である場合はそれほど心配はいらない。

　「十分な食事をしない，体重が増えない」の背景に，循環器や消化器など器質的な疾患によることもあるので，まずは器質的な疾患を除外することは重要である。しかし，器質的な疾患が見つからない場合も多い。ここでは，器質的疾患が見つからない場合について年齢別に述べる。

1 乳幼児期

1）早期乳児—哺乳の時期

　この時期の栄養は養育者から母乳またはミルクに頼っており，「母乳またはミルクを飲まない」という主訴で小児科を訪れる場合，または，乳児検診で体重増加不良を指摘されることがある。器質的な疾患を除外されると，小児科医や保健師により哺乳指導が行われ，多くの場合体重は回復するが，長引く場合もあり，心理社会的因子が関与していることがある。

2）後期乳児―幼児

　生後半年で離乳食が始まり，やがて成人に近い形態の食事が開始される。

　年齢に応じて期待されたように体重が増えない状態は，発育不全（FTT；failure to thrive）といわれる。特に器質的な異常が見つからない場合は，非器質性発育不全（NFTT；non-organic failure to thrive）といわれる。詳細に調べてみると，十分な食べ物を摂取していないことが多い。小食の子どもや，食べ物に関心がなく食べようとしないようにみえる子ども，咀嚼や飲み込みが上手でない子ども，なかには発達の遅れがみられる子どもがいる。背景に広汎性発達障害（PDD；pervasive developmental disorder）や精神遅滞と診断される子どももいる。また，幼い子どもは養育者からの食事に頼っており，子どもと親との相互関係も子どもの食事への影響を与える。ネグレクトや虐待，親のストレス，母親のうつなどの精神疾患が関与していることもあるといわれている。

　さらに，近年食物アレルギーなどの正しい知識がないまま，自己判断で食事を除去し，体重増加不良につながる場合もある。実際は，食物アレルギーがなくても除去しているなど，除外が不要な食品まで除去していることも少なくない。

3）対応

　食べない子どもに対して，養育者が懸命に食べさせようとするあまり，結果的に無理に食べさせようとして，ますます嫌がったり，緊張して，食べないという悪循環になっていることがある。食事の雰囲気を和やかに，リラックスして楽しい雰囲気づくりをする。また，多くは「子どもに食べさせられないのは母親の力不足」と母親自身や周囲が思い込み，母親が孤立し，ますます食べさせることに一生懸命になるあまり，食事において母子の緊張が高まることもみられる。食の細い子は多く，母親のやり方を責めるのではなく，周囲も一緒に工夫し楽しい雰囲気にするとよい。

　また，食事以外の睡眠や他の発達に心配を抱えている場合も多いので，食事以外で心配や不安なことはないかを聴取する。

　食事中遊んでばかりで，食事に興味をもたない場合には，食事をする場所の近くにテレビを置かないようにする。お皿を工夫するなどの工夫を行う。

　摂食機能としては，口の動きを評価したり，発達に応じた形態の食事を考える。また栄養指導を行い，ひどい場合には，高カロリー栄養の経口摂取，

チューブ栄養が行われることもある。
また，この頃食事に関する問題としては偏食，異食がみられる。

4）関連する食行動異常
a. 偏食

偏食が強いなど食行動異常がみられることもあるが，身長・体重が正常範囲のこともある。発達段階過程の1つとして，好き嫌いがみられるが，成長とともに消失する。なかには，白いご飯しか食べられないなどの激しい偏食を示す子どももいる。PDDなどの発達障害を背景にもつこともある。

b. 異食症

非栄養物質の摂取が少なくとも1か月の期間持続することが特徴である。1歳頃の幼児は何でも口に入れるが，この場合は異食症とはいわない。発達段階からみて不適当な場合のみに異食症と診断される。異食症の場合もPDDの随伴症状であることが多い。

2　学童期

おおむね5歳までに，多くの子どもは，食事時間に自分で食事をとることを確立する。年齢が上がるとともに，食事中に食事と関係ない行動は減ってくる。

発達的に学童期は，乳幼児期や思春期のように，際立った障害は見受けられないが，近年，思春期前の摂食障害が増加している。子どもにみられる摂食障害は成人に比べて非定型となることが多く，診断には十分注意を払う。また，思春期発症の摂食障害患者でも，乳幼児期よりの身長・体重の記録をたどってみると，学童期に体重増加が悪い時期がみられ，体重増加が悪くなった時期と転校などのライフイベントと一致することもある。摂食障害についての詳細は各論で述べる。この時期に，PDDで食事のこだわりにより食事量が極端に低下する場合もある。

1）関連する障害
a. 機能的嚥下障害(functional dysphagia)

飲み込み，窒息，嘔吐などの恐怖のために不安が高まり，食物を回避してしまうのが特徴である。特定の外観，質感の食べ物を避ける傾向がある。消

化管検査，嘔吐下痢症，人前で嘔吐した食べ物をのどにつまらせた，他の人が食べ物をのどにつまらせるのを目撃した，などのきっかけで食べることへの恐怖感をもつようになることが多い。

3 思春期

　この年齢では，摂食障害，特に神経性無食欲症(AN；anorexia nervosa)の好発年齢である。他の精神疾患，例えば，うつ病，強迫神経症，統合失調症，自閉スペクトラムなどでも食べない，やせる状態になることがあるので，食べないことの症状がないかについて慎重に鑑別を行う。

① うつ病では，食事の摂食量が減り，体重減少がみられることがある。摂食障害と異なり，食欲低下があり自ら訴えることが多い。また，AN のように肥満に対する恐怖や計画的で儀式的な過活動はない。一方，AN とうつ(状態)を合併することもあるので，注意が必要である。

② 統合失調症の拒食状態では，特に幻覚，妄想がみられなくても極度の緊張や初期の抑うつから食欲，体重の減少がみられることに注意する必要がある。また強迫神経症における確認行為から食事量，体重の減少が起こることもある。PDD では，食事のこだわりから拒食になることがある。

〔石塚一枝〕

■ 参考文献

1) American Psychiatric Association(編)，高橋三郎，大野　裕，染矢俊幸(訳)：DSM-Ⅳ-TR 精神疾患の診断・統計マニュアル，新訂版．医学書院，2004.
2) Lask B, Bryant-Waugh R, Bryant-Waugh R：Anorexia Nervosa and Related Eating Eisorders in Children and Adolescence, 2nd ed. Psychology Press, 2000

12 自分の身体に傷をつける

1 はじめに

　子どもにおける自傷行為（自分の身体に傷つける）については，発達障害〔精神遅滞や広汎性発達障害（PDD：pervasive developmental disorder）〕の有無によって２つのグループに分けて考えることができる。発達障害がある子どもにおいての自傷行為は「こだわり」，「儀式行為」，「かんしゃく」などが中心で言語化されないことも多く，精神病理的な背景の関与は明確でない。原因については，生理学的欲求を満たすための自己刺激と考える生理的必然仮説や，脳内神経物質の異常と関連した神経科学的仮説や，脳に障害のある人に生じた強迫行動に起因する強迫行動仮説などが報告されている。痛みを緩和するβエンドルフィンや，促進すると考えられているサブスタンスPなど，生体内物質の関与が推測されている。

　一方，発達障害のない子どもにおいての自傷行為という行為の意味合いは，心理的・環境的側面を中心に多岐にわたり，精神障害や社会的逸脱行動を伴うこともある。児童・思春期の子どもは，自我の成長段階であり，自我の脆弱性のため葛藤の受け止め方が未熟であり不器用である。児童・思春期という時期は家族との関係のうえに成立している時期であり，家族の問題をよく反映し，また社会・文化・時代の病理をよく表しているともいえる。そのため個々の自我の成長度合いや，環境的要因も含めた，精神医学的な診断をしっかり行うことが最も重要である。対応としては自傷への対症療法だけでなく，なぜ自傷するに至ったかを考えることが，最も大切であり発達レベルにあわせた自尊心の回復や，矛盾や葛藤を自分で抱えられるような働きかけが必要不可欠である。

2 根底にある問題

1）発達障害

　中・重度の精神遅滞を伴う発達障害（PDD，自閉症など）の場合，厳しいこだわりや自傷は最も対応に苦慮する症状である。自傷の代表例としては，皮膚に深い傷をつけたり，額を壁や床に打ちつけるものがある。皮膚の傷は

時には骨に達するものから,できたかさぶたを何回も取り去ってしまうものまであり,傷口からの細菌感染を防ぐため抗菌薬の塗布などの処置が必要である。額の打撲も何回も行われると網膜剝離を起こすこともあり,眼科的手術を行う例もあるが,その上からさらに自傷を行い失明に至ることもある。

自傷行為の本体については不明であるが,いくつかの仮説がある。「内因性のオピオイドが過剰で痛覚閾値が上昇している」,「神経伝達物質の異常が自傷に関係している」,「脳内の何らかに障害がある場合に生じる強迫行動である」などである。客観的にわかる動機や原因は少なくとも,精神的ストレスなど何らかの原因を推定して対応することが大切である。後遺症が残るような厳しい自傷の場合など,対症療法として抗精神病薬の投与などを行う。

乳児期からみられ,尿酸の代謝異常で知られている Lesch-Nyhan（レッシュ・ニーハン）症候群では,2 歳以後に自分の指や口唇を嚙む自傷が出現する。またドパミンの異常がわかっているチック障害では,突発的に筋肉が不随意的に動く。声帯が動く発声チックと多発運動が合併した Tourette（トゥレット）症候群では,衝動性や攻撃性に伴って自傷が高率でみられる。

2）精神障害

精神障害に基づく症状の一環として出現するもののうち,自殺を前提とする場合は早急に対処する必要がある。統合失調症などの指示幻聴に基づく場合や,うつ病の回復期の自傷は,「ためらい」が少ないため,致命傷になったり重篤な後遺症を残すこともあるので,内科的・外科的に救命を目的とした治療が求められる。多くは現状や将来に対して悲観的であったり絶望しての行動であるため,自殺を防止するために根底にある精神障害の治療を積極的に行う必要がある。

3）手首自傷症候群

軽便剃刀や小刀を用いて,利き腕と反対側の手首に傷をつけるのが定型的なものである。浅く外科的な処置が必要ない,何条にもなった「ためらい傷」が通常であるが,時には深く傷つけることもある。

1960 年代に米国で大流行し,圧倒的に思春期以降の女児に多く,時には腕や肩の内外側,胸腹部までに及ぶものもある。手首を切っている間の記憶は乏しく,「手首を切り出血するとほっとする」と訴える子どもも少なくない。近年,男児にも認められることが多くなっている。

境界性パーソナリティ障害や演技性パーソナリティ障害と診断される場合

に多くみられるが，臨床的には摂食障害の治療経過に経験されることも多く，症状は反復するのが通常である．1つの解釈としては，思春期患者が家庭・交友・学校などの人間関係で挫折を感じた際に，自己の存在感を喪失して，自己への陰性感情が高まり，現実感を取り戻す試みとして行われると考えられる．自ら手首自傷を周囲に知らせて同情を引こうとする子どもから，周囲が気がつかないうちに多くの傷をつけている子どもまでおり，その心性を一律に説明するのは困難である．困難であるが故に，また繰り返される自傷行為のために，ぞんざいな対応になってしまいがちであるが，それでは決して治療にならない．困難であるが故に治療者自身もともに悩み苦しむことなしに治療が進むことはない．

　なぜ自傷するまでに至ったか，それぞれの理由を知ろうとすること，きちんと聞くことが最も重要な治療である．直接的に自殺に結びつかないことが多いが，まったく無関係ではない．対応としては，外見上の傷については，傷の程度に応じて消毒したり，外科的処置を行い，傷の痛みを共感することが重要である．反復する際もその都度，患者の立場に立ってケアすることが大切である．自己不全感，疎外感，空虚感などを考慮して，自殺の際と同様な心理的働きかけを周囲が行うことが必要となる．手首自傷は，まれに統合失調症やうつ病にも出現するが，この場合は血管・腱・神経まで切断され，緊急な外科的処置が必要となることがめずらしくない．

4）Münchhausen 症候群

　Münchhausen（ミュンヒハウゼン）症候群は急性症状（失神や出血など）を示して応急処置を受けたり，入退院を反復するが，訴えと検査所見に食い違いがみられ，生活史に虚偽が多い患者の場合に考慮すべき疾患である．病型としては，腹部激痛・下血などを示す急性腹症型，喀血・吐血・血尿などを呈す出血型，失神・けいれんなどを示す神経疾患型，刃物・爪・薬品などで皮膚に自傷をつくる皮膚型，針・安全ピン・フォーク・石などを摂取する異物摂取型などがある．

　多くは意識的に症状をつくり出したり，検査結果を意図的に悪くしており，結果として頻回に医療機関を受診したり手術を受けている．中学生くらいからみられ，慢性の経過をとるものが多く，性格的には未熟・顕示的・自虐的などがあげられる．根底にはヒステリー的性格障害があげられるが，疾病利得ははっきりしていない．病院スタッフが大げさな症状に同情して不必要な治療をする可能性があるため，家族や以前の担当医と連絡をとり，慎重

に対応する必要がある。本当の身体疾患を見逃さないように心掛けたうえで，心性を考慮して精神療法的対応をとることが治療となる。

最近は，母親が自分の子どもに意図的に薬物を服用させ，原因不明の症状をつくり出し，不必要な医療を反復して受けさせる「代理 Münchhausen 症候群」が報告されている。一種の虐待であり，母親が病的なパーソナリティ障害（人格障害）をもっている場合が多いため，母親へも対応が重要となる。

5）てんかん

てんかんの朦朧状態において，舌をかむなどの自傷の存在が知られているが，もとのてんかんの治療が重要となる。

（横山史隆）

13 社会的逸脱行動がある

1 社会的逸脱行動と非行

社会的逸脱行動ということばの含意は相当に幅広い。少年の犯罪行為とそれに準ずる行為を示す狭義の「非行」概念を中核としながらも，ただちに法的規制の対象にならない社会的ルール破りや迷惑行為，さらには夜遊び，盛り場徘徊，怠学，家族からの離反，外泊などの不良的行動の全体をさすものとして使われることが多く，一般には，これらも含めて「非行」と呼ぶことが少なくない(広義の非行)。

こうした広義の非行の本質は，「大人たちの期待に反する」というところにあり，他の心理的問題に比べても「困る」，「困らせる」という対立関係が顕著で，価値的，道徳的非難の対象になりやすいのが特徴である。このような大人社会(時には司法)との対立的関係から生じる緊張や葛藤，社会の厳しい反応に帰因する二次的問題行動が複雑に絡み合って，本人も周囲もさらなる窮地に追い込まれがちである。

もとより大多数の精神科的障害，症状，問題行動は生物・心理・社会的要因が関与して顕在化するものだが，とりわけ社会的逸脱行動は，家族，学校，地域の人間的環境や社会経済的条件によって大きな影響を受ける。

2 戦後非行の動向と現状

戦後の非行には，刑法犯検挙人員からみて，1951(昭和26)年をピーク(166,433人)とする第1の波，1964(昭和39)年をピーク(238,830人)とする第2の波，1983(昭和58)年をピーク(317,438人)とする第3の波を見いだすことができる。第1の波は，戦後の社会経済的混乱を背景として，18歳から19歳の年長少年による窃盗などの利欲的犯罪行為が主流であった。第2の波は，急速な経済発展を背景とした社会の変動期であり，学歴，出身，社会経済的な背景を異にする階層間に軋轢が生じ，16歳から17歳の年中少年を中心に暴力的，粗暴，凶悪な非行が多出した。第3の波は，低経済成長時代に入りながらも，物質的にはおおむね満たされ，総中流化が進んだ時期である。大人も子どもも単純で楽観的な進歩史観をもてなくなって目標(価値)

喪失状態に陥ったが，さりとてぬるま湯から出る勇気もないといった緩い閉塞感が蔓延しつつあった。

　大人の犯罪が少ない一方でこうした時代の空気に敏感な子どもたちによる軽微な窃盗事件，薬物非行などが激増し，その担い手は14歳から15歳の年少少年たちであった。並行して校内暴力，家庭内暴力，不登校などが顕在化し，子どもの教育的，精神保健的課題が注目を集めるようになった。

　さて，第3の波から20年余が過ぎた現在，非行総数は1983(昭和58)年当時の2/3程度で推移しているが，少子化により非行率(少年人口比)は，戦後のなかでも高水準になっている(ただし，成人犯罪率も高い点が第3の波とは異なる)。少年非行の凶悪化，粗暴化が叫ばれるが，これは平成になってからの短期的文脈での話で，1960年代前半(昭和30年代後半)に比べると，およそ殺人は1/5，傷害は1/2，暴行は1/6，強盗が3/5，強姦に至っては1/20程度であり，とうてい凶悪化，粗暴化を認めることはできない。第3のピークに引き続き，大多数は窃盗を中心とした軽微非行がしめている。

3　現代非行の心理的特質

　上述のように全体的に，必ずしも凶悪，粗暴化が進んでいるとはいえないが，マスコミなどで目にする突出した非行に代表されるように，近年の非行には，きっかけもしくは動機と行動やそのもたらす結果の間の落差が大きく，その行為に至るまでのプロセスがみえず，共感不能，理解不能の感覚を生じさせるものがめだつ。これは，周囲の人々に「なぜ，そんな些細なきっかけでそこまでしてしまうのか」といった当惑を感じさせるばかりでなく，本人自身も自らの行為の結果に後になって驚き，なかなか現実感がもてないことにもつながっている。統計をみても，この10年余りの間に，非行前歴なしに，また逸脱的生活の指標である薬物経験なしに少年院に入所してくる少年が10％ほども増加している。

　これらから読みとれるのは，子どもの行動の「短絡化」，逸脱動機の「個人化」であり，行為が目的に対する手段として行われるのでなく，衝動の生の顕在化としての「表出化」である。つまり，きわめて個人的動機が，一定の思考プロセスや時間経過なしに短絡的に行動に移されてしまうという極端に未熟な精神構造がみてとれる。こうした傾向は，暴力などの積極的逸脱においてもめだつが，薬物や引きこもりなどの消極的逸脱としても現れる。

4　社会的逸脱の見立てと対応

　冒頭に述べたように，社会的逸脱行動の本質的部分には，「困り」，「困らせる」関係から生じる二次的エスカレーションがある．すなわち，子どもの側にある「生きにくさ」とその表出があったときに，大人や社会側がその表出に対して「困らされた」と受け止め，否定的反作用を返すと，子どもの行動はエスカレートし，相互的障害状況が生じ，「生きにくさ」，「扱いにくさ」の感覚が深まっていくと考えられるのである．
　こうした考え方に基づき，個人，家族，学校の各水準で見立てと対応の要点を示す．

1）個人の水準

　注意欠陥(如)/多動性障害(ADHD：attention-deficit/hyperactivity disorder)，Asperger(アスペルガー)障害などの軽度発達障害の子どもが，特性にそった支援を受けられず，否定的反応を繰り返し受け続けたときに社会的逸脱傾向を強めることが指摘されている．発達障害に限らず，身体疾患，家庭的経済的負因など，子ども自身のおかれている状況，特性を明らかにしたうえで，本人には「生きやすく」なる工夫を教え，周囲には理解を求める努力が必要である．

2）家庭の水準

　全体的な家族機能の弱化，家庭生活のゆとりのなさなどから，子どもの現実にそぐわない不適切な対応が存在する場合が多い．効果のない叱責を繰り返すなどの親の行為は，「生きにくさ」に苦しんでいる子どもに孤立感と自尊心の低下をもたらすと同時にマイナスのエネルギーを蓄積させ，逸脱をエスカレートさせる．
　援助者としては，家族を支持するとともに，家族のなかでパターン化している否定的反応を見つけ出し，変容のための示唆を与え，場合によっては，さまざまな社会資源を使って具体的支援を提供することが必要であろう．

3）学校の水準

　家族と同じく否定的反応パターンが生じている場合は，その解消に努める．

逸脱と成績不良の相関は高い。成績不良者への対策をすると同時に，学業以外の場面で個々の子どもが承認を得られる場面を設ける工夫はますます必要である。

また，社会やルールに対して受け身的である場合には，ルールの遵守は軽視されがちになる。クラス，生徒集団の自律性を高める方向をめざしたい。

5 おわりに

子どもの社会的逸脱行為に対しては，大人側が「前のめり」に反応することなく，一度立ち止まって，自らに生じてくる感情も含めて，全体像を眺める冷静さとゆとりが肝要である。そして二次的なエスカレーションを招かない状態をつくってから，あらためて子どもをみると，改善に向けた思いがけない手がかりがつかめることが多い。

〈伊藤直文〉

14
いじめられる・しかとされる
1 いじめの構造

　子どもたちにとっての学校の環境とは，遊び集団との出会いの場であるとともに，自分が集団になじんでいくことができるか否かを問われる試練の場でもある。子どもたちにとって，最も影響のある人物は，家族から仲間へと移っていく。この時期の仲間集団とは，幼児期の家族がそうであったように，学童期の子どもたちの関心の重要な部分をしめており，だからこそ，そこから排除されることは死活問題にも等しいほどの重要さをもちうるのである。

　他方，子どもたちの社会も構造をもつようになるため，その構造に見合う格差を生み出す原理が生まれる。その原理は，学力や体格の優劣であることもあれば，その子どもが帯びたそれ以外の属性(転校生であるとか，イントネーションが違うとか)であることもある。ある原理のもとでは優位に立つことがかなわない子どもが，別の原理による格差を繰り返し誇示することによって，自分の優位を強調しようとするとき，対象となる標的は負の刻印を帯びた個人に集中する。いじめの発生である。

　したがっていじめは，社会を形成はするものの，その構造が未成熟で無政府状態にある集団には必ずといっていいほど(したがって，ある種の大人社会にも)発生する現象で，現代の子ども社会に特有であるわけではない。また，構造的な現象であるが故に，いじめっ子が排除されてもなお同じ子どもがいじめられ続けることはありうるし，いじめられる子どもが転校しても転校先でいじめられ続けることも，いじめる子どもが状況が変化するといじめられる側に転ずることも，またその逆もありうる。

　いじめの目的が，1つの社会を形成することでくくられた集団内での格差の誇示であることを考えれば，いじめが仲良し集団のふざけにしかみえないことがあることも，しかと(無視)やはぶき(疎外)が深刻ないじめになりうることも当然なのである。そしてこの格差そのものが子どもたちが暮らす社会を成り立たせているため，いじめられている子どもにとっていじめられなくなることとは，いじめという行為が別の原理で罰せられることではなく，その社会の承認を受けることなのである。このため子どもたちはいじめの行為

を親・先生といった外部に向かって告発することをしようとしない。

またいじめは，いじめる側といじめられる側との関係だけで成立するのではなく，そのこと自体を暗に（時には無意識に）承認している傍観者層が存在して初めて成立する。彼らがいじめの成立や深刻さに決定的な役割をもっていることを考えるならば，彼らは間違いなく加害者に属していることになる。いじめられる子どものほとんどは「クラスの全員からいじめられている」と感じている。

2　いじめられるという立ち位置

こうした構造のなかに巻き込まれて，いじめられるという立ち位置をとらざるをえなくなった子どもたちがいることになる。彼らは，構造の外部の人が（子どもも大人も）何の解決策ももちえないと承知しているし，自分をその構造の外において考えることができなくなってしまっている。そこで自らのスティグマ（負の刻印）を強調してみせるような卑屈な態度に出ることもあるわけだが，それによっていじめが緩和されたり，集団に承認されたりすることは，まず起こりえない。

いじめられるという立ち位置をとらされることにおいて，その子どもには少しも責任はない。しかし，そうした立ち位置に自分を追い込む結果になりやすい子どもの傾向は，確かに存在するように思われる。その傾向は，例えば状況把握がうまくできていないことだったり，意思表示が不明瞭なことだったり，反応が極端であることだったりする。こうしたことは，いじめる側の人間に，内心自分たちのしていることが正当であるかのような錯覚を起こさせるし，傍観者集団が傍観する理由をつくる結果になってしまう（「ああいう奴だからいじめられてもしょうがないんだよ」など）。しかし，こうした彼らの傾向の多くは，反復する暴力行為によって著しく増幅されていると考えられる。この点は次の「3. いじめられることの影響」でも検討することになるが，このことの故にも，いじめられる側にこそ問題があるとする論理を拒否しなくてはならない。

いじめを理由に死を選ぶ子どもたちがいる事実がある。彼らが身を賭して告発する者が悪としてのいじめの行為であるなら，どうして彼らは告発の後になら「生きられる」と考えられないのであろうか。このあたりが，いじめられる側の病理でもあるのだが，閉じられた未成熟な社会に生じた格差の原理にいじめる側もいじめられる側もからめとられた状態なのだと考えることが

できる。この しがらみ(=からめとる仕組み)のなかにあっては，そこを脱出することは自分の価値が無に帰することを意味しており，自分の存在を消滅させることによってしか償えないと感じられてしまうのかもしれない。加えて彼らは，自分にも周囲にも深い絶望を味わっている(後述)。この状況は，親を告発することができない被虐待児のからめとられ方に近いものがあるように思われる。

3　いじめられることの影響

　いじめの被害を受けることは，それだけで十分に心的な外傷になりうるし，心理的な外傷の深さは必ずしも身体的外傷の程度にはよらない。むしろ「2. いじめられるという立ち位置」の議論を借りるならば，いじめの関係の閉塞性，しがらみの深さに関連していると考えられる。なぜなら，いじめという現象を通じての最も深い傷つきは，孤立無援感，脱出への絶望感，抵抗不能感であるからであり，このことが自分の無価値化に直結しているからであり，したがって，いじめによる心的外傷は，いじめの加害者からのみでなく，援助してくれなかった周囲，あてにならなかった大人からも，もたらされていると考えるべきなのである。

　このため，いじめによる心理的後遺症は，(存在そのものを脅かされるような)漠然とした不安感，いじめ体験のフラッシュバック，過覚醒といった，心的外傷後ストレス障害(PTSD：post-traumatic stress disorder)と重なる部分が多い。またこうした心理的発症メカニズムを介するため，ひとたび学校環境に対する不適応(すなわち不登校)が起こると，それは関係を回避するために転校をしても不登校は解消しないといった現象は珍しくない。

　いじめによる外傷は，侵襲性が強いゆえにその子どもの対人行動にもさまざまな影響を残すと考えられる。周囲の子どもたちに対する対人行動の不自然さには，おおまかに次のようなパターンが考えられる。

① 周囲が示す親密さを不安がる。
② 集団に入ろうとしない，あるいは入ろうとすると足がすくむ。
③ 明瞭な意思表示ができない。
④ 周囲の関与に過剰に反応する。

　こうした特徴があると，攻撃性の高い子どもたちの攻撃性をかえって誘発してしまうことは容易に想像される。われわれが関心を払わなくてはならないのはむしろ，こうした行動特徴が攻撃を受ける結果として獲得される可能

性があるということである。当初は「転校生」といった外的な条件によって始まったいじめが反復されるうちに，上記のような行動特徴が獲得され，結果的に「いじめられる」という立ち位置から動けなくなってしまうのである。そのような状況そのものがいじめのこころの後遺症の深さを物語っているともいえる。

4 いじめという現象への対応と，いじめを受けた子どもへのケア

　現象としてのいじめへの対応は，事態の深刻さに応じて大きく異なる。構造が固定されていないうちは，個別の現象に丹念に直面化することである程度対応が可能だろうが，いじめとしての構造化が進むにつれて，事態の解消は容易ではなくなるはずだし，被害児のダメージも深刻になるはずである。いじめそのものをいかになくすかの具体的な方策については，本項では扱いきれないが，構造をいかに解体するかを目標にとらえるのであれば，見て見ぬふりをしがちな中間層をいかに扱うかが1つの鍵となるであろう。

　いじめを受けた子どもへのケアについても，深刻ないじめの構造に巻き込まれた事例の場合は，PTSDを想定した扱いが必要になることになり，援助関係の確立に慎重な努力を必要とする。彼らが，周囲の人々から親身に守ってもらえなかったことからも同様に傷ついていることを考えれば，自分の近くにいる大人は自分を守ってくれることを確信できるようになるまでにかなりの時間を要することは少しも不思議ではない。

　安定した関係の回復が得られれば，前の「3. いじめられることの影響」であげたような対人的な態度を含む諸問題は（時間はかかりながらも）滞りなく進むことが期待できる。逆に，これらの問題の解消が進まない場合には，心のケアの専門家の介入を必要とすると考えるべきであろう。

〔田中　哲〕

IV

子どもによくみられる精神疾患とそれらへの対応

1 児童青年期の精神疾患と診断基準

1 こころの病気とは

「こころの病気」とは何だろうか。「こころ」とは，気持ち・精神・魂(たましい)・気分などと言い換えられるが，「ある個人が固有の存在として生きているあり方」ともいえる。そして「こころの病気」とは定義するのは大変難しいのであるが，医学的にいえば，「脳の何らかの病気に伴い，こころの状態が変化し，普通の日常の生活を送ることができない状態」といえる。現在しばしば使われている精神障害ということばは，脳の病気によって通常の生活を送ることができずに，社会的不利益(ハンディキャップ)をもっている状態といえる。しかし，周知のように，こころの病気は「脳の病気」だけでは説明できないことがほんとである。親子関係・家族・地域・学校・職場などさまざまな要因が複雑に相互に作用して「こころの病気」をつくり上げているように筆者には思われる。児童青年期にはさまざまなこころの病気がある。大別すると，幼児期や学童期にみられるこころの成長のずれや遅れを特徴とする発達の障害と，青年期に起きやすい，大人のこころの病気と同じ病気の2つである。そこで子どもの精神医学における「診断」の意味について少し考えてみたいと思う。

1 診断とは何か

診断とは何だろうか。現在筆者らが使用している診断カテゴリー(類型)

は，昔から精神医学の主流であった遺伝的素因を主たる原因としたひと塊の病気としてのカテゴリーではなくて，あくまでも現象的で，客観的に観察できるいくつかの指標，例えば，発症年齢，固有の症状群，経過，予後などから似たもの同士をグループにくくることによってつくられたカテゴリー（類型）である。したがって，それぞれの診断カテゴリーは，さまざまな原因で起こる「症候群」といえる。

2　現在使われている診断基準

現在使われている診断基準には，従来の診断カテゴリー的意味が色濃く残っているグループ（統合失調症，気分障害，知的障害，自閉性障害など）と，状態診断的意味合いの強いグループ（注意欠陥/多動性障害，適応障害，行為障害，外傷後ストレス障害など）が混在し，その中間に，以前は神経症といわれたグループ（不安障害，身体表現性障害，解離性障害など）がある。パーソナリティ障害は全く新しい診断カテゴリーである

3　発達障害について

発達障害とは，発達期（満18歳未満）に，何らかの脳の障害に伴って，知能，言語，認知，情緒などさまざまな子どもの能力が障害された状態をいい，知的障害，自閉性障害，注意欠陥/多動性障害などが含まれる。そして，それぞれ発症時期に年齢制限があり，知的障害は18歳未満，自閉性障害は3歳以前，注意欠陥/多動性障害は7歳以前とされている。このように細かく発症年齢を定めることは，従来の診断カテゴリーにはなかったことである。ここで注意すべきは，子どもの心身の発達には当然個人差があるということであろう。低体重児などをみると，思春期以降に急激な心身の発達がみられる場合がしばしばある。発達を固定的に考えるのは禁物である。また発達の障害もさまざまな経過をとり，特にことばの問題は個人差が多く，就学前になって急速にことばが出てくるケースがあることが昔から知られている。

4　小児期の疾患と母子関係について

小児期の疾患には，親子関係の障害が含まれるのも注目すべきである。自閉性障害や注意欠陥/多動性障害については，親の養育態度が原因との説は

否定されている。しかし，従来は「情緒不安」といっていた分離不安性障害や反応性愛着障害が，児童虐待の急激な増加に比例して増加している。幼児期の母子関係の病理が子どもの情緒の発達にゆがみや混乱をもたらしていると考えられているが，子ども側の要因も否定できない。

5 その他

　食事，排泄，睡眠などの基本的生活習慣に関する診断や，お喋り，読むこと，書くこと，手先の器用さ，運動能力など，学習に必要とされる能力の障害や，以前は神経性習癖といった，チック，吃音，夜尿，場面緘黙なども含まれる。

2 小児期のこころと精神疾患について

　小児期には多数の精神科疾患があるが，そのうちの代表的な疾患をいくつか選んで，診断するときの留意点について以下に述べたい。幼児期の主訴として最も多いのはことばの遅れである。学齢期では登園しぶりや不登校，学習の遅れ，てんかん・パニック・興奮・乱暴，こだわりや強迫症状，幻覚妄想などがある。それぞれの症状や状態について，どういう疾患が考えられるか，鑑別診断の視点から，多面的な見方の必要性について述べたい。

1 ことばの遅れについて

　ことばは奇声から始まり，生後10か月の喃語段階を経て1歳から1歳半の始語（模倣語）段階に進む。通常「マンマ」，「ママ」，「パパ」，「ブーブー」などが出てくる。ことばの発達には個人差がある。1歳半健診では様子をみましょうと言われても，2歳過ぎても意味のある発語がないと，親は不安になり当院を受診する。通常，ことば以外の発達に問題がない場合には「言語発達遅滞」と診断する。しかし，それらのケースのなかには，基本的生活習慣の獲得が遅く，落ち着きがなく注意集中力に欠ける「注意欠陥/多動性障害（ADHD）児」がしばしばみられる。また，ことばの遅れに物事の理解の遅れが伴うと知的障害が疑われる。そして受診する子どものなかで最も多いのは，ことばの遅れに加えて，反響語，独語，抑揚やアクセントの不自然な語調，助詞を

上手く使えないなどの特徴をもち、ことばはもちながらも要求語としてしか使えずに、なかなか会話が成立しない子どもたちである。このような場合には「自閉症」や「広汎性発達障害」が疑われる。このように幼児期の主訴として最も多いことばの遅れだけでも、さまざまな病態が含まれている。

2　登園しぶりや不登校

　保育園や幼稚園の登園しぶりや不登園、学齢期の登校しぶりや不登校は昔から児童精神科の大きなテーマである。不登校は、以前は「学校恐怖症」あるいは「登校拒否」といわれていた。また、文部省の学校教育統計では「学校嫌い」といわれていた。しかし、1980年代に不登校児があまりにも多くなったので、児童の学会も文部省も「不登校」というようになった。精神科疾患の視点からみると、「学校恐怖症」は神経症の一亜型をいう。また「登校拒否」は、母子分離不安や神経症的不安を要因と考える学校不適応状態をさす診断概念である。しかし「不登校」は、ただ子どもが不登校状態にあるということをいっているだけである。したがって「不登校」というのは、正式な診断基準ではなく、いわゆる精神科疾患ではない。そのなかに母子分離不安や恐怖神経症はもちろんのこと、さまざまな不安性障害や適応障害を含む。また、さまざまな発達障害や統合失調症や感情病などがベースにあることもある。歴史的にみると「学校恐怖症」や「登校拒否」という診断が、不登校の原因を主として子ども個人の病理や親の養育態度に帰していたのであるが、「不登校」はその原因が、子どもや親だけに帰するのではなくて、あわせて、同級生や教師や学校にもあると考えているのが大きな違いである。

3　学習の遅れ

　漢字を覚えられず本読みや作文が苦手である、数は数えられるが繰り上がりや繰り下がりの計算ができない、計算は得意だが文章題ができない、勉強や宿題をしない、などなど学習の遅れは学齢期にはしばしば出会う悩みである。親は先生の教え方が悪いのではと思い、教師は親がきちんと勉強をさせないからだと相互に非難しあう。しかし、心理検査を実施してみると、子どもが境界知能や軽度知的障害である場合がよくある。教育心理学では「知能の遅れがないのに、話すこと、聞くこと、読むこと、書くこと、計算すること、推論すること」が苦手な状態を学習障害(learning disabilities)という。

一方，子どもの精神科では知能には言及せずに，読字，算数，書字などの障害を学習障害(learning disorder)といい，ほかに運動能力障害やコミュニケーション障害もある。高機能広汎性発達障害やアスペルガー障害では，知的には高いにもかかわらず，学童後期以降，算数の文章題が解けない，文章の読解や作文ができないということがしばしばみられる。ADHDでも算数の繰り上がりや繰り下がりができなかったり，漢字をきちんと書けなかったり，ケアレスミスが多いなどがある。また被虐待児にも勉学意欲の欠如がみられる。このように学習の遅れでもさまざまな疾患や病態があり，鑑別診断が必要になる。

4 かんしゃく・パニック・興奮・乱暴が多い

家庭や学校におけるかんしゃくやパニックあるいは興奮や乱暴は，しばしば受診や入院の主訴になる。そしてかんしゃくが，幼児期から，こだわりとあわせてみられたり，また自分の思いが通らないとみられたり，不快な物音や過去の嫌な記憶のフラッシュバック(想起記憶)が引き金になって生じたりする場合には，広汎性発達障害が疑われる。一方，幼児期から落ち着かず，移動・集中困難や衝動性の亢進がある場合には，ADHDが考えられる。また，思春期になり洗手強迫や確認強迫などの強迫観念や強迫行為が出現すると，家族に対するいわゆる「巻き込み型」の家庭内暴力がしばしばみられ，警察へ通報され入院となる場合がある。統合失調症の場合でも，被害関係妄想や幻聴により攻撃的な行動が出現し，うつ病でも不安焦燥感が亢進すると暴力がよくみられる。このように頻回のかんしゃくや暴力などの要因には，色々な基礎疾患が考えられる。慎重な病歴の聴取が大切である。

5 こだわりや強迫行動

こだわりや強迫症状は思春期にしばしばみられる精神症状である。さまざまな病態が考えられる。特に広汎性発達障害，なかでも自閉症やアスペルガー障害は思春期以降，こだわりや同一性保持が増強し，かんしゃくやパニックの原因となる。また10歳過ぎに，洗手強迫，確認強迫，対人恐怖などで発病する強迫性障害は，いわゆる不安性障害のなかでは最も多い疾患である。近年薬物療法が進歩し，改善事例が増えたが，根気強い心理療法も必要となる。

6　いわゆる幻覚や妄想について

　精神科が対象とする症状のなかで，幻聴・幻視などの幻覚や妄想は，異常体験といわれ，それだけで病的なものと考えられやすいのだが，十分慎重に対処すべき病態である。近年いじめや虐待に遭った子どもに，しばしば幻視や幻聴あるいは迫害妄想などがみられる。しかし，受容的で保護的な対応によりそれらの体験は消失することがまれではない。症状の経過からみると明らかに統合失調症とは異なり，解離性障害と診断される場合がしばしばある。自分のなかに悪い人間と良い人間がいて，悪い人間が自分に命令するという訴えにもよく出会うが，経過から解離性同一性障害の場合がある。なるべく統合失調症は狭くみるべきだといわれている。このように，いわゆる幻覚妄想はさまざまな病態でみられることが知られている。

7　その他

　その他基礎にさまざまな病態を含み，鑑別診断が必要な症状がたくさんある。例えば，基本的生活習慣がなかなか身につかない，集団生活ができない・友だちができない，情緒不安，虚言・窃盗・万引きなどの問題行動，性的逸脱行為，拒食・過食，無気力・引きこもり，失神やひきつけ，めまいや過呼吸，腹痛や下痢，自己臭，独語・空笑，リストカット・自傷行為，希死念慮・自殺企図などである。同じようにみえる症状の裏にはさまざまな疾患や病態が隠されており，診断の確定に長期間を要する場合も多くみられる。その場合に狭義の精神科疾患の有無と同時に，発達障害の有無や知的障害の有無をきちんと評価することが大切である。また，当然のことながら器質脳障害の有無や，人格障害の有無の評価も必要になる。このことから以下に述べるように，米国の精神医学会の診断基準は多軸診断という工夫をしている。

3｜診断基準について

　精神医学では永らく世界的に通用する共通の診断基準はなかった。歴史的には米国精神医学会が1952年に作成した「精神疾患の診断・統計マニュアル」

（DSM：Diagnostic and Statistical Manual of Mental Disorders）が初めてである。それに基づいて WHO（世界保健機関）が「国際疾病分類」（ICD：International Classification of Diseases）の F 項目を作成した．ICD は 10 年ごとに改訂され，その F 項目が精神科疾患に該当している．そして，現在国際的に通用する診断基準としては，ICD-10 と DSM-Ⅳ-TR(text revision)がある．前者は ICD の第 10 版で 1992 年に改訂された．わが国の公的な統計はすべて ICD-10 に準拠している．

DSM-Ⅳ-TR は 2000 年に改訂された最新の診断基準である．本書の診断基準は ICD-10 に基づいている．しかし，ICD-10 も DSM-Ⅳ-TR も歴史的経緯からして内容的にはあまり差はない．違いは DSM-Ⅳ-TR の特徴としては多軸評定があることだろう．多軸分類としては 5 つの軸がある．それらは，Ⅰ軸（臨床疾患，臨床的関与の対象となることのある他の状態），Ⅱ軸（パーソナリティ障害，精神遅滞），Ⅲ軸（一般的身体疾患），Ⅳ軸（心理社会的および環境問題），Ⅴ軸（機能の全体的評定）である．日常の臨床では主にⅠ軸，Ⅱ軸，Ⅲ軸が使用されている．

ここで注意しておきたいのであるが，小児精神科領域でしばしば遭遇する疾患で ICD-10 と DSM-Ⅳ-TR で診断名の違う疾患がある．それは ICD-10 の多動性障害，DSM-Ⅳ-TR では注意欠陥/多動性障害（ADHD）といわれる疾患である．筆者らは両者を同じ疾患として扱っている．

以上，児童青年期の精神科疾患と診断基準について，こころにとどめて頂きたいことを述べた．

〔海老島　宏〕

■ 参考文献

1) 融　道男, 中根允文, 小宮山実・他（監訳）：ICD-10 精神および行動の障害. 臨床記述と診断ガイドライン（新訂版）. 医学書院, 2005
2) 高橋三郎, 大野　裕, 染矢俊幸（訳）：DSM-Ⅳ-TR 精神疾患の分類と診断の手引き, 新訂版. 医学書院, 2002
3) 融　道男, 岩脇　淳（監訳）：カプラン　臨床精神医学ハンドブック, DSM-Ⅳ-TR 診断基準による診療の手引き, 第 3 版. メディカル・サイエンス・インターナショナル, 2007

2 各論

1 精神遅滞

1 はじめに

精神遅滞は認知，言語，運動などの知的発達の障害と，社会的能力の障害が18歳未満までにみられることで定義される。遅滞は他のどのような精神的あるいは身体的障害の有無にかかわらず出現し，他の精神障害が合併する場合がある。

1) ICD-10

ICD-10 では知的機能の水準の遅れと，それによる通常の社会環境での日常的な要求に適応する能力が乏しいことが必要で，軽度，中度，重度，最重度，他の精神遅滞，特定不能の精神遅滞の6つに分類され，関連する行動障害により行動上の機能障害がないか軽微のもの，介助あるいは治療を要するほどの顕著な行動障害，他の行動障害，行動上の機能障害についての言及がないものの4つに分類される。

2) DSM-Ⅳ-TR

DSM-Ⅳ-TR では第2軸にコードされるが，その診断基準は，① 明らかに平均以下の知的機能：個別施行による知能検査で，およそ IQ 70 またはそれ以下，② 現在の適応機能の欠陥，または不全が社会的能力の2つ以上の

領域でみられること，③発症は18歳未満であることの3点で診断される。

3）精神遅滞の原因

精神遅滞の原因としては，原因不明のものが最も多く，代謝異常や神経皮膚症候群などの遺伝子異常や，Down（ダウン）症やTurner（ターナー）症候群などの染色体異常に伴うもの，胎生期から乳児期・幼児期前半にかけての種々の脳炎などの感染，頭部外傷などの種々の病理的変化が加わり精神遅滞が起こる外因性のもの，幼少期からの持続的な虐待などの劣悪な養育環境により発達が遅れる場合がある。

4）頻度

頻度的には全人口の2～3％が精神遅滞である。知的水準の度合いとしてIQで分類されており軽度精神遅滞（IQ 50-55～70），中等度精神遅滞（IQ 35-40～50-55），重度精神遅滞（IQ 20-25～35-40），最重度精神遅滞（IQ 20-25以下）と分類される。男女比はほぼ1対1であるが，自閉性障害や一部の染色体異常など女子より男子に多い障害に精神遅滞が合併することがみられるため，男子にやや多くみられる。

2　診断

精神遅滞を有することが疑われる場合には，発達歴を詳細に聴取し通常の発育にあったかどうかを確認する。母体の妊娠出産時の異常，出生時の体重，定頸，始歩，始語，2語文になった時期などは必須である。本書の「Ⅲ．子どもによくみられる精神症状のみかた」の，知的発達の遅れ（93頁），ことばの遅れ（97頁）の項を参考に症状を見立てていく。また知能検査は必須で，詳細は本書の「子どもの精神科における諸検査」の項（13頁）を参考にしていただきたい。てんかんの合併も健常の場合より頻度が高いので，脳波の検査も必要である。CTまたはMRIなど脳内に器質的な病変がないかどうかのチェックも1回は行うようにする。

3　具体的な対応

遺伝子異常や染色体異常などが原因の各症候群に対しての個別の検査や対応は小児科関係の専門書を参考にしていただきたい。本項では精神遅滞に対

する一般的対応について述べる。
　精神遅滞に対する対応は発達の援助と，合併して起こる症状や障害に対する対応の2点に大別される。

1) 発達への援助—どのような学校で教育を受けるのがよいか

　発達への援助は，精神遅滞の重症度とどの年齢であるかによって変わってくる。乳幼児期には，症状の見立てと発達のレベルの検査後に本人のレベルにあった指導(本書の感覚統合，TEACCH プログラムの項 67 頁参照)，および幼稚園や保育園への援助が必要になる。学童期にはそれに加えどのような学校で教育を受けるのが本人にとって最も望ましいのかについて，また家族に加え学校へのアドバイスや援助が必要になる。思春期年齢になってくると行動面のさまざまな症状や進路の問題への対応が加わる。

　重度および最重度の精神遅滞については，小学校低学年から特別支援学級や特別支援学校において専門的な教育を受けることが一般的である。軽度の精神遅滞の場合は，本人の集団参加の状態と教師の指示によって学習や行動ができるかどうかが目安となる。本人が安定して授業に参加できて，ある程度対人関係がとれている場合には，小学校低学年のうちは通常学級で学習する場合も多くある。小学校中学年もしくは高学年になって対人関係上の困難がみられたり，本人の自己評価が低下し「どうせわからないんだ」という気持ちになってしまう前に，学級を変わったほうが以降の発達にとって好ましい。通常学級での学習の困難には，本人が理解できるレベルで本人が興味のもてる教科を重点に行い，自己評価の低下の出現を遅くすることが大切で，決して不得手な科目を無理やり教え込んではいけない。本人の能力以上に期待する両親が時おりみられるので，家族へのアドバイスは大切である。

　発達のさまざまなアンバランスの把握および得意，不得意の把握には，知能検査の下位項目が参考になる。また初診時はもちろん，IQ 検査結果が出て結果を家族に伝えるときも，家族の子どもへの過度な期待や家族が説明を受けたときに受けるであろう心理的動揺を理解しながら，十分理解できるように慎重に説明していく必要がある。

2) 精神遅滞を合併する障害で頻度の高いもの

a. 自閉症

　精神遅滞を合併する障害で頻度の高いものは，自閉症と注意欠陥(如)/多動性障害(ADHD：attention-dificit / hyperactivity disorder)である。詳細は

本書各章に譲るが，自閉症は精神遅滞を 70% 程度合併するとされている．幼小児期に視聴覚の問題がないのに，働きかけへの反応の乏しい子どもを診察する場合には，精神遅滞，自閉症両者を念頭において診断する必要がある．自閉症にみられる自傷行為，他害(攻撃)行動，固執や変化への抵抗である強いこだわり，突然の不穏興奮への対応についての詳細は自閉症の項を参照(160頁)してほしい．

　一例として自傷行為をあげると情動的に不穏となって自傷を行う場合(いかに気分を切り替えるかの対応の工夫，および時に薬物療法が必要)，自傷自体が習癖や自己刺激行動となっている場合(危険でない場合は，場面の切り替えが主たる対応となり薬物療法は無効な場合が多い)，周囲の気を引こうと自傷を行っている場合(本人の安定しているときに，いかに温かく見守り対応するかがポイントで，自傷を行った場合は事務的対応と場面の切り替え，切り替えたあと褒めるという対応が重要で，自傷行為が強いときばかり過度に対応すると症状を強くしてしまう)など，症状の見極めとそれに併せた対応が必要となる．自傷行為や他害行動，こだわり，突然の不穏などは軽度の精神遅滞を有する自閉症の子どもたちや，自閉症ではない精神遅滞の子どもたちにも思春期年齢になってみられることがある．

b. 注意欠陥(如)/多動性障害(ADHD)

　同程度の精神遅滞を有する子どもたちに比べて多動，注意集中困難，衝動性を強く有する場合には，ADHD の診断を併せて下すことになっている．おおむね軽度の精神遅滞までは ADHD の診断を下すことは容易である．中度の精神遅滞のときには多動/注意困難/衝動性の症状が強い場合に時に ADHD の診断をつける．精神遅滞を有する症例では，学業上の困難がより顕著な傾向にあるが，詳細は ADHD の項を参考(171頁)にしてほしい．

c. その他

　精神遅滞に合併する障害で比較的よくみられるものは強迫性障害(OCD: obsessive-compulsive disorder)，気分(感情)障害，各種の習癖，選択緘黙，睡眠覚醒の問題，摂食障害，統合失調症，てんかんなどである．診断や対応については各章を参照してほしい．薬物療法や精神療法，社会生活療法など，おおむね合併する障害の治療と同じである．精神遅滞を有する場合には，症状の出方がよりプリミティブであったり強かったり，言語化できないために症状の見極めが困難だったりするので診断は丁寧に行う必要がある．

また，治療にあたっても発達に見合ったアドバイス，説明が必要となり治療や生活，教育面での枠づけがより必要となってくる．

3) 薬物療法

　薬物療法が選択されるのは，精神遅滞にみられる種々の症状が周囲や本人へ強く影響を及ぼす場合や，症状により本人がつらそうな場合である．ハロペリドールやリスペリドンなどの抗精神病薬，フルボキサミン，パロキセチンなどの選択的セロトニン再取り込み阻害薬(SSRI：selective-serotonin reuptake inhibitor)，カルバマゼピン，バルプロ酸ナトリウムなどの抗けいれん薬などが用いられる．薬物の効果はいずれの薬物も鎮静系の副作用によりかえって不穏となる場合もあるので，投与後の状況を確認する必要がある．

　こだわり行動に対してクロミプラミンやSSRIなどの抗うつ薬が有効な場合もあるが，不安定さが増したり気分が高調子になったり逸脱行動が増える場合もある．

　カルバマゼピン，バルプロ酸ナトリウム，リチウムなどの情動調節薬も各種行動異常に効果がみられる場合があり，抗けいれん作用を有するカルバマゼピン，バルプロ酸ナトリウムは脳波異常の認められる症例に対しては，まず試みてみるべきである．

　ジアゼパムなどの抗不安薬は，一部症例に対して有効であるが，逸脱行動や不穏を増強してしまう場合もある．

　メチルフェニデートは，一部症例の注意集中力の改善に役立つが，精神遅滞を有しないADHDの場合と違って効果は限定的で，特に授業などに集中できないのは本人の発達の遅れが原因の場合には無効である．

　抗精神病薬のピモジドの保険適用は小児の自閉性障害，精神遅滞に伴う以下の症状群などである．すなわち動き，情動，意欲，対人関係などにみられる異常行動，睡眠，食事，排泄，言語などにみられる病的症状，常同症などの精神症状などである．しかし，行動異常の強い症例についてはピモジドの効果は限定的な印象があり，抗精神病薬を選択する場合にはリスペリドン，ハロペリドールとアルプピラゾールを用いることが多い．

　オランザピン，クエチアピンなどの非定型抗精神病薬の使用も今後一般的となってくると思うが，2009(平成21)年時点では自閉症などに対する治療経験の報告が海外で散見される程度である．

〔山田佐登留〕

2 自閉症（広汎性発達障害：PDD）

　Leo Kanner（レオ・カナー）が初めて早期自閉症を報告したのは，1943年であったが，この頃は最早期に発症した統合失調症とする考え方が中心であった。特徴としては，①人生初期から対人疎通性に欠け，感情的接触がもてない，②意思伝達のために言語を使えない，③同一性保持のために極端な強迫的願望がある，④物体に対して異常な執着をする，⑤良好な認知能力をもつ，⑥患児の両親は知的に優れ，強迫的で温かさに欠ける，などがあげられた。

　症状としては，①独り遊び，視線回避など，②反響言語，人称の逆転など，③買い物の道順，物の位置など，④時計，電気製品など機械類への興味，として出現する。⑤については，数字・記号など単純な記憶は得意な反面，応用力に欠けていることが指摘されている。⑥については広く解釈したため，「親の愛情が不足している」という，いわゆる「心因論」がもたらす契機にもなった。その後の研究などから，この考えは現在は否定されている。

1 診断

　その後，統合失調症とは一線を画し，自閉症として独立した。しかし「自閉症」ということばからイメージされるものは，「周囲からの働きかけに反応しない子ども」であるが，そのような状態は就学前のある時期だけである。ここでは，1980年代以降よく使われるようになった操作的診断基準のうちICDによるものを紹介する。

　操作的診断基準では，「相互的社会関係とコミュニケーションにおける質的障害，限局した常同的で反復的な関心と活動の幅」により特徴づけられる一群に，広汎性発達障害（PDD：pervasive developmental disorder）という診断カテゴリーを設けている。このなかに小児自閉症，非定型自閉症，Rett（レット）症候群，小児期崩壊性障害，過動性障害，Asperger（アスペルガー）症候群などを含んでいる。

1）小児期自閉症

大前提として，①コミュニケーションに利用される受容性・表出性言語の障害，②選択的な社会的愛着または相互的社会関係行動の障害，③選択的遊戯または象徴的遊戯の欠如のうち1つが3歳以前に存在することになっている。

相互的社会関係の質的異常としては，①視線・表情・姿勢・身振りなどを適切に使用できない，②年齢に相応した友人関係を十分に発展させられない，③自分の行動を社会的状況に見合ったものに調整できない，④喜び・興味・達成感を他人と分かちあわない，など4項目から2項目以上が合致する。

コミュニケーションにおける質的異常としては，①話しことばの発達遅延または全体的欠如がある，②相互に会話のやりとりを開始したり持続することの失敗，③常同的・反復的なことばの使用や特有な単語や言い回しがある，④ごっこ遊びや模倣遊びの乏しさがある，など4項目より1項目が合致する。

行動・興味・活動性のパターンが反復・常同的については，①常同的で限定された興味にパターンがあり，内容や対象に異常な点がみられる，②特定の無意味な手順や儀式的行為に対する強迫的執着がある，③手指や身体を使った，常同・反復的な奇異な運動がある，④遊具の一部や機能とはかかわりのない要素へのこだわり，など4項目から1項目が合致する。

また，これら質的異常全体(12項目)で，合計6項目が存在していることが条件になっている。もちろん，他の診断基準を満たしていないことも条件になっている。

2）非定型自閉症

小児自閉症の診断項目のうち，大前提は満たしているが発症年齢が3歳以降，あるいは質的異常の診断基準をすべては満たしてない場合，非定型自閉症と呼ぶ。

3）Asperger障害

小児自閉症の診断項目のうち，コミュニケーションにおける質的異常についてのみ，「臨床的に表出性・受容性言語や認知に全般的遅延はなく，身辺処理や適応行動および周囲に向ける好奇心は生後3年間は正常な知的発達レ

ベルにあること」が診断基準となっている。
　これ以外にも，女子にのみみられ，生後5か月から4歳の間に頭囲の成長が減速し，2歳6か月までに目的のある手先の運動が喪失して，常同的な手揉み運動がみられる Rett 症候群がある。2歳までは年齢相応の正常な能力があり，獲得していた言語・遊び・社会技能・排泄・運動機能を明確に喪失しているのが，「小児期崩壊性障害」である。中度より重い精神遅滞があり，重篤な過動があり，反復・常同的なパターンがあるが，社会的機能障害がある程度あるのが，「過動性障害」とされる。

2　行動上の特徴

　症状は3歳までに生じることになっており，就学前後までは症状が華々しいことが多いが，年長になるにつれて残遺状態となることが多い。年長になって受診した場合は成長段階の行動について詳しく調べる必要がある。
　1歳くらいまでは手がかからなかった，あるいは這い這いした頃から大変だった，と記憶は分かれる。2歳まででは，刺激に対する極端な反応，人見知りがない，呼名回避，言語遅滞，偏食などがめだつ。就学までには，多動で迷子になる，玩具に興味を示さない，玩具を本来の目的に使わない，独り遊びを好む，形式的な遊びにとどまる，こだわりがめだつ，グルグル回っても目がまわらない，視線回避などがある。
　就学後は，一時的に安定期になるが，知的水準や言語遅滞の程度にもよるが，パニックが生じたり，睡眠障害がみられる。特に小学校高学年になると，男子では母親より体力が強くなるため，家庭や学校での対応が難しくなる。

3　疫学

1）病因

　現時点では，その本当の原因は不明であるが，前述した「心因論」は否定され，器質・機能的な問題がその中心であると考えられている。胎生期・周産期に何らかの問題の存在が考えられている。あるいは，感染症のあとで自閉症に特有な症状が出現することもある。また，通常の子どもと比較して，脳波異常やてんかん発作の出現率が高いことも，これらの考えを示唆している。
　臨床的経験からも，ことばの理解，物事の流れ，筋道の理解などの認知障害を認める。また，知覚の情報処理にも問題があり，これらの入力の障害が

自閉症に存在すると考えられている。事象関連電位の研究からは，注意の方向性の障害が指摘されており，脳の画像診断からは，大脳辺縁系や小脳の障害も示唆されている。

2）統計

最近の報告では，1/100〜2/100人とされており，男女比は3〜5対1で男子に多いとされている。PDDの約50％は知的障害を伴い，自閉症の75％は知的障害を伴うことも知られている。

4　鑑別診断

精神遅滞のないPDDは，多動がめだつため，注意欠陥(如)/多動性障害（ADHD：attention-deficit/hyperactivity disorder）との鑑別が求められるが，それにはコミュニケーションの障害や特有な常同・反復行動の存在について調べる。選択的な緘黙もコミュニケーションが成立しないが，特定の場面では会話上の問題をもっていない点が異なる。思春期以降に発症する統合失調症は，一部発達障害を抱えている場合があるが，多くはそれまでの発達段階を詳しく調べることで鑑別できる。

5　経過および予後

予後を支配する要素として，知的水準が重要であることが知られており，DeMyer（ド・マイヤー）は知的水準を中心とした機能別自閉症を報告した。①重度精神遅滞があり，言語交流が難しく，社会生活機能が低水準である低機能自閉症，②知的には軽度の遅滞であり，単語と簡単な日常会話が成立し，社会的認知の障害がある中機能自閉症，③知的水準には遅れはなく，コミュニケーション可能な言語をもち，通常教育可能なレベルの学力を有する高機能自閉症である。

低機能自閉症では，幼少児期から自閉症特有の症状が続き，通常の社会適応は難しく，年長になると，こだわり，自傷行為などのいわゆる強度行動障害を示すこともある。主として特別支援学校などに就学し，卒業後は知的障害施設に通所あるいは入所する場合が多い。

中機能自閉症では，やりとり可能な言語で，部分的に突出した知能をもつが，複雑な認知や情報処理は難しい。特別支援学級に通うことが多いが，思

春期以降,不適応に基づく心身症様の症状や精神症状を示すことがある。要求水準と現実能力の乖離があり,将来的には社会生活への支援が必要である。

高機能自閉症では,就学前後に障害に気づくこともあり,通常教育可能であるが,論理的思考や対人関係が成立しにくく,思春期以降に被害関係念慮や気分(感情)障害様症状を呈することも珍しくない。教育修了後の社会的自立に困難をきたすことがある。

Asperger症候群では,コミュニケーション上の問題は,一見めだたないが,高機能自閉症と同様に,協調性を要求される職場などに勤めると社会不適応をきたす。

6 対応

1)薬物療法

自閉症の原因は不明であるため,現在行われている薬物療法はほとんど対症療法である。てんかん発作や著明な脳波異常には抗てんかん薬が使用される。思春期以降に生じる,激しい自傷や興奮には抗精神病薬が主として投与される。激しい気分の変動には,気分安定薬,二次的に生じる抑うつや不安には抗うつ薬や抗不安薬が,睡眠障害には就眠薬などが用いられる。強迫的症状には,選択的セロトニン再取り込み阻害薬(SSRI:selective-serotonin reuptake inhibitor)を中心とした抗うつ薬が用いられることがある。

近年,問題になっているのは,思春期以降の高機能自閉症やAsperger症候群とされる子どもたちである。社会的不適応のなかから生じる幻覚・妄想様状態や気分変動は,環境や対応を調整することにより改善されることが多い。発達障害の存在を見落として,統合失調症や気分障害として多量の向精神薬を使用することは好ましいことではない。

2)療育

以前は,「早く治す」ことが目的とされ,特効薬と称される薬に飛びついたり,「どうしたら通常学級に就学できるか」に頭を悩ます保護者も多かった。最近は,「早く気づいて,療育を始める」方向に変わっているが,療育には時間も手間も必要とし,実際に行われている数少ない施設は混雑しているのが現状である。TEACCHプログラムの導入などにより,「自閉症は自閉症として,その子どもらしい生き方を求める」ようになりつつある。その前提と

して，個別計画の必要性が叫ばれ，教育では特別支援教育が導入されている。

　自閉症児が示すどんな行動にも意味があるはずで，わからないのは周囲の理解が不十分であるが故である。1人ひとりの行動特徴を理解して，どのような対応がいちばん社会不適応をきたさないかを考える必要がある。指示や教示がうまくいかないのは，設定が間違っているからであり，自閉症児にとって過剰な負担にならない選択をすることが重要である。また，学校，家庭，医療などが共通の認識に立って対応していなければ，自閉症児により大きな混乱をきたすこととなる。保護者を軸として情報共有を行う必要がある。

〔市川宏伸〕

3 学習障害

学習障害(LD)とは何か？

1 定義

LDは，通常3つの異なった意味合いで使われている。

1）教育用語としてのLD（learning disabilities）

知的発達が正常であるにもかかわらず，努力しても「聞く，話す，読む，書く，計算する，推論する」などのある特定の能力の習得と使用に著しい困難を示すさまざまな状態をさし，中枢神経系に原因があると推定される場合にいう。他の障害（視覚障害，聴覚障害，知的障害，情緒障害）や環境的な要因（文化的差異，不適切な養育・教え方）や心理面の問題によらないことが，前提である。

2）医学用語としてのLD（learning disorders）

医学的な分類では「聞く」，「話す」などの障害は，「コミュニケーション障害(DSM-Ⅳ-TR)」，「会話あるいは言語の特異的発達障害(ICD-10)」に含まれ，狭義のLDは「読む」，「書く」，「計算する」の3領域に限定され「読字障害」，「書字障害」，「算数能力障害」に区分される。

3）学習困難の意味としてのLD（learning difficulty）

学習習得に何らかの問題がある場合に広く用いており，精神遅滞，注意欠陥(如)/多動性障害（ADHD：attention-dificit/hyperactivity disorder）の不注意，広汎性発達障害（PDD：pervasive developmental disorder）の興味の限局からも起こりえる学習の困難さなど，すべてを含めて使用されている。

2 疫学

頻度は2～4％であるが，報告によりさまざまで16％にまで及ぶという説もある。男女比は4～5：1で男子に多い。

3 特徴

視覚，聴覚からの情報の受容，統合，表出のどこかに障害が生じている，一種の認知障害である。

1）狭義のLD(「読字障害」，「書字障害」，「算数能力障害」)
　a．読字障害(dyslexia, reading disorder)

(1) 音読の障害：教科書を読むのが苦手で，初めて出てきたことばや普段使わないことばが出てくると文節を区切って読めない。語や音を飛ばす。形の似た文字「る」と「ろ」を間違えて読んだり，文字を読み分けるのが苦手である。促音「っ」，拗音「きゃ，ちゅ」，長音「ー」の読み方が覚えられない。また，行を正確に追って読めず，同じ行を2回読んだり，行を飛ばしたりする。読んでいる箇所を見失う。読みの速度が遅い。
(2) 読解力の障害：内容を正確に理解できない。読んだことを再生できない。読んだ素材から結論や推論を引き出すことができない。文字を読むことができても，文章としての意味を読みとることができない。

　b．書字障害(dysgraphia, disorder of written expression)

文章を読んで理解する力はあるが，文字が書けない。また，文字をなかなか覚えられず，字が不正確。原稿用紙のますのなかに書けない，鏡文字(左右が逆になる)になったり，へんとつくりが逆になる。聞いて書くことができない。漢字の書きとりや作文が苦手である。促音「っ」や句読点をどこに書いていいかわからない。英語の場合，スペルを口頭で言えない，綴れない。

　c．算数能力障害(mathematics disorder)

標準的な算数操作を行うことが苦手である。算数用語や符号の理解に欠ける，数字を認識しない。数字を正しく並べることができない。算数計算の空間的な組み立てが下手である。物が何個あるか言えない。上下，高低，前後，遠近などの空間関係，方向や時間の概念も弱い。「繰り上がり，繰り下がり」が理解できない。時計が読めない。

　＊学習以外では，視知覚や空間認知に障害があるため，方向感覚が悪く，迷子になったり，電車の乗り換えができない。左右が覚えられないなため，靴を履き間違えたり，体操やダンスで皆と一緒に動けない。距離の感覚がな

いため，物や人にぶつかりやすい，球技などのときにも動けないなどがある。

4 診断

正常の知能にもかかわらず，特定のいくつかの領域の学習達成度が有意に遅れていることで診断される。DSM-Ⅳ-TR などの診断基準や WISC-Ⅲ などの知能検査，イリノイ言語学習能力検査（ITPA：Illinois test of psycholinguistic abilities），認知処理尺度，習得度尺度の側面から検査する K-ABC などの結果を用いて診断を行う。検査以外にも親や学校の先生からの日常生活の情報も参考になる。ほかの発達障害を合併していないかを評価することも重要である。

5 対応

本人は，努力しているのに報われないため，ほかの子どもにからかわれたり，いじめられたりして，自信を失い不登校になることも多い。本人の怠けで生じたものではないことを，本人も周りの人も理解して，努力していることを評価することが重要である。

学習面においては，視覚的あるいは聴覚的な認知，注意，記憶，書くことなど，どの過程の障害かを明らかにし，個々のパターンに応じた治療的教育を行う。また，保たれている能力を積極的に活用していく。

1）読むことが苦手な場合

教科書を読むのが苦手な場合，その行だけが見えるような枠のある定規を使ったり，紙などを当てて，行を読みやすくする。文字を指でなぞりながら読む，一緒に読んで正しい読み方を確認する。濁音，促音「っ」，拗音「きゃ，ちゅ」，長音「ー」などには強調する色をつける。視覚的に意味がわかりやすい漢字を使う。興味のあるテーマを教材に選ぶ。プリント類は，行と行の間のスペースを広くする，単語と単語の間をあける，ことばの途中で行を変えないなどの工夫も大切である。

2）書くことが苦手な場合

書字自体が苦手な場合，ひらがなであれば「よこ」，「たて」，「ぐるり」のように書くときの動きをことばにしたり，漢字は「立って木を見る親」のように

語呂合わせにして，聴覚的な手がかりも活用する。なぞり書きや漢字をへんとつくりに分けて理解させることも援助となる。書き写しが苦手な場合，黒板に書いてある文章を紙に書いて渡し，手元に置いて，見て書かせるようにする。促音「っ」の位置がわからない場合は，自分で声に出して読ませ，「っ」の位置を確認する。ほかのますよりも，小さくして書かせるなどの工夫もよい。文字がますからはみ出す場合，ますのなかに十字の点線が入っている紙を用意し，字のバランスをわかりやすくする。また，苦手な字を書くことにこだわらず，ワープロやパソコンを活用するのも有効である。

3）算数が苦手な場合

数の概念，操作に紙幣や硬貨，タイルなどの具体物を用いる。筆算の桁をそろえる。文章題では何の数を求めるのか図にして，ポイントをしぼる。大きい，小さい，多い，少ないの概念や物の分配など実際の経験を通して認識させる。

4）運動，技巧性に困難がある場合

身体の前後，左右の認識ができない場合，全身運動のとき指導者が正面に向き合ってると左右が反転してしまうため，横に並んで手本を示す。動きをことばにして聴覚的に補う。目印になるものを示して，方向を間違えないようにする。結ぶ，ちぎる，切る，投げるなどの行為を日常生活や遊びを通して経験して運動，技巧性の発達を促す。

LDに合併しやすい障害として，ADHDやAsperger（アスペルガー）症候群などがあり，その場合は，LD以外の特徴にも目を向けその苦手な面を補うための適切な手助けも必要である。また，薬物療法なども必要があれば行う。

6 おわりに

生活の大部分を学校で過ごす子どもたちにとってLDは，教育現場で発見されることが多い。事実，最近は，教育現場でも発達障害への関心が高まっており，教師が子どもの学校での様子から発達障害を疑い，専門機関への受診を保護者へ勧めるケースも増えてきた。しかし，保護者は「学校の教え方が悪い」などと学校側の責任を追及するケースも少なくない。一方で，家族の対応に問題があるようにみえることもある。この溝を埋めるためには，学

校側は，家族を非難せず，励まし，支援していくこと，家族としては，時間をかけて学校側と話し合い，子どもの特徴を正しく理解していくことが重要である．

大切なのは，子どもの状態を正確に理解したうえで，子ども自身がもっている能力や適性を伸ばし，いかに社会に適応させてあげられるかである．その過程では，保護者や教師が協力しあい，誰よりも深く子どもを理解し，自分たち自身がその指導の輪に参加することが必要不可欠である．

LD児における学業上の困難，行動上の問題は長期にわたる治療的関与を必要とする．実際には，学校も家族もそれぞれに抱え込んでしまうケースが多い．専門家に相談できる体制をつくっていくこと，すなわち，学校と医療の連携は今後，最も重要な課題であろう．

余談

世界的に名を知られている著名人のなかにもLDだったのではないかといわれている人はたくさんいる．芸術家では，ロダン，レオナルド・ダ・ヴィンチ，パブロ・ピカソ，科学者ではアインシュタインやエジソン，政治家ではイギリスの首相であったチャーチル，作家ではアンデルセンやアガサ・クリスティーなど．ハリウッド俳優のトム・クルーズやロビン・ウィリアムズなどが有名である．

〔鄭　理香〕

■ 参考文献

1）市川宏伸，内山登紀夫，広沢郁子：子どものこころのケア．永井書店，2004
2）高山佳子：LD児の認知発達と教育．川島書店，1998
3）上野一彦：教室のなかの学習障害．有斐閣新書．有斐閣，1984
4）上野一彦：LDとADHD．講談社，2003
5）太田信子，田畑友子，西岡有香・他：LD児サポートプログラム：LD児はどこでつまづくのか，どう教えるのか．日本文化科学社，2000
6）内山登紀夫：ふしぎだね!? LDのお友達．ミネルヴァ書房，2006

4 多動性障害

　現在の精神科医療では，国際的に取り決められた項目をいくつ満たすかで診断をする「操作的診断基準」が一般的に用いられる。これには世界保健機関（WHO；World Health Organization）が定めた ICD（International Classification of Diseases）-10 と，米国精神医学会が定めた DSM（Diagnostic and Statistical Manual of Mental Disorders）-Ⅳ-TR がある。ICD-10 と DSM-Ⅳ-TR では疾患の枠組みが若干異なる部分もある。本項の題字となっている「多動性障害」は ICD-10 での疾患名になるが，この項での説明においては「注意欠陥（如）/多動性障害（ADHD：attention-deficit/hyperactivity disorder）」とほぼ同義ととらえて読んでいただきたい。

1　歴史

　注意散漫な，あるいは落ち着きがなく衝動的な子どもについては，欧米を中心にかなり以前から報告されてきた。そして 1920（大正 9）年頃からは，当時流行していた脳炎の後遺症研究を通じて，不注意，多動，衝動性といった状態像が何らかの脳機能障害と関連しているという議論が広がり，「微細脳機能障害（MBD；minimal brain dysfunction）」概念が提唱されるに至った。しかし，脳機能障害の具体的な内容や症状との関連性，そしてそれを裏づける確かな証拠は医学的検査では明らかにすることができないことから，MBD 概念は徐々に衰退していった。そのような経過をたどり，現在では前述の ICD-10 や DSM-Ⅳ-TR といった操作的診断基準によって，症状面での特徴をとらえて疾患が定義されている。

2　診断・評価

　診断の方法としては，さまざまな評価尺度や診断ツールが開発され提案されているが，誰でも正確な診断に至るというものはなく，診断基準やそれらのツールを参考にしながら，聞きとりや行動観察を通して総合的に判断していく方法が一般的である。

1）診断基準

　前述の ICD-10，DSM-Ⅳ-TR いずれの診断基準もそうであるが「不注意」，「多動性」，「衝動性」の3領域が重視されていて，各領域に特徴的な内容が診断項目としてあげられている。例えば，「不注意」については「忘れ物・なくし物が多い」，「ケアレスミスが多い」，「作業に集中できない」など，「多動性」については「着席できない」，「座っていてもじっとしていられない」など，「衝動性」については「質問が終わらないうちに答える」，「順番が待てない」などが含まれている。そして「9項目のうち6項目以上が6か月間持続」というように，基準として定められた数の項目が一定期間持続して認められ，それによって社会生活に明らかに著しい障害をきたしていることが診断に必要とされる（量的・質的な面での症状としての妥当性・持続期間）。その他にも，症状の出現が7歳以前であること（発症時期），症状による障害が2つ以上の状況で存在すること（症状の出現状況），広汎性発達障害（PDD：pervasive developmental disorder）や他の精神疾患の症状としてはうまく説明できないこと（鑑別疾患の除外）などについても条件として満たす必要がある。

2）親・教師からの情報を得る

　まず，今みられている症状が，同年齢の他者と比較して異質のものであるか，頻度が多い，または程度が極端に強いか，繰り返し修正を促しても同じような失敗が続いてしまうことがあるか，どのような状況で起こっているか（学校ではどうか，家庭ではどうかなど）などを検討する。より正確で客観性をもった情報を得るには，親だけでなく教師などからも話を聞けるとよい。成績表やテスト，作文や絵などの課題などの資料も参考になる。

3）発達歴・生活歴―広汎性発達障害（PDD）の有無

　発達歴や生活歴についての詳細な情報収集が必要不可欠である。「今このような症状がある」というだけでは診断するための情報としては不十分で，いつ頃から症状があったのか，症状そのものだけでなく発達歴や生活歴全般にわたってどのような経過をたどってきたのかを把握しなければならない。そして，この過程において意識するべきことの1つはPDDの存在の有無である。特に幼少時には多動や不注意などの症状は気づかれやすいため「ADHD」と診断され，社会性やコミュニケーション，こだわりといったPDDに特徴的な症状が見逃されているケースが少なくない。しかしPDD

の有無に気づくかどうかで対応の仕方にも大きな違いが出てくるので注意が必要である．なお，ICD-10 でも DSM-Ⅳ-TR でも，診断基準上は PDD の診断がつく場合には ADHD の診断はつけられない（PDD が診断として優先される）約束になっているが，実際の臨床では ADHD と PDD 両方の特徴をもっていると理解せざるをえないケースも多い．また，養育環境についての情報収集や，発達・知能検査を用いて知的発達の評価もしておかなければならない．例えば，虐待を受けている子どもは多動や気分変動がめだつし，知的発達の遅れ（精神遅滞）が集団での適応をより悪化させてしまうこともあるからである．

4）鑑別診断

鑑別疾患については，前述の PDD，虐待に由来する反応性愛着障害，精神遅滞のほか，うつ病や躁うつ病，不安障害などの精神疾患があげられる．また，頻度は多くないものの，てんかんや脳腫瘍，一部の代謝性疾患などの身体疾患が ADHD 様の症状を呈することもある．また，学習障害（LD），チックなどの併存しやすい精神疾患や，ADHD の症状と生活環境との相互作用による自己評価の低下などに由来して二次的に生じる反抗挑戦性障害，行為障害（素行障害），強迫性障害（OCD：obsessive-compulsive disorder），その他の不安障害などの併存障害もあるので評価が必要である．

いずれにしても，「診断」はその後の本人・家族への治療・支援に役立つ「評価」として生かされていくべきものであり，単なるラベル貼りであってはならないことはいうまでもない．

3 病因

病因については現時点では不明である．例えば大脳全体の容量，もしくは脳の一部の容量の大小や形態異常についての研究，さまざまな脳部位の活動性について検討した研究などが行われているが，一貫した結果は得られていない．また，中枢刺激薬が部分的に効果を示すという臨床的な事実や，動物実験の結果などから，神経伝達物質（神経細胞が情報を伝達していくための「ホルモン」）のバランス異常などの仮説も提起されている．いずれにせよ，何らかの脳機能障害が症状の背景に潜んでいると一般的に考えられている．このことは，症状が本人の心掛けや努力の不足，家族のかかわりのまずさが原因と考えることが誤りであることを意味している．

4 対応

1）無理を強制しない。本人のことを「理解する」こと

　ADHDを根本的に「治す」方法は今のところは残念ながら「ない」というのが現実である。しかし，この大前提を理解しておくことはとても大切なことである。このことを無視して「治そう」，「症状をなくそう」と本人に無理を強制していたり，そんなつもりはなくても周囲が知らず知らずのうちに本人に負担を強いていたりすることが意外に多いように思われる。例えば，行動療法において設定している目標が本当に合目的であるか，レベルが高すぎないか，一場面では支援しながらパニックやトラブルを起こすときにはがまんさせてばかりだったり，きつく叱ったり，一貫性のない対応をしていないかどうかなど，支援する側は常にわが身を振り返る必要がある。何よりも大切なことは，親や学校関係者，医療関係者など本人にかかわる周囲の人間が，本人のことを「理解する」ことであり，またその理解を皆で共有していくことである。

　疾患について「知っている」ことと，症状を含めた本人の特性を「理解する」ことは別問題である。何気なくみている本人の行動がADHDの症状とどう関係しているのか，自己評価の低さや挫折感，周囲との関係悪化などが招いた二次的な症状と関連しているのか，起こっている問題に対していつ誰がどのように介入することが望ましいのかなどを考えるために，診断・評価の過程を入念に行っていくことが非常に重要なのである。そしてそのことが本人に適した具体的な対応方法を見つけることにつながる。サポート体制の整備と事前に十分な検討を重ねたうえで，本人にも自身の障害特性について認知してもらい，周囲と協力しながら治療に参加してもらえることが望ましい。

2）本人が安心できる場所（＝信頼できる大人）を確保する

　注意しておくべきは，症状と周囲の環境との相互作用で生じる二次的な精神障害である。自信や意欲を失いやすく，自己評価が低くなりがちであるため，不安や抑うつを生じやすい。その点に配慮して，本人が安心できる場所（＝信頼できる大人）を確保していくことが大切である。周囲が本人のことを理解し，好ましい行動に注目して褒めるかかわりを積み重ねることが，本人の自信回復へとつながり，二次的な問題を予防していくことが可能になっていく。もちろん，一次的なものであれ二次的なものであれ，すでに併存障害

があれば，それに対しての理解や対応の工夫，治療も行っていかなければならない。

3）薬物療法について

一部の症状に部分的な改善を期待できる治療法がいくつかある。薬物療法，行動療法や社会技能訓練（SST：social skill training），遊戯療法，個人・集団精神療法などであるが，ここでは薬物療法について少し説明を加えておく。

集団適応困難，多動，衝動性亢進を改善するための薬物療法として，わが国では塩酸メチルフェニデート製剤（リタリン®）が長く用いられてきたが，依存性や乱用などの問題から，適応症として睡眠障害の1つであるナルコレプシーに厳しく限定されることになり，ADHDの治療においては用いることができなくなった。そのリタリン®に代わって登場したのが塩酸メチルフェニデート徐放剤（コンサータ®）である。コンサータ®は「小児期におけるADHD」が適応症となっているが，処方できるのはコンサータ®錠適正流通管理委員会（http://www.ad-hd.jp/）が主催する適正使用に関する講習会を受講して登録された医師に限定されている（納入，調剤についても登録された医療機関・薬局に限定されている）。

対象年齢は6歳から12歳（米国では13歳から17歳への適応も承認されている）。投与量は1日18〜45 mgを維持用量として最大でも1日54 mgまでである。作用は服用後12時間継続すること，副作用として不眠があることから，午後の服用は避け，1日1回朝に服用する。薬の効果や副作用などを評価したうえで，生活状況に応じて休薬日を設定することが望ましい。不眠のほかの副作用としては食欲低下，体重減少，頭痛，腹痛，悪心などがある。また，けいれん閾値を低下させたりチックを悪化させることがあるため，てんかんやチックの既往歴・家族歴がある場合には慎重に投与する必要がある。

その他，ADHDを適応症とした薬剤として2009（平成21）年6月にアトモキセチン（ストラテラ®）が発売された。また，主に多動・衝動性の改善目的で，リスペリドンなどの抗精神病薬や，抗てんかん薬であるカルバマゼピンが用いられることもあるが，効果は一定しない。

いずれの薬剤においても使用する目的についての患者・家族・学校との共通理解，定期的な効果判定，使用継続の定期的な検討を怠らないようにするべきである。特に，患者である子どもにとって「薬を飲む」という行為そのも

のがどのような意味をもつのかについては十分に配慮し対応する必要がある。薬物療法の必要性について，子どもに対して十分に説明がなかったり，診断や問題行動を理由にするだけでは，たとえことばには出さなくても子ども本人は「自分が悪いんだ」と認識してしまう危険があり，薬物療法の導入そのものがさらに自己評価を下げてしまうことにもつながりかねない。そのようなことを防ぐためにも，薬物療法に偏らない多面的なアプローチで，本人が治療継続に対して有効性を実感できるようにすることで信頼関係を構築し，本人にとって「活用できる一手段」として薬物療法を位置づけられるように導入していくことが重要である。

（成田秀幸）

5 行為障害(素行障害)

1 行為障害とは

 「行為障害(素行障害)」といわれるとあたかもそうした単一の精神疾患があるように感じられるが,DSM-Ⅳ-TRに記載されている行為障害の診断基準には「他者の基本的人権または年齢相応の主要な社会的規範または規則を侵害することが反復し持続する行動様式」と書かれており,決して特定の精神疾患をさし示しているわけではない。実際に上記の文章に続く診断基準の項目自体にも精神的特徴や精神症状の記載はなく,暴力,破壊行為,盗み,無断外泊などの反社会的な行動が羅列されているのみである。
 では,なぜこのような精神障害らしからぬ診断分類が精神医学の領域で扱われているか不思議に思われるだろうが,現実的な対処能力の低い子どもでは精神的な葛藤が反社会的行動の形で表出されることが少なからず認められることと,実際に子どもの反社会的行動の問題が大きいことがこうした診断分類の必要性を生み出しているといえるだろう。
 とりあえず「行為障害」とは,攻撃的行動,反社会的行動,逸脱行動によって特徴づけられる症候群であり,実際には多様な病態が含まれていると考えておくのが妥当だろう。なお行為障害は,ICD-10においては社会的な広がりに着目して家庭限局性行為障害,非社会性行為障害,社会性行為障害に分類されており,DSM-Ⅳ-TRにおいては発症年齢と予後との関連に着目して小児期発症型と青年期発症型に分類されている。

2 疫学的特徴

 先に,行為障害という診断の必要性は実際に子どもの反社会的行動の問題が大きいためだと述べたが,統計上,行為障害は思春期に発症する精神障害のなかで最も頻度の大きい障害の1つである。米国における調査結果ではあるが,行為障害の平均発症年齢は男子で10歳から12歳,女子で14歳から16歳,有病率は18歳以下で男子の6~16%,女子の2~9%といわれている。
 行為障害の病因としては社会経済的な恵まれなさ,家庭内の不和や離婚,

虐待を含む親の不適切な養育などの心理社会的要因が大きいといわれている。一方で発達障害である多動性障害との関連の深さが指摘されており，報告によっては多動性障害の40～50％は行為障害を合併するともいわれている。さらには多動性障害の一部から行為障害，さらには反社会性パーソナリティ障害(人格障害)へと反社会的行動がエスカレートしていく一群があると指摘する専門家もいる。もっとも虐待を受けた子どもが，一見多動性障害様の状態を呈することはしばしば認められ，また多動性のある子どもは養育の困難さからそれだけ虐待を受ける危険性が上がることも予想される。そのため，多動性障害がすなわち行為障害につながると単純に考えるのは危険であろう。

3 精神的特徴

　診断基準には含まれていないものの，行為障害ではある程度共通した精神面での特徴が認められる。
① 衝動性の高さ(向こう見ず)。
② ストレス・不満への耐性の低さ(がまんがきかない)。
③ 自尊心・自己評価の低さ(なげやり，捨て鉢)。
④ 言語的表現力の低さ(口下手)。
⑤ 共感性の低さ(自分本位)。
　こうした特徴が生じる原因は知的な問題であったり，多動性障害によるものであったり，養育環境・生活環境(特に虐待)の問題であったりさまざまであると考えられる。いずれにしてもこうした特徴が反社会的行動を生み出していることは確かであり，治療上はこうした不適応的な特徴を改善させていくことが重要となっていく。なお，行為障害では気分(感情)障害，不安障害，薬物乱用といった精神障害が合併しやすいことも知られているが，こうした精神障害の合併に関しても行為障害の精神面での特徴が大きく影響していると考えられる。

4 家庭内での行為障害

　「行為障害」と一括りになっているが，家庭内のみで起こる行為障害では他の場合と少し違った特徴が認められる。わが国では「家庭内暴力」という用語が一般的に用いられるが，欧米で「家庭内暴力」といえば夫から妻や親から子

どもへの暴力をさし，わが国で多い子どもから親への暴力はあまり一般的ではない。ICD-10でいう「家庭限局性行為障害」がまさしく日本流の「家庭内暴力」をさす分類となっている。

家庭限局性行為障害の典型的なパターンは，もともと対人関係が苦手で社会適応力が低い子どもが，環境的な負の要因や挫折体験を経て引きこもりがちとなり，社会のなかでうまくいかないことによる葛藤を家族への暴力として表出するといったものである。大きな挫折体験のない場合は，引きこもるまではいかず，外でのストレスをうまく発散しきれず家で暴力として表出するという例も多い。対人関係の苦手さは大きな要因であり，そのため対人関係での問題が起こりやすい広汎性発達障害（PDD：pervasive developmental disorder）に合併する例がしばしば認められる。

家庭限局性行為障害の特徴は暴力とともにべたつき，すがりつき，幼児返りといった過剰な甘えが認められることである。そのため甘えやすい相手，すなわち母親が暴力の対象となることが圧倒的に多い。家族に甘えを向けられるくらいであるから，家庭自体に養育上の問題があることは実は少なく，この点も他の行為障害と大きく異なる点である。ただ，父親の役割の重要性は以前よりいわれており，父親が単身赴任などで家を離れた途端に家庭内暴力が悪化する例もよくみられる。強い甘えの結果，乳幼児期のような一体感を求められる母親と比べて，父親はより第三者的に子どもと接することができ，実際の家庭限局性行為障害への対応でも父親の存在が状態改善のための鍵として重要である。

5 治療

行為障害が単一の疾患でない以上，行為障害に対する治療もかなり個別性が高くなる。医療的な関与としては，衝動性や攻撃性に対しての抗精神病薬や気分安定薬による薬物治療がある程度有効であると考えられているが，主体となるのは先に述べた精神面での特徴に対する治療的対応，つまりは精神療法や行動療法による適応的な社会的スキルの習得と，問題となる行動の修正である。

ただし，行為障害の治療において何よりも大切なのは，本人が入り込んでしまって抜けられない不適切な環境から離してあげることであろう。不適切な環境にそのままとどまることは，仲間関係や実践から問題行動をさらに学習してしまう可能性があり，また反社会的行動を続けることで，ただでさえ

低い自尊心や自己評価がなお一層下がっていく可能性があるため，不適切な環境から離すことの治療的意味は非常に大きいのである．まずは本人を不適切な環境から離し，新たな環境において治療的対応を通じ，社会のなかで自分が十分に受け入れられるという実感をもたせ，自尊心や自己評価を高めていくことが行為障害に対する治療の大きな目標となる．

　ただ，不適切な環境から離すという点に関して医療だけで対応していくには限界が大きい．実際の行為障害への対応を考えると地域，司法，福祉，教育など医療以外の機関が対応の主体となっていることがほとんどであり，そうした各機関と連携して治療にあたっていくことが非常に重要となる．

（成重竜一郎）

6 分離不安障害

　分離不安とは，子どもが自分の養育者(主に母親)から離れる際に示す不安一般をさす。静かに遊んでいた幼児が，母親の不在に気づいてパニック状態に陥ったり，朝，保育園や幼稚園の門の所で母親と別れられずにごねたりするのは，この分離不安やそれに伴う怒りの現れである。ただし分離不安が生じること自体は決して病的な現象ではなく，むしろ正常な精神発達に不可欠な一過程と考えられる。

1 愛着から分離へ

　生まれたばかりの赤ちゃんは，母親に全面的に依存して生活している。成長するにつれて，独りで遊ぶことができるようになり，家族以外の人間とも交流をもつようになる。その背後にはどんなこころの発達が隠されているのだろうか。

　子どもが母親から離れて独り立ちする心理的なプロセスを，心理学では分離―個体化過程(separation-individuation process)と呼び，誕生直後から3歳前後まで続くものと考えられている[1]。赤ちゃんは当初，自他の区別のない世界に住んでいて，母親を1人の人間としては認知していない。次第に自分自身とそれ以外の区別がつくようにはなるが，例えば，母親の腕は「腕それ自体」として扱われていて(＝部分対象)，母親という特定の個人に属しているとは認知されていない。

　徐々に赤ちゃんは，腕だけでなくオッパイやお腹も「母親」という1人の人間のものらしいと理解できるようになる(＝全体対象の成立)。こうして赤ちゃんは母親に対するさまざまな情緒を経験し始める。赤ちゃんは母親の不在に敏感となり，初めて「分離不安」を抱くようになり，見知らぬ人に「人見知り」感情を経験する。これが生後6か月から1年の間に起こるとされている。

　分離不安は1歳代後半にはほぼ治まると考えられるが，そのためには母親との間に安定した愛着(attachment)が形成されていることが前提とされている[2]。別の言い方をすれば，母親との間によい関係が成立していないと分離不安が克服されず，その後の分離―個体化過程に影響を及ぼす。母親に十

分愛着ができた子どもは，自分のこころのなかによい母親のイメージを保持することができ，独りでいても不安を経験しなくてもすむ(＝独りでいられる能力の成立)[3]。

2 分離不安障害

4, 5歳を過ぎても「親離れ」が難しく，いつも母親にくっついていないと不安という子どもは，問題になってくる。幼稚園に行く時間になると熱が出たり吐いたりする子どももいる。こうなると日常生活がかなり障害されるので，単なる分離不安というより「分離不安障害」と呼ぶのがふさわしい。小学生になってから分離をめぐる障害がはっきりと出てくる子どももいる。小学校低学年にみられる不登校のケースには，少なからずこの分離不安障害が含まれている。

小学校低学年にみられる分離不安障害は，多くは軽症で(余計な治療をしなくても)自然に治っていくことが多いようである。しかし，一部の重症の子どもたちは，その性格のなかに分離にまつわる障害を刻みこんで成長する。こうした子どもたちは他者との間に安定した対人関係を築けないことが特徴で，こうなると単なる分離不安障害とは呼べず，パーソナリティ障害(人格障害)や精神病への発展が懸念される〔パーソナリティ障害および統合失調症の項を参照(198，236頁)〕。

最近の中学生のなかには，学校での人間関係にうまく適応できずに不登校になると，家で退行して母親に妙に甘えたり，逆に横暴に振る舞ったりする子どもがいる。彼らは家庭の外に目を向けようとはせず，ひたすら分離不安を回避しようとする。こうしたケースは通常の分離不安障害よりは介入に工夫が必要だが，パーソナリティ障害(人格障害)や精神病ほど病状が固定しておらず，環境調整が奏効することが多い。思春期の発達課題をうまく達成できずに退行し，分離不安が再燃しているものと考えられる。

3 診断

分離不安障害を疑ったら，まずは丹念に生育史を聴取する。そのとき，分離についての節目となるポイント，例えば「離乳がスムーズだったか」，「後追いは激しかったか」，「いつ頃から母親が傍にいなくても遊べるようになったか」，「初めてのお留守番はいつ頃か」，などに焦点をあわせる。

家族の病気，両親の不和・離婚，転居，弟や妹の誕生など，家族全体の安定を揺るがすような出来事と，それに対する子どもの反応も大切な情報である。母親の気持ちが落ち着かず，子どものほうに向かわないと，子どもは十分に愛着することができないので，なかなか安心して分離することができない。「こっちも見て！」と主張できる子どもならよいのだが，「手のかからない子」と思われていても，実際は分離が不十分にしか達成されていないということがよくある。

母親自身はどんな性格なのか。例えば，子どもが自分の思うとおりに行動すれば褒め，そうでなければ無視するような母親ではないか。そうなると子どもは自分だけの世界をつくることを許されず母親から離れていけないし，自分だけの世界をもたないため他者との間に安定した対人関係を築くことができない。

不登校の場合は，学校での様子を聞くことが大切になる。軽症の場合，学校生活への適応は問題がないことが多い。本人も学校に行きたいと思って準備しても，いざ家を出る段になると急にその気がなくなったり，頭痛や腹痛に襲われたりする。重症になると学校での生活自体もうまくいかない。

子どもが不登校に陥ったときの母親の対応もみておきたい。母親自身が「子離れ」できず，子どもの問題と自分の問題の区別ができないと，子どもの自発性の芽を摘むことがある。母親は必死に子どものことを考えているようでいて，実は子どもが自分から離れ，独自の考えをもち行動することを認めない。例えば，誰かが学校に誘いに来てくれるという話があっても（子どもに相談もせず），「誘いに来られたらかえって学校に行きにくい」と勝手に心配して断ったりする。

診察室での母親と子どもの様子も重要な情報を与えてくれる。子どもは母親とどのくらい離れて座っているか。子どもは母親に頼らずにきちんと話ができるか，それとも何か聞かれるたびに母親に答えさせようとするのか。そのとき母親はできるだけ黙っていて子どもに話をさせようとするのか，それとも子どもに一言も話をさせずに自分が答えてしまうか。どれも母子の関係について大事な情報を提供してくれる。

4 治療

軽症の場合は，治療する側としての理解を母親に伝えて安心させることがまずは大事である。たいていの母親はなかなか子どもが自分から離れてくれ

ないので内心うんざりしているが,「もしかしたら自分に責任があるかもしれない」と心配もしている。こちらが母親の苦労話に耳を傾け,「御心配でしょうが,必ずよくなりますよ」と保証することが大事であろう。そのうえで徐々に「親離れ」を促す具体的な方法を一緒に編み出していくことになる。年齢によっては当然本人にも参加してもらう。子どもの発達に理解のあるカウンセラーを知っていれば紹介するのもよいだろう。もちろん,より重篤な障害が疑われる場合は,子どもの精神科の受診を勧めたい。

(鈴村俊介)

■ 参考文献

1) MS. マーラー・他(著), 高橋雅士, 織田正美, 浜畑 紀(訳):乳幼児の心理学的誕生—母子共生と個体化. 黎明書房, 2001
2) J. ボルビィ(著), 黒田実郎, 横浜恵三子, 吉田恒子(訳):母関係の理論, Ⅰ—Ⅲ. 岩崎学術出版社, 1976-1981
3) DW. ウィニコット(著), 牛島定信(訳):情緒発達の精神分析理論. 岩崎学術出版社, 1977

7 小児期に特有な社会機能の障害

本項は ICD-10 の分類に基づいており，DSM-Ⅳ-TR の分類とは異なる点がある。

「選択性緘黙」，「反応性愛着障害, reactive attachment disorder of childhood」，「脱抑制性愛着障害, disinhibited attachment disorder of childhood」が含まれている。

「社会機能, social functioning」は「個人機能, personal functioning」の対語で，集団内など社会的場面における能力をさす。

1 選択性緘黙

1）受診動機

社会参加の始まる幼稚園や小学校入学を機に指摘され，小児科を受診することが多い。家庭ではコミュニケーションに支障がなかったり，外でも「単に大人しい子」とみなされて問題が発覚するまでに時間のかかることがある。

2）診断

① 言語の理解や表現の能力は年齢相応にある。
② 家族などの前ではほぼ支障なく話せる。
③ 集団など特定場面で話せなくなる。
- 一時の緊張によるものではなく，長期間(4週間以上)続く。
- 診察時はほとんど話さないことが多い。保護者や担任など，周囲からの聴取が重要である。
- 一見無関心なようでも，他者の話はよく聞いていることが多い。初診時は本人の気持ちを傷つけないような情報聴取にとどめ，2回目以降に本人がいない状況で詳細を聴取する。

3）原因

① 徐々に始まることが多く，気づくのも遅れがちなため，原因やきっかけははっきりしないことが多い。
② 話し方を同級生に笑われたり，教師に注意を受けたなどの外傷体験を，

後になって本人が話すこともある。
③ 性格傾向は内向的，対人緊張が強い，頑固，年齢に比べ幼い印象など，分離不安との関連が指摘されている。
④ 家族にも幼少時同様の症状があったなど，遺伝的背景が一部認められる。
⑤ 同居の祖父母からの干渉が強い家庭に多い，との指摘がある。

4）鑑別

① 聴力障害，脳器質性疾患。
② 転換症状としての失声。
③ 言語に特異的な発達障害（学習障害）。
④ 広汎性発達障害（PDD：pervasive developmental disorder）。

5）合併症

分離不安障害，神経症，恐怖症，強迫性障害（OCD：obsessive-compulsive disorder），チック症，統合失調症の前駆症状である可能性もある。

6）検査

心理検査〔Wechsler（ウエクスラー）児童用知能検査；WISC，文章完成法テスト；SCT など〕は鑑別診断に有用だが，検査場面では不安や緊張が強まって余計喋らなくなるので難しいことが多い。描画など，話さなくてもよい検査や心理療法を行いながら，検査者との関係が安定して本人にゆとりが出てきた段階で行うのが望ましい。

7）治療・経過

ほとんどの場合予後は良好である。しかし，改善には時間がかかるため，家族・治療者とも焦らず「待つ」ことが必要になる。喋らせることを治療の第1目標にはしない。大切なのは，自己表現に対する不安を取り除くことである。創作やスポーツなど，ことばを介さなくてもできる交流の場を提供したり，失敗や他者に笑われることに慣れさせていく。

心理療法としては，ことばを使わずにすむ遊戯療法や作業療法が用いられる。本人の不安が強いうちは家族も参加したり，家族のカウンセリングを行うこともある。

薬物療法は，緊張を和らげたり抗強迫の目的で，抗不安薬や抗うつ薬（SSRI）を使用することがある。

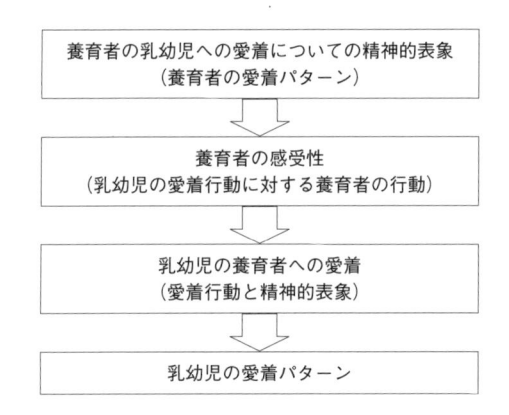

```
┌─────────────────────────────┐
│ 養育者の乳幼児への愛着についての精神的表象 │
│     （養育者の愛着パターン）      │
└─────────────────────────────┘
              ↓
┌─────────────────────────────┐
│       養育者の感受性            │
│ （乳幼児の愛着行動に対する養育者の行動） │
└─────────────────────────────┘
              ↓
┌─────────────────────────────┐
│     乳幼児の養育者への愛着        │
│   （愛着行動と精神的表象）        │
└─────────────────────────────┘
              ↓
┌─────────────────────────────┐
│     乳幼児の愛着パターン         │
└─────────────────────────────┘
```

図14 乳幼児─養育者の愛着関係についての理論モデル
(Van I Jendoon, 1995 を一部改変)

二次障害として，他者と話す機会が乏しいことから，会話能力や人間関係力の発達，学業に遅れの生じることがある．

2 愛着障害

1）愛着（attachment）

乳幼児が，母親など特別な関係の人との間に形成する，強い愛情の「絆」のこと．

乳幼児が特定人物の後追いをしたり，離れると泣き出したり，遊んでいても急に戻ってきて接触を求めたりするのは，「愛着行動」と呼ばれ，その人物への愛着が形成されている証拠である．

この絆が安定している，という確信があることで，乳幼児は「安全感・安心感」を得られる．これは，以後の人生における対人関係パターンの基礎となる（愛着パターン）．

図14のように，愛着パターンは世代間で連鎖する．

愛着障害とは不適切な愛着パターンしかもてない状態のことである．

2）受診動機

家庭から専門機関に相談がくることは少ない．福祉の問題として，児童相談所や保健所の健診を経由して受診することが多い．

3）診断

　適切な愛着を形成できない環境下で育てられた子どもは，程度の差はあれ何らかの「愛着パターンの問題」をもつと考えることができる。これは，重度の場合を除けば，社会参加の機会増加や子育てをする立場になり，周囲もしくは本人が意識するまでは明らかにならない。一般には単なる性格傾向と考えられやすい。よって正常範囲との境界は曖昧になる。
　愛着障害は2種類に分類されているが，以下の点は共通する。
① 乳幼児（5歳未満）。
② ほとんどの状況下で持続的。
③ 障害され未発達な対人関係しかもてない。
④ 適切な愛着が形成されないために起こる。
⑤ 発達障害など他の障害によるものは除外される。
　（ただし合併していることは多い）

- 大人と1対1の診察場面では，ほぼ年齢相応のやりとりが可能だが，同年代集団内など生活場面では，適切な対人関係をもつことができない。よって集団内観察が必要である。
- 診断に原因が含まれていることが特徴である。
- 正式な診断には児童精神科医の診察が必要だが，青木らが2005（平成17）年に作成した 愛着行動チェックリスト（ABCL；attachment behavior check list）や，愛着障害チェックリスト（ADCL；attachment disorder check list）は，愛着行動の測定や愛着障害の判定として，施設職員など他職種でも使える。

3　反応性愛着障害（DSM-Ⅳの抑制型）

① さまざまな社会的状況下（特に別離や再会）において，近づきたいのに避ける，上手く甘えられないなど，両価的で矛盾した反応を示す。
② 警戒心・恐怖心が強い，攻撃的，自尊心が低い，情緒的反応が乏しいなどの情緒障害を伴う。
③ 同世代の子どもとの交流に関心はもつが，上手く一緒に遊ぶことができない。
④ 身体的発達不全を合併することもある。
⑤ 乳幼児期に，母親またはその代理人から適切な養育（情緒的，身体的）を受けられなかった（虐待），すなわち愛着をもつ対象が存在しなかったこ

とが原因。
⑥ 適切な養育環境におかれることで，改善される。

4 脱抑制性愛着障害(DSM-Ⅳの脱抑制型)

① 選択的な愛着を示せない。例えば相手構わず誰にでもしがみついたり(2歳頃から)，常に注意を引こうとしたり，無分別に親しげな行動をとる(4歳から)。
② 集団内での交流時は他者と調子をあわせられない。
③ 施設入所などで頻回に養育者が変わる環境におかれていたことが原因。
④ 環境が変化しても改善されにくいが，安定した養育環境を提供すること，対人関係のルールを教えていくことは，社会適応力の向上に有効である。

1）鑑別
a. 広汎性発達障害(PDD)

① 反応性愛着障害(抑制型)との鑑別が困難な場合がある。
② 言語発達の質的な異常，環境変化により改善しないなど。

b. 注意欠陥(如)/多動性障害(ADHD：attention-deficit/hyperactivity disorder)

① 脱抑制性愛着障害(脱抑制型)との鑑別が困難な場合がある。
② 対人交流は可能である。

2）合併

① 解離性障害：虐待による。
② 発達障害：虐待のハイリスク群。

3）治療

① 乳幼児の愛着パターンの改善，また，虐待の予防や解消目的で介入する場合，図14の3つの要素のいずれかが対象となる。
② 過去の研究から，乳幼児個人を標的にした治療は，最も効果が低いとされている。例外は乳幼児に外傷後ストレス障害(PTSD：post-traumatic stress disorder)が生じている場合で，これは遊戯療法の適応と考えられている。
③ 養育者の精神的表象を標的にした介入では，乳幼児―親精神療法を行う。

④ 養育者の感受性改善のためには，発達ガイダンスなど支持的・教育的介入を行う。
⑤ 深刻な虐待により本人の生命や精神が危険な場合は，児童相談所が養育者から分離する(施設入所など)。その後は関係改善を確認しながら再統合をはかる。
⑥ 愛着障害が疑われたからといって，証拠もなしに虐待の存在を指摘するのは尚早かもしれない。しかし，子どもにかかわる職業人は，詳細な情報を得，他者と連携し，介入の機会を逃さぬよう監視を続けることで，その子どもの状況を放置または悪化しないよう努める必要がある。

(江尻真樹)

■ 参考文献

1) 田中　哲：緘黙・吃音．松下正明，牛島定信，小山　司・他(編)：児童青年期精神障害．臨床精神医学講座11．pp203-209，中山書店，1998
2) 大井正己：選択緘黙症．臨床精神医学15(6)；950-953，1986
3) 青木　豊：被虐待乳幼児に対する愛着に方向付けられた治療についての研究．相州メンタルクリニック中町診療所，2005
4) 渡辺久子：母子関係障害．松下正明，牛島定信，小山　司・他(編)：児童青年期精神障害．臨床精神医学講座11．pp319-225，中山書店，1998
5) 杉山登志郎：子ども虐待という第四の発達障害．学習研究社，2007

8 チックと Tourette 症候群

1 運動性チックと音声チック，単純型か複雑型か

　チックは不随意的，急速で反復的，非律動的な(通常限局した筋群の)運動あるいは発声であり，突発的に始まり何ら明確な目的をもっていない。チックは抵抗しがたいものとして経験されることが多いが，通常時間はさまざまだが抑えることができるものである。

　運動性および音声チックの両方とも，単純型か複雑型かに分類できるが，その境界は明確には定義されていない。単純性運動性チックにはまばたき，首を急速に振る運動，肩をすくめる，しかめ顔などがある。単純音声チックには，咳払い，吠える，鼻をすする，シューという音を出すものなどがある。一方，よくある複雑性運動性チックには，自分を叩いたり，飛んだり跳ねたりするものなどがある。複雑性音声チックには，特定の単語を繰り返すもの，時には社会的に受け入れられない(しばしば猥褻な)単語を使うもの(汚言，コプロラリア[coprolalia])，自分の発した音や単語を繰り返すもの(同語反復)などがある(以上 ICD-10)。

2 主要カテゴリー

　チック障害の主要なカテゴリーは一過性チック障害(F95.0 ICD-10, 307.21 DSM-Ⅳ-TR)，慢性運動性あるいは音声チック障害(F95.1 ICD-10, 307.22 DSM-Ⅳ-TR)，音声および多発運動性の合併したチック障害[Tourette(トゥレット)症候群 F95.2 ICD-10, 307.23 DSM-Ⅳ-TR]の3つである。この3つのカテゴリーにあてはまらないものを，ICD-10では他のチック障害(F95.8)およびチック障害，特定不能なもの(F95.9)に，DSM-Ⅳ-TRでは特定不能のチック障害(307.20)に分類している。

1) 一過性チック障害

　一過性チック障害はチック障害の一般的な診断基準を満たすが，12か月以上続かないチックである。この障害はチックの最も普通にみられるものであり，そして4,5歳前後に頻度が最も高い。チックが単一エピソードとして

起こる症例もあるが，数か月以上にわたって寛解と再発がみられる症例もある(ICD-10)。軽度の散発性のチックは幼児期に一般にみられることがある。

2）慢性運動性あるいは音声チック障害

慢性運動性あるいは音声チック障害は，運動性あるいは音声チックのどちらかが1年以上持続するもので多発性の場合が多い。

3）Tourette 症候群

Tourette(トゥレット)症候群(音声および運動性の合併したチック障害(ICD-10), Tourette 障害(DSM-Ⅳ-TR)は，多発性運動性チックおよび単発性か多発性の音声チックの両者がみられるもので必ずしも同時に起こらなくてもよい。発症は小児期か青年期で運動性チックが先行する場合が多い。症状はしばしば青年期に悪化し，成人期まで持続するのが普通である。音声チックはしばしば多様で，爆発的で反復的な発声をしたり，咳払いをしたり，ぶつぶつ言ったりし，猥褻なことばを用いることもある。

3　罹患率

罹患率は児童1万人当たり3～59人と報告により幅がある。成人より児童に多く，男女比は3～9対1である。Tourette 症候群は1,000人に1人程度とされている。チック障害，特に Tourette 症候群の原因については遺伝学的研究が盛んである。遺伝子研究および双生児研究などから常染色体優性遺伝が関与している報告が多くみられる。心理的なストレスも発症のきっかけとしては通常みられ，脳波所見や画像研究から何らかの脳の器質的な障害が想定される症例もあり，神経化学的な仮説も提唱されている。脳画像研究では大脳基底核である尾状核，淡蒼球，被核の体積の減少や左右の非対称が報告されており，PET(positron emission tomography)やSPECT(single photon emission computed tomography)を用いた研究でも線条体からのドパミンの放出やトランスポーターの変化が報告されている。中枢の神経を構成する蛋白に対する自己抗体が Tourette 症候群の原因となっているのではという仮説もあり，この抗体を多く有する患者の血清をラット脳に注入すると，コントロールに比べ口の常同運動が多いとの報告がなされている[6]。強迫性障害(OCD：obsessive-compulsive disorder)，注意欠陥(如)/多動性障害(ADHD：attention-deficit/hyperactivity disorder)，行動上の問題や学習の困難が合

併する場合もあり，特に ADHD については多くの臨床報告や遺伝子研究がなされている。

4 対応について

軽症の一過性，あるいは慢性でも単発性のチックの場合には，多くは家族への病状の説明と対応法の説明，原因と考えられる心理的ストレスの軽減，必要な場合には患者への支持的な心理療法が主な対応法となる。家族へは一過性であることが多くみられること，患者が他児にからかわれたりしている場合を除いては患者自身が苦痛でない場合が多いこと，過度に患者への注意や注目を続けると患者が気にするようになりチックを固定することを促進してしまうことを伝える。

重症例や Tourette 症候群の場合には薬物療法をあわせて行う。ハロペリドールやリスペリドン，ピモジドが効果的である。中枢性の交感神経抑制薬のクロニジンは第一選択薬ではないが，ハロペリドールが無効であった場合に有効なことがある。脳波異常を伴う症例にはカルバマゼピンが有効な場合が多い。三環系抗うつ薬の使用の報告もみられるが効果は一定しないようである。いずれの薬物も，症例により効果のみられるものとみられないものがあり，一般的にみられる副作用に加え，場合によってはチック症状を増強してしまう場合もあるので，十分な観察のもとに投与を行う必要がある。

現在までに報告されている上記以外のわが国で臨床使用可能な薬物を述べるとフルフェナジン，オランザピン，クエチアピン，スルピリド，クロナゼパム，バクロフェン，グアンファシンなどが Tourette 症候群に対し有効との報告がなされている。

5 経過・予後

経過や予後については，問題となる症状がチック障害だけである場合の転帰は，一般に良好であるとされる。多くは一過性であり，単発性のチックが持続する場合にも，本人が苦痛であったり社会生活上の困難をきたすことはまれで，単なる癖程度にみなされる場合が多い。

経過や予後はむしろ随伴する不安や他の神経症的症状，併存する強迫性障害や ADHD などのコントロールに左右される。また Tourette 症候群の場合には，成人になっても症状が持続することが多い。薬物療法や行動のコン

トロールをあわせて行いながら症状のコントロールを試みることで，一部の症例では寛解する場合もある。行為障害などの行動上の問題が併存することも多くみられるため，チック症状以外の行動上の問題のコントロールが治療の主体となる場合も多い。

（山田佐登留）

■ 参考文献

1) 融　道男，中根允文，小見山　実・他（訳）：ICD-10，精神および行動の障害，新訂版．医学書院，2005
2) 高橋三郎，大野　裕，染矢俊幸（訳）：DSM-Ⅳ-TR，精神疾患の診断・統計マニュアル．医学書院，2002
3) Leckman JF, Cohen DJ：Tic disorders. *In* Rutter M, Taylor E, Herov L；Child and Adolescent Psychiatry：Modern Approaches, 3rd ed. Blackwell, 1994
4) Pringsheim T, Davenport WJ, Lang A：Tics. Curr Opin Neurol 6(4)：523-527, 2003
5) Sandor P：Pharmacological management of tics in patients with TS. J Psychosom Res 55(1)：41-48, 2003
6) Taylor JR, Morshed SA, Parveen S, et al：An animal model of Tourette's syndrome. Am J Psychiatry 159(4)：657-660, 2002

9 その他の行動および情緒の障害(習癖異常)

1 習癖とは

　習癖とは一般に，小児期に出現する常同的，反復的，非機能的な運動で，しかも他の病態の部分症状としては説明のつかない状態を包括してさす。歴史的には，Olson WC(オルソン)が1929年に，「習慣的に身体をいじる動作」を，神経性習癖(nervous habit)として総括したことに始まったが，その発生機序は諸説紛々としており，「神経性」という用語自体，妥当性に欠く。そこで現在では，習癖異常(habit disorders)と称されている。しかし，ICD-10やDSM-Ⅳ-TRの診断基準に，この名称は採用されていない。種々の症状を広く包括した習癖異常の定義自体，医学的に困難であるともいえようか。

2 習癖が注目されてきた背景

　習癖が注目されてきた背景には，身体ゆすり，頭ゆすり，手を振るわせたり振ったりする行動，毛いじり，指をはじく行動，指しゃぶり，爪噛み，鼻ほじり，過度の自慰，抜毛など，自己の身体をいじる癖が少なからずみられ，親の不安を喚起してきたからであろう。

　これらの行為は心的緊張下のみならず，リラックスした状況でも出現することがある。なお習癖には，頭打ち，顔叩き，目を突く行動，体を噛む行動などの自傷行為(常同性運動障害)に加え，広く食事，睡眠，排泄，言語などにまつわる症状も含まれることがある。食事に関しては反芻，異食，排泄に関しては遺尿，遺糞などが含まれる。

3 原因と一般的な対応

　習癖異常の原因に関しては，Olsonの見解に象徴されるように，親子関係，親のしつけ，子どもの心理的負荷状況など，心理的な解釈が強調されてきたことは否めない。したがって治療的視点に立てば，保護者に対して過剰な心配をしないこと，症状に過度の着目をして叱責しないこと，原因を追究しないこと，保護者自身が自責的にならないことなどの助言が有効と思われる。

また同時に，子ども自身を心理的に萎縮させず，徐々に他の行動に置き換える工夫を促すことを試みれば，症状は成長とともに改善することが多い。しかし，本人自身が症状に苦痛を感じ，社会生活が制限を受け，自傷や食事・排泄に関する問題などにより身体的な問題を引き起こしている場合は，保護者への助言とともに治療的介入が必要となる。睡眠・言語に関しては，それぞれの項目を参照していただきたい。

4 具体的な対応

ここでは，常同性運動障害・食事・排泄に関する習癖異常について記述する。

1）常同性運動障害―特に自傷を中心に

一般的に極度の自傷行為がみられる場合，精神遅滞を伴うことが多いため，他の行動への置き換えや外傷を防ぐための装具の装着などの工夫をする。自傷が軽度の場合は創部の消毒，他の行動への置き換えなどの工夫をする。症状が激烈な場合や，本人の苦痛が強い場合には，ブチルフェノン系，フェノチアジン系などの薬物療法を行うとともに，ヘルメットの着用など物理的工夫をする。

2）反芻

生後3か月から12か月の時期の反芻は正常なものと考えられるが，その後も持続したり，新たに出現し，かつ身体的疾患が見当たらない場合には，心理的要因の関与を考慮する。反芻は精神遅滞を伴う場合に出現しやすいが，正常知能でも「イライラ」や空腹感などの解消手段であることがある。極度の体重減少がみられなければ，子どもと遊んだり，気を紛らわせるなどの対応に主眼をおく。

3）異食

生後18か月までは子どもは何でも口に入れてしまう傾向があり，これは正常な発達過程に基づくものである。しかしその後，食物とみなされないものの摂取が1か月以上継続した場合，異食症を考える。適切な養育を受けていない場合は，環境の調節や精神療法的関与を必要とするが，通常は成長とともに消失する。なお精神遅滞に伴う場合はイレウスを引き起こすようなも

のを摂取する可能性もあるため，生活環境から異食の対象となるものを可能な範囲で除去することが必要になる。

4）遺尿

5歳を過ぎても排尿が自立されないときに遺尿を考える。遺尿には夜尿と昼間遺尿，ないしは排尿が自立したことのない一次性遺尿と，一度自立したあとに5歳から7歳頃にふたたび出現する二次性遺尿に分けられる。

一次性は，膀胱・尿道括約筋の機能低下，睡眠中の尿量が過多な場合（多量遺尿型），膀胱容量が小さすぎるもの（排尿機能未熟型）など身体因による場合が多いので，排尿抑制訓練，水分摂取の量的・時間的工夫などを行う。

二次性には心理的な要因が関与していたり，排尿の失敗を契機に心的緊張が高まり社会生活が阻害される場合がある。精神療法とともに，必要に応じて抗うつ薬などの薬物療法を行う。なお学校の旅行などの際には，教師の協力をあおぎ，子どもが萎縮せぬよう工夫をしていく。

5）遺糞

排便が自立する4歳から5歳を過ぎても，不適切な場所に排便されることをいい，遺尿同様，一次性と二次性に，また便の性状により便秘型と軟便型に分けられる。いずれにせよ基底に直腸の圧センサーの機能失調が存在し，そこに強い叱責など心理的刺激が加わることにより，機能失調はより強固となる。便の性状を整え，排便に対する緊張を緩和することを主眼に治療を行う。なお，二次性であえて人目を引く場所への排便がみられたときは，心理的葛藤の表出の一形態の可能性もあるため，精神療法や家族関係や環境の調節をはかる。

（広沢郁子）

■ 参考文献

1) Olson WC：The Measurement of Nervous Habit in Normal Children. University of Minnesota Press, 1929

⑩ 統合失調症

1 概念

　統合失調症は，①「実際にはないものが聞こえたり見えたり」する幻覚，②「自分は世界の支配者で宇宙人と交信している」，「監視カメラでいつも監視されている」などと訴え，周囲がいかに否定しようとも訂正不可能な誤った確信，すなわち妄想，③「自分の身体の動きが何者かに支配されている」，「誰かに自分の考えが抜きとられてしまう」など，自分自らの行動や思考が自分自身の行っていることとして確信がもてなくなってしまう，させられ体験，④「親に愛情を感じない」，「人の死に接しても悲しみを感じない」など，本来自然に備えもっていたであろう，喜びや悲しみ，慈しみといった感情が失われてしまう，感情の平板化，さらに，⑤思考自体も貧困化し，会話をしていてもなんとなく人間的な深みが感じられなくなったり，意欲が低下し，「部屋に閉じこもり人と会いたがらない」，「風呂に入らず着替えもしない」など多彩な症状を示す精神の病気である。

　この病気は民族，文化の違いにかかわらず100人にほぼ1人と出現率の非常に高い精神疾患である。男女間での出現率に差はないが，男性のほうが早く発病する傾向があるとされている。青年期に多発するが，児童期に発症することもあり，子どもの精神科では重要な疾患のうちの1つである。しかし，児童では非典型的な症状で受診することが多く，診断が難しい点が特徴でもある。

　原因に関しては，精神活動に異常を呈することから脳の病気であることが予想される。また，統合失調症の症状改善に有効な薬（抗精神病薬）が，神経伝達物質の一種であるドパミンの働きを抑える作用をもっていることから，ドパミンが過剰に分泌されることが原因とされているが，すべてが解明されたわけではない。

2 症状

　現在広く用いられているICD-10では診断上重要な症状として，幻覚，妄想，させられ体験，陰性症状（感情の平板化，意欲の低下）のほか，解体した

会話として，話が飛ぶ，話が回りくどいわりに内容がない，他人にわからないことばを使うなどの特徴や，理由もなく興奮したかと思うと動きが少なくなったり，表情が固くなったりする。また，目的もなく歩き回ったり，ぶつぶつ独り言を言ったり，おかしなこともないのに突然ニヤリと笑ったりするなどの行動の異常をあげている。

青年期の統合失調症では，成人とほぼ同様な症状が出現すると考えてよい。しかし，児童期の場合，成人あるいは青年期とは違った特徴がある。まず，幻覚に関しては，成人の統合失調症に比べ幻視が多くみられるとの指摘がある。また，妄想も内容は空想的，魔術的なものが多く，その構造は浮動的で体系化されることが少ないのが特徴である。児童期においては，幻覚や妄想など明らかな統合失調症の症状が出現しないこともある。むしろ，わけもなく興奮する，独り言や空笑，昼夜逆転，長期間にわたる引きこもりや，不登校など行動の異常が多く認められる。また，抑うつ，激しいこだわり，対人恐怖，または頭痛，悪心などの身体症状など他の疾患と区別がつきにくい形で始まることもある。しかし，多くの場合は「生きていること」自体を揺るがすような体験に起因する激しい不安を伴うことが多いようである。

3 亜型

統合失調症ではこれらの症状がすべてそろうわけではなく，症状の組み合わせでおおむね次の3つの型にわけることができる。

1）妄想型

幻覚，妄想が症状の中心となる型で，陰性症状が前景に出ることはない。発病は破瓜型，緊張型より遅い傾向にあるといわれている。

2）破瓜型

感情の変化が著しく，浅薄で不適切な感情表出，一貫性に欠けまとまりのない会話，孤立傾向が認められる。

3）緊張型

行動の異常が中心となる。突然興奮したり，逆に動きが緩慢になったりする。また，周囲に拒絶的になったかと思うと命令に自動的に従ったりする。この間，外界との交流はまったくないようにみえるが，実は周りの状況はよ

く覚えているのが普通である。

4 経過

　まず前兆期あるいは前駆期として，気分が落ち込む，眠れない，食べたくない，やる気が出ない，集中できない，疑い深くなる，神経が過敏になるなどの種々の症状が出現する。統合失調症とはっきり診断できるような症状は出にくい時期である。

　さらに急性期に入ると激しい不安，切迫感が生じ，幻覚や妄想も活発になり，行動にまとまりがなくなる。この時期にはできるだけ早い医療の介入が必要となる。

　治療に効果がみられる場合，急性期から徐々に回復期に向かう。しかし，子どもの場合は急性期の症状が比較的長期にわたり継続することが多い。また，少しずつ思考や行動がまとまってきても，急性期の症状が残存していることもあり，成人に比較して回復に時間がかかる。本人は疲れやすさ，集中力の欠如，気分の落ち込みを感じ，以前の自分と比較しては悲観することもある。

　その後，症状はほぼ消失し，以前の自然さが戻り安定期となるが，感情の平板化や無気力が残遺症状として残ることがよくある。

　統合失調症は再発の多い病気である。また，再発のたびに人格レベルの低下が認められるといわれている。したがって，できるだけ再発は避けなければいけない。前兆期あるいは前駆期の症状が出現したら要注意である。また安定期における維持的な薬物療法は再発防止に有効であるといわれている。

5 治療

　統合失調症の治療では，抗精神病薬の使用が不可欠である。薬の服用によって本人は幻覚や妄想など苦しい体験が和らぎ，興奮が抑えられ，安定した状態が得られる。現在では，多くの抗精神病薬が開発されている。それぞれ少しずつ効果が異なり，本人の症状や病期にあわせて適切な薬を選ぶ必要がある。また，抗精神病薬は安全性が高い薬で，大量に服薬しても死に至る危険性は低いといわれている。しかし副作用は多く，怠薬，拒薬，はては治療拒否という事態に陥らないよう細心の注意が必要である。

　また，薬物療法とならび精神療法，生活指導療法も重要な役割を担ってい

る[詳しくは精神療法的対応，作業療法的対応．40,56頁参照のこと]．

1）子どもの統合失調症に対する治療

　できるだけ早く治療を開始する必要がある．幻覚や妄想がはっきりしない場合でも他の症状があまりにも激しい場合，一度は統合失調症を疑うべきである．このようなときは，児童精神科の専門医への紹介が必要な場合もある．また，自殺の危険や，拒食や不眠による身体状態の悪化，家族に極端な疲労が認められる場合など入院治療も考慮すべきであろう．

　まずは治療にのせることが重要である．統合失調症では自分が病気であるという認識に欠け，また他者への不信が強いので，治療を拒否することが多くある．このようなときは，「幻覚」や「妄想」など実際の症状ではなく，「眠れない」とか「周りの人が怖い」など本人の困っていることを理解する（あるいは理解できなくとも困っていることを認めてあげる）ことが治療の道を開くきっかけになることがある．

　急性期では抗精神病薬中心の治療になる．抗精神病薬の効果は個人差が大きく，実際の臨床場面では本人の状態をみながら投与量を調整する必要があるが，経験的に成人と同程度の比較的多量の薬が必要であることが多いようである．治療が進み回復期になると薬の減量が可能となる．しかしこの時期でも，とにかく焦らずに十分な睡眠をとり，休養させることが大事である．

　落ち着いて安定期に入ったら，適切な社会資源を利用して病状にあった教育を含む社会生活の場を探る．学校での勉強のみならず社会性の育成に関しても，状態が悪い時期には正常な発達が妨げられていたことに十分留意する必要がある．しかし，この時期でも決して焦ってはいけない．病院内学級などの利用も復学の前段階としてよい方法である．

2）薬物療法

　統合失調症の治療には主に，抗精神病薬およびその副作用に対する抗パーキンソン薬，そして抗不安薬などが用いられる．抗精神病薬では，レボメプロマジン（レボトミン®），クロルプロマジン（コントミン®）などのフェノチアジン系，ハロペリドール（セレネース®），ブロムペリドール（インプロメン®）などブチロフェノン系薬剤が使われる．抗不安薬は不安，焦燥感あるいは不眠に対して使用する．ベンゾジアゼピン系，バルビツール系などがある．これらを本人の状態にあわせて使う．一般に，興奮の激しい場合にはフェノチアジン系が，幻覚妄想状態にある場合にはハロペリドールなどブチ

ロフェノン系が有効といわれている．最近では，一般に非定型抗精神病薬といわれる，副作用の少ない，今までは薬物療法ではなかなか改善することのなかった陰性症状を主標的とした薬剤も開発されている．

3）抗精神病薬の副作用

抗精神病薬の副作用には，悪性症候群，錐体外路症状，薬疹，抗コリン作用（便秘，排尿困難，口渇，かすみ目，せん妄），起立性低血圧，心電図異常，乳汁分泌，水中毒などがある．一般に高い力価の（少量で使う）薬は錐体外路症状を，低い力値の（多量で使う）薬は過鎮静，起立性低血圧，抗コリン作用を生じやすいといわれている．副作用は本人にとって，もともとの症状よりも不快なこともあり適切な対応が必要である．

6 親に対する説明

統合失調症は「不治の病」との印象が強く，本人のみならず子どもの親に対する説明も慎重にすべきである．「精神科では発達障害や小児期特有の精神疾患のほか，主に神経症圏，精神病圏の2つを対象にしていますが，このうち，神経症圏より重いものを考えたほうがよいかも知れません」と説明するのが無難であろう．

予後に関してはおおまかにいって，発病しても医療機関にかからずに症状が消退する人を含めると，1/3はもとの状態に戻るが，1/3はその後も通院が必要で，残りの1/3は退院しても再入院することが多いと説明している．時間はかかるが必ず症状は軽快し，本人なりの成長が可能であることを告げ，親の絶望感を少しでも軽くする必要はあるが，逆に親側に疾病回復への過剰な期待や疾病の否認があると，そのことが子どもにとって心理的負担となり，ひいては子どもの病状の回復を遅らせることがあるため，親への説明は親の気持ちを十分に考慮したうえで時間をかけて綿密に行う必要がある．社会復帰の点からは，何らかの援助があれば多くが自立した生活を送れるようになるし，今後社会復帰施設が充実すればさらにそれは多くなるであろう．

〔大倉勇史〕

■ 参考文献

1） 中根　晃：精神分裂病と関連障害—新児童精神医学入門．pp109-122，金剛出版，1997

2) 広沢郁子:学童期発症の精神分裂病患者にみられる不安の特性. 臨床精神病理 18:23-42, 1997
3) 融 道男:抗精神病薬―向精神薬マニュアル. pp1-80, 医学書院, 1998
4) 融 道男, 中根允文, 小見山実・他(訳):ICD-10 精神および行動の障害―臨床記述と診断ガイドライン. 医学書院, 2005

11 気分(感情)障害

1 概念

　以前,「子どものうつ病はあるのか」と議論された時期もあったが,大人でうつ病と診断された人のなかには幼少時に同じ症状が認められることもあるので,存在すると考えたほうが妥当であろう。しかし,子どものうつ病に関しては思春期に発症することが多く,児童期の発症が少ないのも事実である。

　うつ病のほか,従来の躁病,躁うつ病を加えたものが気分(感情)障害で,気分が高揚したり,あるいは落ち込みや高揚が繰り返したりする。それに伴い,その人の活動自体も変化する。この障害のほとんどは再発を繰り返す傾向にあり,多くの場合,ストレスとなる出来事や状況が関連している。

　子どもの精神科では気分(感情)障害だけが前景に出ることは多くないが,不安障害,摂食障害,注意欠陥(如)／多動性障害(ADHD：attention-deficit／hyperactivity disorders)など他の精神疾患を合併することが多い。また,家庭内暴力,引きこもり,不登校,自殺などの原因となっていることもあるので注意が必要である。

2 気分(感情)障害の分類と症状

　ICD-10では,気分(感情)障害には気分の低下と活動性の減少を示すうつ病と,気分の高揚と活動性の増大を示す躁病が含まれる。症状の重さによって重症うつ病から躁病までいくつかに分類されるが,うつ病と躁病の間にはうつ病より軽いものとして気分変調症が,躁病より軽いものとして気分循環症が設けられている。ここで,気分変調症には神経症性うつ病なども含まれる。したがって,ここでいう気分(感情)障害は,従来の内因性うつ病より広い概念となっているのが特徴である。

　また,経過による分類も試みられていて,これらの障害を繰り返すかどうか,繰り返す場合にはどのような組み合わせであるかによって,反復性,双極性などに分けられている。本項では主にうつ病と躁病の症状を取り上げたい。

1）うつ病

ICD-10 の診断基準では，① 抑うつ気分，② 興味と喜びの喪失，③ 疲れやすさ，これらのうち2つ以上と次の7項目のうち2つ以上が必要とされている。① 集中力と注意力の減退，② 自己評価と自信の低下，③ 罪責感と無価値感，④ 将来に対する希望のない悲観的な見方，⑤ 自傷または自殺の観念や行為，⑥ 睡眠障害，⑦ 食欲不振。

すなわち，気分が落ち込み，悲観的，絶望感となり自分を責めるようになる。ひどいときには死にたいと思うことさえある。また，何をやるにも億劫で楽しめなくなる。

身体症状としては疲れやすく，よく眠れないことがあり，また食事もおいしくなくなる。そのほか，いわゆる内因性のうつ病の特徴といわれている早朝覚醒（朝早く目が覚めてしまう），日内変動（精神状態が朝いちばん悪く，夕方に少し持ち直す）などの症状もよく見受けられる。

2）躁病

うつ病とは逆に躁病では，① 気分の高揚，② 活動性の過多のほか，以下の症状が重要視されている。① 談話心迫，② 睡眠要求の減少，③ 誇大性あるいは過度な楽観性，④ 社会的な抑圧の欠如，⑤ 注意の転動性，⑥ 肥大した自尊心。すなわち，本人にとっては楽しくて仕方がないという状態で，活動も活発になる。誰かれかまわず一日中でも話がしたくなり，夜遅くまで電話をかけたりする。また，何をやってもうまくいくような気になり，周囲の人からひんしゅくを買うこともある。

3 子どものうつ病の特徴

ここでは，気分（感情）障害のうち最もよくみられるうつ病を取り上げる。子どもは自分の状態をことばで表現することが難しいため，行動や身体症状を通して訴えることが多いといわれている。話をしなくなる，動きが鈍い，成績が下がる，不登校，眠れない，食べられない，頭痛，吐き気，便秘，下痢，またはイライラしてじっとしていられない，攻撃的になる，などいろいろな症状が認められる。年齢が高くなると絶望感や不快感など自分の内面を表現するようになる。この時期には，不眠，食欲不振ではなく，過眠，過食を呈することがあり，過食症と間違えられることもある。また，不安障害，

行為障害（素行障害）を合併することが多いのも子どものうつ病の特徴である。

4 他の疾患との鑑別

統合失調症の意欲の減退した状態では，引きこもりや寝たきりの状態になることがある。また，うつ病では心気的，自責的，躁病では誇大的，時に被害的な妄想が形成されることがあるので，統合失調症との鑑別が必要である。統合失調症では疎通性に障害がある点，うつ病では強い苦悩感と自責感があることが鑑別に役立つ。

子どものうつ病の特徴として身体症状が多いのは前述のとおりであるが，そのため，身体化障害と間違えやすい。青年期では抑うつ状態が長く続く気分変調症が多くみられるが，自傷行為を繰り返す場合は境界性人格障害を疑うべきであろう。適応障害でも抑うつ状態を呈することがある。これは，ストレス（原因）に過剰に反応して，情緒面あるいは行動面の症状が出現するもので，はっきりとした原因があり期間が短いのが特徴である。

また，躁状態にみられる活動性の亢進と落ち着きのなさは，神経性食思不振症や甲状腺機能亢進症のほか ADHD でも認められる。

このほか全身性エリテマトーデス（SLE），脳腫瘍などの身体疾患，副腎皮質ステロイド薬などの薬物使用でも気分（感情）障害が出現することがある。

5 治療

気分（感情）障害では抗うつ薬，抗躁薬，抗不安薬により薬物療法が行われる。思春期のうつ病には大人のうつ病と同様，イミプラミン（トフラニール®），アミトリプチリン（トリプタノール®）などの三環系抗うつ薬を使う。1〜2週間で効果が現れるが，再発の多い病気なので長期投与が必要である。ただし，思春期の抑うつ状態には抗うつ薬が効きにくい傾向がある。なお，三環系抗うつ薬の副作用としては口渇，便秘，眠気などが出現しやすい。最近では副作用が少ないといわれている選択的セロトニン再取り込み阻害薬（SSRI：selective-serotonin reuptake inhibitor）が開発され期待されている。

治療にあたっては，症状，本人の辛さを理解するところから始める。そして，本人，家族は決して悪くないことを強調し，現在十分な休養が必要であること，同時に服薬の必要性も理解してもらう。この病気は完全に治ること

を保障することも重要である。うつ病はまじめで几帳面な人がかかりやすい病気である。励ましは，その人をますます追いつめることになり逆効果である。さらに，子どものうつ病では家族が重要な役割を担っているので，家族にも同じ説明をしてより良い環境で治療できるように調整してあげることも大切である。また，これは子どものうつ病に限ったことではないが，自殺には十分に注意を払うべきである。抑うつ状態においては普段の何倍も自殺が多くなるといわれている。希死念慮がみられたら入院も考えていただきたい。

躁病に対しては炭酸リチウム（リーマス®）が効果的であるが，カルバマゼピン（テグレトール®），バルプロ酸ナトリウム（デパケン®）を用いることもある。炭酸リチウムでは血中濃度の上昇に伴うリチウム中毒，カルバマゼピンでは薬疹が副作用としては要注意である。

（大倉勇史）

■ 参考文献

1) 内山登紀夫：児童青年期の抑うつ症状．中根　晃，佐藤泰三（編）：児童精神科の実地臨床．pp45-56，金剛出版，1994
2) 中根　晃：新児童精神医学入門．pp123-129，金剛出版，1997
3) 市川宏伸：思春期の双極障害．精神科治療学 16（増）；259-299，2001
4) 融　道夫：向精神薬マニュアル，pp81-130，医学書院，1998
5) 融　道夫，中根允文，小見山実（監）：ICD-10 精神および行動の障害，医学書院，1993

12 不安障害

1 概念

　不安や恐怖は誰にでも生じ，不安や恐怖が生じることで心臓がどきどきしたり，息苦しさを感じたり，汗をかいたりする。また，子どもの場合は正常発達の過程において乳児期に人見知り不安が，幼児期に分離不安が出現する。しかし，不安の程度がひどく生活に支障をきたしている場合は，治療が必要となる。

　不安障害に含まれる疾患の多くは，従来，不安神経症や恐怖症として神経症に分類され，心理的要因が重視されてきた。しかし，近年，生物学的要因の関連も注目されるようになり，現行の操作的診断基準においては神経症という用語を使用しなくなった。ICD-10においては，まず，特定の対象や状況の有無によって恐怖症性不安障害と他の不安障害に分け，さらに後者を不安が発作的に繰り返すパニック障害，慢性的に続く全般性不安障害などに分類している。

　不安障害に含まれる疾患に共通する特徴は，強い不安や恐怖と，そのような状況を回避しようとする行動で，社会生活に支障をきたし不登校や引きこもりの原因になることがある。他の不安障害や気分(感情)障害が併存することも多い。年齢が低いほど，不安や恐怖を言語化するよりも，泣くことやしがみつき，立ちすくみ，身体愁訴，退行，イライラ感，かんしゃく，多動，不注意などの形で現れる傾向がある。

2 各論

1) 恐怖症性不安障害

　通常，危険ではない対象や状況を恐れ，回避しようとする障害である。また，そのような場面を思い浮かべただけで生じる予期不安や，パニック発作，抑うつを伴うことがある。恐怖の対象によって以下のように分類される。

　　a. 社会恐怖

　一般に「対人恐怖」とか「赤面症」と呼ばれるものにほぼ相当する。少人数の

集団のなかで他人から注視されたり恥をかくことを恐れる。両親などよく知っている人とは年齢相応の社会関係をもつことができる。赤面，手の震え，悪心，尿意頻回などが主訴のことがある。人前での発言，書字，電話や飲食を避けたりする。青年期に好発するが6歳以前に極端な人見知りとして発症することもある。通常，患者の自己評価は低く，他者からの評価を恐れる。社会的に孤立し，不登校や引きこもりとなることもある。

b. 広場恐怖

開放空間だけでなく，群集やいざというときに安全な場所に逃げ込めないことを恐れる。恥をかいたり，助けを求められない状況を恐れ，雑踏に入ることや交通機関を独りで利用することなどを避けたり，まったく外出できなくなり不登校や引きこもりの原因となることもある。パニック障害を伴うことがある。青年早期に好発し女子に多く，症状は動揺する。

c. 特定の恐怖症

動物，高所，雷，暗闇，閉所，試験，注射などの医学的処置など特定の対象や状況に対し頻回に恐怖感が出現する。正常な発達ではみられない恐怖と，子どもに通常みられる動物や暗闇などに対する恐怖が極端な形で現れるものとがある。

2）パニック障害

突然，死んでしまうのではないかというくらい激しい不安・恐怖が急性に生じるものをパニック発作という。通常，数分間しか持続せず，息苦しさ，動悸，頻脈，発汗，めまい，震えを伴う。

パニック障害では，何もきっかけがないのにパニック発作が繰り返し生じる。患者は，自分では制御できない身体の異常を感じて，小児科や内科を受診するが，診察のときにはすでに症状は治まっており，異常がないといわれることが多い。

患者は次第に，もっと発作が起こるのではないかと恐れ，助けを求められないのではないかという心配（予期不安）のために，発作が起きた特定の状況を避けるようになる。通勤電車やエレベーターなどを避けるなど，次第に生活行動の範囲が狭まり，広場恐怖を伴うようになる。思春期から青年期に好発する。

なお，広汎性発達障害（PDD：pervasive developmental disorder）の子ど

もなどが，特有の思考，行動様式を背景にして，突然の激しいかんしゃく，強い不安や恐怖，怒り，自傷，暴力行為といった反応を示すことがある。国内の子どもの精神科，福祉，教育などの分野では，これらの反応を「パニック」と表現することがあり，不安障害のパニック発作とは通常は区別されるが，鑑別が困難なこともある。

3）全般性不安障害

急激に不安感が生じるパニック障害とは対称的に，不安が慢性的に持続しているものを全般性不安障害という。神経質だったり，不安をもちやすい性格の人に多いようである。児童期から青年期以降のどの年代にもみられる。抑うつを伴うことが多い。

3 治療

不安障害に対しては，不安，恐怖の軽減と，回避行動に対する治療が主となる。症状を完全になくすことよりも，症状を軽減し，症状とうまくつきあうことを治療目標に設定したほうが，よい結果が得られる。

1）薬物療法

成人の不安障害に対する薬物療法と同様に，選択的セロトニン再取り込み障害薬（SSRI：selective-serotonin reuptake inhibitor）や抗不安薬が用いられることがある。これらの薬物のなかには，小児に対する安全性や有効性が確立していないものもあり，適応を慎重に判断する。

2）精神療法

恐怖症性不安障害に対しては，支持的精神療法を行う．それとともに，重症で慢性化した場合には行動療法を行う。パニック障害に対しては，認知療法と疾患教育を通して発作が短時間で治まり生命にかかわることはないことを本人や周囲の人に理解してもらう。過換気を伴う場合はさらにパニック発作を誘発するためゆっくりと呼吸をするよう促す。全般性不安障害に対しては，日常生活上の不安について話し合い，物事の受けとめ方の変化によって生活しやすくなるよう認知療法的アプローチを行う。

〔野守夏波子〕

■ 参考文献

1) 融　道男, 中根允文, 小見山　実・他(監訳)：ICD-10 精神および行動の障害. 臨床記述と診断ガイドライン. 医学書院, 1993
2) 蓮舎寛子, 広澤郁子, 市川宏伸：広汎性発達障害の発作様不安(パニック). 精神科治療学 19(8)；985-990, 2004

13 強迫性障害(OCD)

強迫性障害(OCD；obsessive compulsive disorder)は強迫観念と強迫行為からなる疾患単位で，従来強迫神経症と呼ばれていたものとほぼ同義である。1993年 Hollander(ホランダー)らは，チック障害，気分(感情)障害，分離不安障害，社会不安障害，摂食障害，自閉性障害，抜毛症など多彩な合併症を有することから，強迫スペクトラム(OCSD；obsessive compulsive spectrum disorders)の概念を提唱している。溶連菌感染症後に急激に強迫症状が発症する PANDAS(pediatric autoimmune neuropsychiatric disorders associated with streptococcal infections)も最近注目されている。本項では中核群である OCD について中心に述べる。

1 疫学

全体では男女比はおおむね半々である。男性のほうが女性より発症が早いといわれている。3歳から発症，10歳前後から飛躍的に増加し30歳までに75％が発症するとされる。

2 症状

強迫観念と強迫行為からなり，しばしば不安を引き起こすような状況を避けるための回避行動をとる。

強迫観念は，反復的，持続的な思考，衝動，または心象であり，本人に強い不安や苦痛を引き起こすことがある。最も多く認められるものは不潔恐怖に関連した強迫観念で，攻撃的な強迫観念(恐ろしいことが起きるのではないか，意思とは反対に恐ろしいことをしてしまうのではないかなど)，物を集めて溜め込む，魔術的・迷信的な強迫観念(4など不吉な数字を避けるなど)などが続く。言語化能力，抽象化能力が未熟な子どもの場合，強迫観念を伴わない場合も多く，強迫観念の出現は10歳前後以降多くなる。

強迫行為とは，不安や苦痛を緩和したり，予防したりする目的で行われる反復行動(手を洗う，確認する，順番に並べるなど)またはこころのなかの行為(祈る，数を数える，声を出さずにことばを繰り返す)であり，現実的関連

をもっていないか，または明らかに過剰な行為のことである。頻度の多いものは，不潔恐怖に関連した洗浄・清掃に関連する強迫行為(例：手洗い，何時間も入浴する，除菌スプレーを必要以上に撒く)や，確認に関連した強迫行為(例：家の戸締り，学校の準備を何度も確認する，不吉なことが起こらなかったか親に何度も聞いて確認する)，儀式的な強迫行為(例：家の出入りを何度もしなおす)などである。子どもの場合，他人(特に母親)を巻き込む強迫行為が多い。例えばほかの家族にも手洗いや入浴，更衣を強要したり，ドアや蛇口の開閉，身の回りの清掃を代行してもらうなど生活全般に及び，家族の行動が制限されることもしばしばである。

3 合併症と鑑別疾患

チック障害〔Tourette(トゥレット)症候群〕，気分(感情)障害(特にうつ)，注意欠陥/多動障害(ADHD：attention-deficit/hyperactivity disorder)，分離不安障害，社会不安障害などを合併しやすい。合併症の状況に応じて治療選択が異なるため，その評価は重要である。鑑別疾患としては統合失調症と広汎性発達障害(PDD：pervasive developmental disorder)が問題となりやすい。統合失調症の初期症状として強迫症状を呈することがあり，強迫症状の性質のみで横断的に鑑別を行うことは困難であることが多い。自我障害や思考障害，幻覚や妄想などの他の統合失調症の症状に注目しながら縦断的に検討するほうが鑑別を行いやすい。PDDでみられるこだわり，常同行為(例えば物を集める，決まったやり方で並べる，同じ道を通らないと気がすまないなど)も一見OCDの強迫行為に似ており，しばしば鑑別が困難な場合がある。OCDの場合には不合理性，自我違和感を認識しているか，苦痛を感じることが多いのに対して，PDDでは自ら好んで没頭している傾向がある。PDDにOCDが合併することもあり，症状の発現年齢や発症契機の有無なども併せて診断を考慮する。

4 治療

薬物療法や行動療法の有効性が確立されているが，その前に子どもを取り巻く環境調整(ストレスとなっている学校や対人関係の調整，家族に対するアドバイス)を行うことでも症状の改善が得られることが多い。また，子どものOCDの場合，自我違和感，不合理性の理解が乏しく，学校や対人関係

のトラブルなどの現実から逃避する防衛機制として強迫症状を呈する例も少なからず存在し，治療意欲の乏しい症例が成人と比較し多い．うつや不安が強い場合に，薬物療法をまず行い情緒や気分の安定をはかることで，行動療法を導入しやすくなることもしばしば経験される．

5 薬物療法

　合併症のない OCD の子どもに対しては，選択的セロトニン阻害薬（SSRI: selective-serotonin reuptake inhibitor）もしくはクロミプラミンのなかから1種類ずつ試し，2, 3種試した後にも不十分であった場合に抗精神病薬を併用する．SSRI としては2009年現在フルボキサミン，パロキセチン，セルトラリンが認可され臨床使用可能であり，強迫性障害に対してはフルボキサミンとパロキセチンが認められている．ただし，24歳未満の抗うつ薬の使用については自殺企図や希死念慮を増加させる可能性があるため，慎重投与の扱いとなっている．主剤で効果不十分の場合，併用薬剤として，リスペリドン，ハロペリドール，オランザピン，クエチアピンなどの有効性が確認されている．

6 認知行動療法

　強迫性障害に対する認知行動療法としては，曝露反応妨害法が有効とされている．曝露反応妨害法とは，不安の引き金となっているものにあえて直面し（曝露法），不安を和らげるためにこれまで行っていた強迫行為をしない（反応妨害法）方法を組み合わせたものである．例えば，不潔と感じていたドアノブにあえて触れ（曝露法），その後に手洗いをしたい衝動をがまんする（反応妨害法）ことを，当たり前になるまで繰り返すといったものである．課題を選択する際，不安と感じる状況を点数化した不安階層表を用い，本人が少し頑張ればできる程度のものから設定するといったさまざまな判断や，治療意欲を保つための工夫など，治療者側に知識や技量を要する．詳細は成書を参照されたい．治療意欲が乏しい場合，強迫性の緩慢，うつ状態など合併症を伴う場合には効果が乏しいとされる．

7 家族療法

　強迫症状に家族が巻き込まれている場合，家族も強迫症状に振り回され，先回りして強迫症状に手を貸していたり(頼まれもしないのに新しい洋服を用意するなど)，逆に本人のわがままだと批判したり，感情的に叱責したりする例もある。これらの不適切な対応によって，強迫症状が悪化することもある。病気に対しての理解や本人への適切な対応は，子どもの場合，特に治療的影響が大きく，それだけで症状が良い方向に向くことがあり，家族に対する心理教育，治療への参加の促しは重要な位置をしめる。

8 入院治療

　強迫症状が激しく家庭での療養も困難な場合(例えば，入浴に1日の大半を費やす，トイレに行くのが嫌で食事や水分を制限し脱水状態に至るなど)，切迫した自殺企図・希死念慮を認める，家庭内暴力が激しい，家族を巻き込み家族機能も著しく低下しているなどの場合，積極的に入院治療を考慮する必要があると思われる。

〔渡部洋実〕

■ 参考文献

1) 飯倉康郎：強迫性障害の治療ガイド．二瓶社，1999
2) 中根晃(監)，広沢正孝，広沢郁子(編)：現代の子どもと強迫性障害．岩崎学術出版社，2005

14 適応障害・ストレス関連障害

1 ストレスに関連した障害とは

　現在，精神科領域でよく使われている操作的診断基準のうち，ICD-10 では「神経症性障害，ストレス関連障害および身体表現性障害(F4)」という章（本書ではⅣ章2. 各論の 12)～16)）のなかに「重度ストレス反応および適応障害(F43)」という項目が設けられている。同様のストレスに対する反応について，DSM-IV-TR では第 7 章「不安障害」のなかの「外傷後ストレス障害(309.81)」と「急性ストレス障害(308.3)」および第 15 章の「適応障害」として分離した扱いがされている。こうした分類上の不統一にも表れているように，これらは避けがたいストレス因子に対する心理的な反応として一括できるものの，その表現形態(症状)はさまざまで，症状としての一貫性を欠いている。

　適応困難な環境に対する心理的な反応を，古くは「神経症」という概念が統括していた。現代の診断基準が，原則的に病因による診断を行わないとの理由から，神経症の概念を解体しようとしたことによってこうした事態が起きているとも考えられる。操作的な診断基準とは，具体的に起こっている症状のみから診断分類をする作業手順なのだが，ここで扱うグループのみはストレス因子との関連から，つまり症状の原因から診断が確定する疾患を扱っていることになる。つまり操作的な診断基準のなかに残ってしまった病因論的な疾患単位であり，この意味で「神経症」の名残なのである。

　そうした議論はさておき，これらをストレス因子の強度と時間的な関連とでおおまかに整理すれば，生命を脅かすような危機に際してただちに起こるのが「急性ストレス反応(障害)」であり，数週から数か月の潜伏期間後に起こるのが「外傷後ストレス障害(PTSD：post-traumatic stress disorder)」であり，生命的危機ではないが適応困難な環境に適応しようとする際に(つまり 1～3 か月以内くらいに)起こるのが「適応障害」ということになる。個々の症候論の詳細は診断基準を参照していただきたいが，「急性ストレス反応」の表現型にはパニックや全般性不安障害，さらには解離を含む非特異的な精神的な混乱が含まれるし，PTSD 症状の中核はフラッシュバックと呼ばれる侵入的回想である。これに対して「適応障害」の典型は不安や抑うつなのだが，ストレスとの関連が優位でありさえすればどんな症状も「適応障害」でありうる

ことになり，臨床的にはさまざまな意味で判然としないケースも少なくない。

2 子どもたちの世界とストレス

　子どもたちの世界に，大人世界と同じような意味でのストレスが存在するのだろうかという疑問がある。大人社会のストレスに比べれば，基本的には保護された環境にある子どもたちのストレスはものの数ではないという考え方もあろう。
　しかし，視点を変えれば子どもという立ち位置は，自分にとって決定的な事柄のほとんどに関して，自己決定が許されていないことに気づかされる。この点に関してだけいえば，家庭内適応が難しく，親に対して暴力的になった子どもたちの定番である「オレを生んだ責任をとれ」という台詞は，あながち見当違いともいえないのである。
　また，虐待的な環境やいじめの状況が典型的にそうであるように，はなはだしく適応困難な状況であっても，子どもたち自身では具体的な解決策をもちえないことが多いし，子どものストレスに対抗するメカニズムが大人と比較して十分に発達しているとはいえない。
　さらに加えるならば，思春期を体験し，青年期を経て成人になっていくプロセスというのは，自我の状態像とその器である身体との，両者の激変を体験することに他ならず，これは非常に大きな環境の変化に相当する。環境変化への順応が追いつかないことが内的な歪み（ストレスの原義）を生むと考えれば，すべての子どもたちの発達は，その過程のうちにストレス因子を秘めていることになる。
　こうしたことを考えあわせると，子ども時代のストレスの質を成人社会の尺度で測ろうとすると，実際にストレスとなっている事態との関連を見誤る可能性が高いと言わざるをえない。

3 子どもたちの神経症的な発症

　急性ストレス反応，つまり大災害や個人的な生命的危機に対する反応の場合には，直後の眩惑期（状況に対する的確な反応を欠く状態）から退却，過活動，パニックなどに至る典型的な反応自体が内的な脈絡を欠いており，いわば原始的で未分化な反応をする状況なので，子どもに独特な発症様式の大きな特徴は少ない。学童期まではストレスの要因となった事実に対する言語化

による内的処理が進まず，このため反応からの離脱に時間を要することがある。

PTSD の場合も症状発現の構造には成人の発症様式とのきわだった差はなく，ストレス因子の発生から長期間経過した後に起こるストレス関連要因からの回避行動と，感情鈍化ならびに外傷的な記憶の侵入性回想(フラッシュバック)である。ただし，子どもの場合に外傷的となりうる体験の質に，成人とは異なる要素があることは「2.子どもたちの世界とストレス」でふれたとおりであるため，フラッシュバックする内容も成人とは異なる場合があり注意が必要である。また，幼児期に受けた養育者からの虐待などが外傷となっている場合には，PTSD からの回復に必要な安全感の根拠となる安定した対人関係そのものに困難をきたすため，回復には多くの時間と十分な心理的支援を必要とする。

適応障害の場合，成人では発症様式の大半は抑うつに関連したものとなるが，子どもたちの場合，症状の出方の様式はもっと多様なものになると考えられる。おそらく本書で取り上げられた症状のほとんどで，その発症の契機となる子ども時代の隠れたストレスとの関連を指摘することができるだろう。ただ，そのすべてをストレス関連障害と考えるのは実際的ではないので，強迫，社会不安，チックなど他の章にあるような独特の症状形成がみられた場合には，その特徴に従った(操作的な)分類が試みられる。そのようにしてまとまりのあるものを取り分けた残りが，ここでいうストレス関連障害であり，適応障害なのだとすれば，その症状が中核的なものを欠いているようにみえるのは，成人の場合以上に致し方のないことなのである。

例えば，学童期の不登校のあるものは学校環境に対する適応障害と考えることができるが，身体反応，回避反応，抑うつ，パニック反応など多彩な形で症状化されており，この場合の「学校に行けない」ことはそれらの共通の結果にすぎない。

思春期が，いわば自分自身に対する適応困難の時期であることは先に述べたとおりだが，それが症状化すれば，自分が自分であることに対する嫌悪や違和感，回避，混乱，過剰反応などがみられることになる。注意深い援助者は，この時期の彼らの(自傷行動や引きこもりを含む)逸脱行動の多くに，この自己違和的なこころの動きを読みとることができる。これらの行動障害が言語化されれば「自分で自分のことがよくわからない」，「自分に好きなところが見つからない」，「生きてる実感がない」，「自分は誰からも必要とされていない気がする」などといった発言になる。

4　対応について

　これらストレスに関連した障害群への対応は，大きく2つの方向に分けられる。1つは原因となる状況に向けられたもの，もう1つは症状そのものに向けられたものである。

　適応障害の原因が生活環境のなかでのストレスと，それに対処できない人との軋轢であるから，この原因に対応しようとすれば，ストレスのもととなっている要因を生活から除去するか，対処する能力を向上させるかのいずれかであることになる。

　急性ストレス反応の場合，ストレス要因の速やかな除去と安全感の確保はいうまでもないが，子どもたちのストレス対抗能が最大限に発揮されるためには，彼らにとっての恒常性の感覚をもちやすい状況を提供することが重要である。

　PTSDの場合は，ストレス因子は外傷的な出来事自体よりむしろその心理的な遺残物なのであるから，その除去のためには心理的な介入が必要になる。一般的には本人のストレス耐性を徐々に増加させながら外傷となった事態に直面させる方法がとられるが，児童の場合にはストレスに対応できるだけの力がつくまでにかなりの年月を必要とする場合もある。心的外傷を焦点化した認知行動療法（TF-CBT：trauma-focused cognitive-behavioral therapy）は，欧米では最も広く子どもに援用される治療技法であるが，わが国の治療文化への取り込みはまだ十分であるとはいえない。

　「適応障害」と診断された子どもたちへの対応は，症状に応じた個別的なものにならざるをえない。症状に向けられた対応としては，薬物を併用した精神療法によって対症的に行われることになるが，原因に向けられた対応が同時に進まないと，長期化ないし膠着状態を避けられなくなる。実際，医療機関には慢性化した結果としての，行動化（リストカット，過量服薬などを含む逸脱行動）・一過性の解離や摂食障害・引きこもりなどが発生してこれに対する周囲の対応が新たなストレスの要因となり，元来のストレス要因がどこにあったのかが，周囲にも本人にもわかりづらくなっている場合も少なくない。

〈田中　哲〉

15 解離性障害（転換性障害）

1 概念

「解離」についてはさまざまな定義がなされているが，それぞれの立場やとらえ方により若干の相違があることは確かである。例えばICD-10では，解離性障害に転換性障害を含めて定義づけられている。一方，DSM-IV-TRでは，転換性障害は身体表現性障害に含まれる。

本書はICD-10に準じているため，ICD-10による定義を紹介する。また解離性障害の第一人者であるPutnam FW（パトナム）による定義は，解離の本質をとらえわかりやすいものであるため，これもここで紹介しておく。

- ICD-10

過去の記憶，同一性と直接的感覚の意識，そして身体運動コントロールの間の正常な統合が部分的にあるいは完全に失われることである。

- Putnam FW

正常ならばあるべき形での知識と体験との統合と連絡が成立していないことを1つの条件とする概念。

2 分類

分類としては以下のようなものがあげられる。

1）解離性健忘

物忘れや疲労では説明できない水準で，重要な情報を思い出せなくなるものである。健忘の対象となるのは心的負荷の大きな出来事にかかわるものであり，通常は部分的かつ選択的に想起が困難となる。発症は突然の場合が多く，患者は記憶が失われたことに対して無関心・無頓着な場合が多い。解離性障害のなかでは最も多くみられるものである。

2）解離性遁走

突然日常から離れた場所へ出かけてしまい，その期間の記憶がない（健忘）ものである。この間，患者は全く正常に行動しているようにみえることもあ

るが，普段の本人とは別人のように振舞っていることもある。

3）解離性運動障害

四肢の一部あるいは全体を動かすことができなくなるものである。その麻痺が部分的であるか完全であるかは問わないが，身体疾患では説明がつかないことが特徴である。介助なしでは立つことができなくなる（失立），歩行が困難になる（失歩），声が出なくなる（失声）といった例もある。

4）解離性けいれん

てんかん発作のきわめて精密な模倣であると考えられている。舌を噛んだり，転倒して怪我を負うことはまれであり，尿失禁もほとんど認めない。通常意識は保たれるが，意識内容には変容をきたす場合もある。

5）多重人格障害（解離性同一性障害）

2つ以上の異なる人格状態が同一個体のなかにはっきりと存在し，それぞれが独自の人格と様式でもって個体の行動を統制するというものである。各々は独立した記憶，考え，行動，好みをもった完全な人格であり，一見すると患者の人格とは著しく異なる印象を与えるものもある。これらの人格状態は，その患者の全体的人格が何らかの理由で離散した結果であると考えられている。原因としては，幼少期の性的または身体的虐待との関連が大きいと考えられている。

3 成因

解離には，防衛規制という側面がある。すなわち，自身の適応能力を越えるような圧倒的な心的外傷に直面した際に，個体を守るために発動するのである。これ以外にも，スポーツ観戦時の熱狂状態や会話中に注意・集中が途切れるなど，必ずしも防衛機制とはいえない側面もある。つまり，解離は正常範囲のもの（正常解離）から病的なもの（病的解離）まで幅広く認められる。

被暗示性が高い人ほど解離を起こしやすいともいわれており，被暗示性が高く空想する能力にも長けている子どもでは，解離が生じやすいといえるだろう。

4 診断

　一般に児童青年期の解離性障害では，きわめて多彩な症状が出現しやすく，診断確定が困難である。患者は，すでにさまざまな機関でさまざまな診断〔注意欠陥(如)/多動性障害(ADHD：attention-deficit/hyperactivity disorder)，行為障害，双極性障害，統合失調症，てんかん，境界性人格障害など〕を受けている場合も多い。

　臨床的によくみられる症状は，健忘や記憶障害に加え，抑うつ症状，不安症状，身体化症状，幻覚，希死念慮，自傷，攻撃・破壊的行動，物質乱用，学業上の問題，外傷後症状などである。

　診断には，他の障害を除外するような徹底的な評価，複数の情報提供者による縦断的で詳細な観察と報告，複数の生活場面(家庭，学校，仲間との活動など)で解離症状がみられること，などが必要とされる。専門家の利用しやすい診断ツールとして，児童解離チェックリスト(CDC)，青年解離体験尺度(A-DES)，成人向けの構造化面接(SCID-D-R)，児童向けの半構造化面接(BDID-C)などがある。

　臨床的には，自分の生活史を手際よく話すことができない，複数の医療機関でさまざまな診断(これには統合失調症なども含まれる)が下されている，といった患者を診た際には解離性障害を念頭におくことが望ましい。解離性障害は，治療者が可能性を疑って所見をとらない限り，明らかとなることが少ない疾患であるといえる。

5 治療

1）安全で安定した環境の確保

　すべての子どもは愛情と安全を必要としている。解離性障害と心的外傷との関連を考慮すると，治療初期に最も重要なことは安全の確保である。治療者には，その子どものおかれている状況を正確かつ早急に判断し，適切でない場合には積極的に介入する力が求められる。多くの場合は他機関との連携が必要となる。環境が整わない限り治療は進展しないであろうし，逆に安全な環境が整い周囲の大人が適切な反応や援助を返していくことで，子どもは自身の回復力でもって混乱や症状を収めていくことができる場合も多い。

2）精神療法

　忍耐強く信頼関係を築き，自己表現を促すようなかかわりを続けることが必要である。症状の消退や記憶の回復が治療の主たる目的ではないことを常に念頭におき，患者の防衛をむやみに崩すことがないよう留意する。患者が現実に直面する準備ができるまで，支持的な援助を続けながら待つことが大切である。行動化や頻回な解離症状に対しては，確固とした限界設定や構造化を行うことが重要になる。患者自身が改善を感じ，自分自身をコントロールできるという感覚をもてるよう支えていくようにしたい。

　体験について明確に述べることのできない児童に対しては，遊戯療法や芸術療法などが有効な場合もある。

3）薬物療法

　解離性障害に特異的に作用する薬剤はなく，補助的なものと考えたほうがよいだろう。症状に応じて，抗うつ薬や抗不安薬，混乱が強い場合には抗精神病薬が使用される場合もある。

6　予後

　あくまで精神療法が治療の柱となるが，これらの有効性や転帰については今後の研究が待たれる。家族環境などの外的要因が転帰に影響するともいわれている。

（都丸文子）

■ 参考文献

1）Putnam FW（著），中井久夫（訳）：解離—若年者における病理と治療．みすず書房，2001
2）飯田順三：解離性障害．山崎晃資，栗田　宏．牛島定信・他（編）：現代児童青年精神医学．pp297-303，永井書店，2002
3）融　道男，中根允文，小宮山　実・他（監訳）：ICD-10　精神および行動の障害．新訂版．医学書院，2005
4）細澤　仁：解離性障害の治療技法．みすず書房，2008

16 身体表現性障害

1 概念

　身体表現性障害とは，持続する身体症状の訴えがあり，身体的な検査においてこれを裏づけるに足るだけの所見を認めない群の総称である。患者はこの症状に病的にとらわれるだけでなく，身体的に問題がないことや心理的要因の可能性についての説明を受け入れられないことが多い。

　心身が未分化であり，十分に自身の気持ちを感じたりことばにすることのできない子どもには比較的よくみられる疾患といえる。訴えは，頭痛，腹痛などから歩行困難や過呼吸などまで多岐にわたる。これらの身体症状に対しては，「心的負荷に対して身体がSOSを出している」ととらえることが肝要であり，医学的には説明のつかない状態であっても詐病とは異なるので注意が必要である。

2 分類

　分類としては以下のようなものがあげられる。

1）身体化障害

　医学的に異常所見が見つからないにもかかわらず，そうした説明を受け入れることを拒み，多彩でしばしば変化する身体症状を長期間にわたって訴え続けるものである。同家族内に多いこと，子ども時代の愛情喪失体験や虐待との関連が報告されている。

2）心気障害

　心身の些細な不調に対し，自分が重篤な疾病に罹患しているのではないかという疑念にとらわれるものである。複数の医師が異常がないことを保証しても，その疑念が揺らがないことが特徴といえる。

3）疼痛性障害

　激しく苦しい痛みの訴えが続くが，生理的過程や身体疾患では完全には説

明ができないものである。

4）身体表現性自律神経機能不全

動悸，発汗，紅潮，振戦などの自律神経亢進症状や疼痛，腫脹などの主観的訴えが一般的であり，患者はこれらを特定の器官あるいは系統に関連づけて訴えるものである。

3　成因

原因は多岐にわたり，抑えている気持ちの表れであったり，その症状により患者が何らかの利益を得ている場合もある。安易にその原因を決定することなく，生育歴や家族歴，発達状況や性格，おかれている環境（家族関係や友人関係，教育環境など），発症時の状況，心的外傷体験の有無，身体疾患の既往などについて，丁寧に検討していくことが必要である。親の身体化障害や物質乱用，反社会的行動などが影響するとの報告もある。

4　診断と対応

この障害の患者の多くは，精神科を受診するまでに身体科の受診を繰り返していることが多い。身体症状に悩まされているにもかかわらず，医学的確証が得られずに経過してきたことの心的負担は計り知れない。したがって，「病気ではない」，「心因性だ」と精神科受診を勧められてきた患者やその親の心情に配慮して対応することが必要である。

まずは病歴を丁寧に聞きとることである。身体科で心因性と考えられながら器質疾患が見落とされている例もあるため，身体疾患の可能性についても十分に検討していくことが必要である。症状の経過を聞くと同時に，患者がその症状をどうとらえ，いかに対処してきたか，今後の展望をどのように考えているか，死の不安があるのか，家族を含め周囲の人は症状に対してどのような反応をしてきたか，身体科ではどのように説明され，どのような治療を受けてきたか，などを聞いていく。こうしたなかで症状にまつわる患者の気持ちや周囲の人との関係などを整理していけることが望ましい。患者の多くはあくまで身体症状がストレスに起因することを否定するため，治療関係が安定するまでは早急な指摘や診断告知は控えたほうがよい場合もある。まずは，症状の発現および増悪の時期とライフイベントとの時間的な関係を患

者との間で確認していくようにする。

5 治療

1）精神療法

　前述のとおり身体症状は，何らかの心的負荷に対するサインであることが多いので，身体症状のみに注目するのではなく，症状を出すに至った理由を考えていくことが大切である。

　しかし，これらは患者自身には自覚がなかったり，受け入れがたいものであることがほとんどであり，患者は身体症状の訴えに終始する傾向が強い。治療者の役割は，患者がこれらの事実や感情に気づき，受け入れ，自覚的に表現できるよう促進することであるといえる。

　子どもの場合には，非言語的方法（絵画・遊びなど）を通して表現を促していくことで症状が軽快することも多い。

2）環境調整

　子どもは，大人に比べて環境からの影響を受けやすいものである。そして，環境（家庭や学校）との関係から症状が生じる場合も多い。このため，親や教師などと連携して情報を整理したり，環境の改善を試みていくことが治療的に作用する可能性も考えられる。

3）薬物療法

　特定の身体症状に焦点化された投薬は，症状へのとらわれを強めてしまうため，できるだけ控えたい。しかし，身体症状への不安が強く精神療法的なかかわりがもてない場合には，抗不安薬などが有効な場合もある。また自律神経症状や抑うつ症状を伴う場合には，患者の負担を軽減するために抗うつ薬などを使用することがある。

6 予後

　一般に児童青年期では，良好な経過をたどるものが多いようであり，適切で早い対応が望まれる。

（都丸文子）

■ 参考文献

1) 青木省三, 原　泰志：身体表現性障害. 山崎晃資, 栗田　宏. 牛島定信・他(編)：現代児童青年精神医学. pp288-296, 永井書店, 2002
2) 吉松和哉：Ⅲ各論 h. 身体表現性障害と心気症. 2. 治療学. 臨床精神医学 35(6)：901-907, 2006
3) 飯田順三：身体化障害. 小児・思春期の精神障害治療ガイドライン, 精神科治療学 16：327-330, 2001
4) 成田義弘：心身症と心身医学. 岩波書店, 1986
5) 融　道男, 中根允文, 小宮山　実・他(監訳)：ICD-10　精神および行動の障害. 新訂版. 医学書院, 2005

17 摂食障害

1 概念

摂食障害は，拒食と過食をきたす神経性無食欲症(AN；anorexia nervosa)と過食をきたす神経性大食症(BN；bulimia nervosa)に大きく分類されるが，子どもでは AN のほうが多くみられるため，ここでは AN を中心に述べる。AN は近年増加傾向にあり，低年齢化も進んでいるといわれている。発症のピークは思春期にあり，10 対 1 で女児に多い。BN は，より年長時にみられる。AN から BN への移行することもしばしばみられ，それぞれに共通点も多い。

2 神経性無食欲症(AN)

AN は，著しい拒食がみられ，体重が減少する疾患である。体重増加への恐怖が強く，頑固な体重減少を認め，体重や体型への認知のゆがみやとらわれを認める。AN 患者は，食べ物と自分の体重や体型に対して異常な関心をもち，やせるためにあらゆる行動を行う。著しい体重減少のために，低血糖や脱水などによる意識障害や，不整脈による突然死も起こりうる致死的な疾患である。特に，子どもの場合は発達途上にあるため，心身へ及ぼす影響は大きく，成長障害をきたしたり，乳房発育，初経の初来などの思春期発育が遅れる。また，低体重が長引くと，骨粗鬆症，不妊のリスクが増えるなど将来にわたって残る影響もみられる。身体面，心理面の両面からの治療が必要であり，関係各科と連携をとることが大切である。

1) 原因(発症背景)

発症要因は，1 次元的には説明できず，生物学的因子，心理学的因子，社会学的因子などさまざまな要因が複雑にからみあって起こるとされている。体重を低く抑えたいという患者の気持ちから，自ら進んで行った食事制限がきっかけで体重減少になることもあるが，きっかけがはっきりしない場合も多い。元来，過剰適応で強迫的な性格傾向をもっているといわれている。表面化している食行動の問題のみにとらわれないことが大切である。

2）臨床像

① 年齢と身長に対して，正常体重の最低ラインを維持できない。特に，小学生などの低年齢では，期待される体重増加がない，身長の伸びが悪いことにも注意を払う。
② 体重が増えることに抵抗する。太ることへの強い恐怖がある（肥満恐怖）。
③ 客観的にみて，明らかに少ない体重であるが，患者本人は太っていると感じている。体型に関して，誤った認識をもっている。例えば，極度にやせて，細い足であるのに，患者本人としては，足が太いと感じている。そして，これらの考えを周囲の人が指摘しても，訂正するのは困難である（ボディイメージのゆがみ）。
④ 食に対して，異常なこだわりがみられる。食事の量を制限したり，摂取する食べ物の種類が少なくなる。肉や油類を避けることが多い。
⑤ 体重への頑固なこだわりがみられる。頻回に体重測定をする，小数点以下の細かい体重にこだわることもしばしばみられる。
⑥ 二次性徴が遅れる。初経が発来している女児では，無月経となる。

多くの場合，患者は「食べたい」という強い衝動を必死に抑え，食事を制限しており，「神経性無食欲症」の名前のとおりに食欲がないわけではない。食べ物を切り刻む，家族や友人へ食べるように執拗に勧めるなどの異常な行動がみられることもある。自己の意図に反して，食べたいという欲求に屈してしまい，その結果生じる体重増加を避けるために，自己誘発性嘔吐，過活動，下剤・利尿薬などの薬物を用いて異常な体重調節を行うこともある（子どもでは，自己誘発性嘔吐や下剤の乱用は成人に比べると多くない）。

3）診断のポイント

まず，身体疾患を除外しながら，上記の臨床像に当てはまるかどうか検討する。

子どもの摂食障害では，特に低年齢の場合に，診断が難しいことがある。例えば，実際は肥満恐怖やボディイメージのゆがみのために食事摂取を制限していても，「身体の調子が悪いから食べられない」，「全然おなかがすかない」などのように，周囲からみて変に思われないような説明をすることもある。そして，治療が進んできて経過をみていると，治療初期に語られなかったやせ願望や肥満恐怖が，後に明らかとなる場合は少なくない。低体重なのに活

動的である場合，栄養を補充することに抵抗する場合，体重が減っていることについてあまり心配しない場合は，ANを疑うとよい。

4) 関連する障害

うつなどの気分(感情)障害，強迫性障害(OCD：obsessive-compulsive disorder)が多いが，広汎性発達障害(PDD：pervasive developmental disorder)，不安障害を併存することがある。

5) 治療

患者本人は，やせていることを「病気」としてとらえない傾向があり，また，「病院へ行くと太らされる」という恐怖を感じているため，病院へ受診すること自体が難しい場合がある。また，受診したとしても，家族の勧めでしぶしぶ受診に応じていることが多い。まずは，本人の治療に対する動機づけを高めることが重要である。患者本人に，さまざまな身体所見や検査データを示して，身体の異常について説明し，患者とその家族へ摂食障害についての心理教育を行う。摂食障害患者は，何らかの心理的苦痛や悩みを抱えていることが多く，それらについてのアプローチを行い，治療関係の構築をめざす。治療については，議論の分かれるところであるが，心理教育，支持的精神療法，力動的精神療法，精神分析，行動(制限)療法，認知行動療法，家族療法，集団精神療法，薬物療法などが行われているが，個々の患者の状況や各施設の特色にあわせて，組み合わせて行う。並行して，必要な身体治療，栄養療法を行う。

子どものANの身体的治療では，もとの体重に戻すだけでなく，健康的な成長過程に戻れるように援助することが課題となる。経口食事摂取が進まない場合は，経管栄養，高カロリー輸液も考慮する。通常の末梢輸液は，主に脱水の補正として行う。

また，家族，特に母親へ食事を強制するなど，患者は家族を「巻き込む」ため，家族も疲弊していることが多い。家族と患者への対応について話し合うことが重要となる。初診時より，家族へ病気の特性，治療の進む過程，今後起こりえる事柄などをよく説明して，理解を得る。

6) 予後

子どもの摂食障害では，治療により寛解するものも多いが，慢性化して成人に移行することもある。一般に精神科併存症のある例，自己誘発性嘔吐が

ある場合が難治である。特に，自己誘発性嘔吐がある患者では，複雑な背景をもつことが多く，ほかにも混乱した行動上の問題を認めることもある。

3 神経性大食症（BN）

BNでは，むちゃ食い発作がみられる。自分でもコントロールがきかなくなったと感じるような過食であり，一般的にはとても普通とは考えられない量を食べている。一方，体重増加を防ぐために，自己誘発性嘔吐や，下剤の乱用をすることもあり，身体的な評価も必要となる。体重は，正常範囲のこともあれば，正常範囲より多い体重のこともある。また，嘔吐や下剤の乱用のため，低カリウム血症など血液検査に異常をきたすことがある。

BN患者は，問題を抱えているが，医療機関を訪れることは少なく正確な数はわかっていない。リストカット，衝動行為などの行動の問題を併せもつことが多く，摂食障害以外の問題に対処する必要があり，それぞれの合併疾患に注意して治療を行う。

〔石塚一枝〕

18 睡眠障害

1 睡眠障害の種類

　生まれたばかりの新生児は，1日の大部分を眠って過ごし，通常は生後17週くらいから，睡眠と覚醒が明らかになる。1日の睡眠時間は成長するにつれ減少し，昼間は覚醒して夜間は睡眠するようになる。睡眠障害の原因には，精神疾患，一般の身体疾患，薬物の使用などによるものがある。これらのいずれにもよらないものを原発性の睡眠障害と呼んでいる。

1）原発性の睡眠障害

　これには不眠や過眠など睡眠の量や質，時間帯に異常をきたすもの(睡眠異常)と，睡眠中や睡眠の前後に生じる異常行動や生理学的異常(睡眠時随伴症)とがある。

a　睡眠異常

　原発性の不眠，原発性の過眠，ナルコレプシー（睡眠発作），呼吸関連睡眠障害，睡眠覚醒スケジュール障害などがある。不眠には寝つきのよくないもの(就眠障害)，睡眠が途中で途切れるもの(中途覚醒)，早朝に覚醒してしまうもの(早朝覚醒)などがある。実際の不眠では，これらが合併していることが多い。熟眠感のなさや起床時の不快感は主観的なものであり，客観的観察とは食い違うこともある。不眠はストレスの増加で生じることが多く，反復すると不眠への恐怖感が増加してさらに悪化させることになる。

　過眠では夜間の睡眠の質は正常であるが持続時間が長く，朝の覚醒困難や昼間の過剰な眠気を伴う。抵抗できない非回復性の睡眠発作，脱力，入眠時に幻覚を伴うナルコレプシーも知られているが子どもには少ない。極端な肥満などが原因で，夜間の睡眠中に10秒以上持続して呼吸が停止すること(睡眠時無呼吸)が頻発することにより，完全な覚醒状態が不足したり不眠を示すものなどがある。睡眠覚醒スケジュール障害には覚醒・入眠時間がともに遅れて昼夜が逆転してるもの(睡眠相後退症候群)，覚醒・入眠時間が毎日1時間程度後退していくもの(非24時間睡眠覚醒症候群)，一定のリズムのない睡眠覚醒を繰り返すもの(不規則型)などが知られており，長期間不登校を

続けている生徒の場合は珍しくない。

b 睡眠時随伴症

睡眠時随伴症には，①悪夢障害（睡眠の後半に長く非常に恐ろしい夢を見て覚醒するが，意識はすぐに戻り見当識も保たれている），②睡眠驚愕障害（睡眠の最初の1/3の間に，恐怖の叫びをあげて突然覚醒する。自律神経の緊張症状が出現して，夢の内容については覚えていない），③睡眠時遊行症（睡眠の最初の1/3の間に，ベッドから起き上がり歩き回る。覚醒しても数分以内に意識ははっきりするが，記憶はない）などがある。①は幼児の10～50％にみられ，保護者が心配することが多い。②と③は移行が認められ，区別が難しいこともある。ともに4歳頃から始まり，多くは青年期にはめだたなくなるが，一部は成人になっても続く。

2 不眠や過眠の原因

精神遅滞などの発達障害がある子どもでは，就眠障害，中途覚醒，早朝覚醒など多種類の不眠を示す場合がある。特に周期的に精神症状が出現する子どもでは，周期的に不眠を認めることがある。女子の場合は，性周期と並行した睡眠障害も知られている。小学校低学年の女子に多い不安性障害では，「寝ているうちにお母さんがいなくなったらどうしよう」，「寝ている間に死んでしまったらどうしよう」，などと過剰に心配しているうちに寝つきが悪くなることもある。

小学校高学年以降に多い摂食障害では，低栄養状態になると体温が低下して早朝覚醒がみられる。小学校高学年以降では統合失調症や気分（感情）障害などを発症した場合，初期症状として気分の変動，興奮，全能感などとともに不眠が生じることがある。原因に基づいた対応（カウンセリング，栄養改善，薬物投与など）が必要になる。

過眠の場合も，気分（感情）障害などで生じるものや，肥満に基づく睡眠時無呼吸や摂食障害の低栄養による覚醒時の睡眠発作などがあるため，その原因を突き止めて対応を考える必要がある。

3 生活リズムの障害

長期の不登校が続いている子どものなかには，昼夜逆転している場合が多

くみられる。睡眠覚醒表に入眠や覚醒の時刻を1か月以上記入してもらうことで，生活リズムがわかる。これらのなかには睡眠相後退症候群や非24時間睡眠覚醒症候群がみられる。不登校のきっかけの多くは心理的要因だが，時間が経過するうちに睡眠覚醒スケジュール障害が随伴して，ますます不登校が続くことになる。心理的要因を取り除くとともに，登校についての強い動機づけを行うことが大切である。

睡眠覚醒スケジュール障害については，治療意欲により高照度の光照射やメラトニンの投与などが試みられる。発達障害をもつ子どもの場合は，乳幼児期から続いていることもある。睡眠覚醒のリズムは，睡眠障害が主訴として含まれているときや，リズムを変更しようと努力しても変更できずに困っているときにのみ睡眠障害として扱うべきである。

1）精神疾患に伴うもの

神経症では持続性不眠と同様の機構により不眠に陥ることが多い。大うつ病では睡眠障害が主要症状であり，治療経過中に症状改善の指標となる。統合失調症の急性期（幻覚や妄想が活発で精神的興奮などが特徴）には睡眠時間，深い睡眠段階，レム睡眠が減少し，入眠障害や早朝覚醒が多い。

2）身体疾患に伴うもの

循環器疾患，呼吸器疾患，消化器疾患，脳血管疾患，脳腫瘍，神経変性疾患，内分泌疾患によるものや，原疾患に伴う症状（疼痛，かゆみ，頻尿など）により二次的に不眠となるものが含まれる。肥満などが原因で頻回に睡眠が中断される睡眠時無呼吸症候群，下肢の反復性の攣縮がある睡眠時ミオクローヌス症候群などが話題となっている。

4 治療の実際

睡眠障害への対応は，診断分類を行い，その原因をきちんと把握し，対策を立てることにある。規則正しい生活，睡眠環境の整備，飲食物の摂取に気をくばること，適度な運動を日中に行うことなどで改善されることもある。心理的な葛藤を解決することが重要な場合には，精神療法などを中心に行う。睡眠時無呼吸症候群による不眠に睡眠薬を投与すると，呼吸を抑制する危険がある。精神障害による不眠であれば，原疾患の治療薬が第一選択であり，睡眠薬だけを用いると，逆に不眠も精神疾患も悪化することがある。い

ずれにせよ，原因を考慮しない安易な薬物の使用は避けるべきである。子どもの場合は体重や年齢を考慮して，投与薬物量を減量するが，老人に比べると薬の副作用は出にくい。

　理想の睡眠薬は，薬の効果が早いこと，薬により正常な睡眠リズムが乱れないこと，一晩を通じて薬の効果が十分に持続し，日中の精神身体活動に影響を及ぼさないこと，朝の目覚めが爽快であること，薬に対する馴れや習慣性と，中止したあとの禁断症状がみられないこと，大量に服用しても生命に対する危険がなく，薬物相互作用による問題が生じないことなどが条件となる。近年は大脳辺縁系や視床下部に作用して，不安・緊張を取り除く睡眠導入薬(ベンゾジアゼピン系薬剤など)がよく使われる。

〔市川宏伸〕

19 パーソナリティ障害（人格障害）

　パーソナリティ障害（personality disorder）というカテゴリーには，理論的背景の異なるさまざまな障害が含まれていて，与えられた紙面ではすべてを説明することは到底できない。それぞれのパーソナリティ障害について何冊もの本が出版されているような状況であり，詳しいことは成書を参照していただきたい。

　また，児童・青年に対してパーソナリティ障害という診断を軽々に下してよいのか，という問題もある。例えば，国際的な精神医学の診断基準であるICD-10は，パーソナリティ障害について「小児期後期あるいは青年期に現れる傾向があり，成人期に入って明らかとなり持続する。それゆえ，人格障害が16歳ないし17歳以前に適切に診断されることは疑わしい」としている。

　実際，筆者の臨床的な感覚からすると，中学生くらいまではまだ精神発達の途上という感じであり，かなり固定した障害であるパーソナリティ障害ということばを適応するのはためらわれる。臨床家が「これはもう境界性パーソナリティ障害だろう」と診断できるのは高校2, 3年生からというところである。

　その一方で，小学生や中学生の臨床を続けていると，あるタイプのパーソナリティ障害に将来発展しそうなケースに遭遇することも事実である。臨床家の努力は，治療的介入によってパーソナリティ障害への移行を阻止し，正常の精神発達過程に戻す，ということに向けられる。

　そこで，本項では日常，臨床で出会う機会の多い4つのパーソナリティ障害について簡単に取り上げたい。

1　代表的なパーソナリティ障害

1）境界性パーソナリティ障害

　非常に不安定な情緒状態・対人関係に特徴がある。はっきりした理由もなく，ある人を極端に美化し熱愛する一方で，別の人をひどく軽蔑し憎んだりする。時として評価は突然に逆転し，尊敬の対象がいきなり侮蔑の対象に格下げされることもある。

　例えば，入院治療の際に，患者によって担当の看護師は「すばらしい人で

自分のことを完全に理解している」と持ち上げられ，それに比べて主治医は「無能力で何もわかっていない」と切り捨てられる。本人の態度にスタッフ全員が巻き込まれて混乱が生じ，主治医と担当看護師の間がぎくしゃくする。ところがある日を境に，患者は主治医を褒めあげる一方で担当看護師を罵倒し始め，現場の混乱にいっそうの拍車がかかる。境界性パーソナリティ障害の治療が難しいわけである。

　彼らのこころの底には相手に「見捨てられたくない」という絶望的な欲求があり，少しでも相手との間に心理的な距離を感じると激怒におそわれる。こころの内側が混沌としているため，自分がどういう人間なのか確信がもてない(＝アイデンティティ拡散)。随伴症状としては抑うつと空虚感が出現する。また心理社会的な負荷がかかると，重圧に耐えかねて短期間精神病状態に陥ることがある(＝マイクロサイコーシス)。衝動的な自己破壊的行動(大量服薬，自殺企図や性的逸脱行動)も特徴的である。

2）自己愛性パーソナリティ障害

　いわゆる「ナルシスティック」な傾向が著しい一群の人たちである。彼らは自分の能力・外見などに対して過大な評価を下していて，周囲もそれを認めるべきだと考えている。他者は自分の栄光を増すための道具にすぎず，共感的に人とかかわることができない。自分は賞賛されてしかるべきで，そのすばらしさがわからないのは周囲の無理解によるものだと考える。将来自分は大物になる，将来自分はすばらしい異性に出会い理想的な恋愛を成就する，などと彼らの空想は勝手にふくらむ。そして，もし自分の肥大した万能的な空想を突き崩されると激しい怒りにとらわれたり，逆に抑うつ的になったりする。

3）回避性パーソナリティ障害

　常に緊張と心配にとらわれている。自分が社会的に不適格だとか，人柄に魅力がないとか，人より劣っていると思い込んでいる。いつも自信がなく，他者に批判されたり拒否されたりすることをひどく嫌う。自分が好かれていると確信できなければ人とかかわろうとはしない。自分の生活が多少制限されてもいいから，批判されること，非難されることや拒絶されることを恐れて逃げまくる。

4）依存性パーソナリティ障害

いつも誰かに頼っていないと落ち着かず，自分独りだとどうしてよいかわからず不安に陥り無力感にさいなまれる。親しい人に見捨てられることを何より恐れている。何事も自分だけでは決められず，誰かほかの人の判断をあてにする。逆に，自分が頼っている人に対しては（正当なことと思っても）いろいろ要求することができない。

2 臨床メモ

1）境界性パーソナリティ障害の治療

境界性パーソナリティ障害の治療は困難をきわめる。というのは彼らの治療を進めていくと，治療者自身のこころのなかに圧倒的にネガティブな感情（怒り，無力感，空しさ）が渦巻き，それにうまく対処できないと治療者が疲弊してしまうからである。独りだけで治療を考えず，チームで患者を支えていく態勢をつくる必要がある。医師の外来診察のみ，というのはまず不可能と考えておいたほうがよい。特に，感情の突然の変化，攻撃的行動や自己破壊的行動があまりにも激しい場合は，薬物療法に加えて入院治療が必要になることもある。精神療法（個人・集団）の適応になるが，患者との距離が近づくほど，治療者が巻き込まれて治療が破綻しやすいので，十分な力量のある人にお願いする必要がある

2）引きこもりとパーソナリティ障害

最近話題になっている引きこもりだが，そのなかにはパーソナリティ障害への萌芽も含まれているようだ。例をあげて考えてみよう。小学生の間は親の言うことを聞くいい子だったが，中学に入ると急に学校に行かなくなったという女の子がいるとする。不登校の理由を本人に聞くと，小学校の頃に比べて，中学校になると皆が自己主張が強くなった，そんなとき自分はどうしたらよいかわからず非常に困惑した，こんな自分は友人に相手にされなくなったので学校に行くのが嫌になった，というようなことをいう。ここには回避的な傾向が認められる。

さて，その中学生は自宅に引きこもり，1日中母親にべったりとへばりついて離れようとしない。そして「自分は何をしたらいいのかわからない。自分ではわからない。私はどうしたらいいの？ 教えてちょうだい」と母親に

迫る。これは引きこもりによって多少とも子どもっぽくなっているとしても，過度に依存的であるということがいえる。

ところが，そういう人がこころのなかでどういうことを考えているかというと「本当は学校に行こうと思えばいつでも行ける」，「これまでは真面目にやっていなかっただけで，勉強さえすれば学年でトップの成績がとれる」，「勉強なんて本当はくだらない。自分には天才的な漫画の才能があるので，自宅にこもりながら雑誌に投稿して大金持ちになるんだ」などと考えていることがわかったりする。これはかなり自己愛的なわけである。

上記のような回避的・依存的・自己愛的な傾向のうち，どの要素がこれから肥大していくかによって，それぞれ自己愛性パーソナリティ障害，回避性パーソナリティ障害，依存性パーソナリティ障害への道を歩むようになる。臨床家の仕事は例えば，「引きこもり」1つをとっても，その背後にある患者本人のこころの動きを丁寧に見つめながら，彼らのこころがいたずらに極端な方向に進んでいかないように適宜介入していくことだろう。こういうケースには薬物治療や入院治療だけでは効果が十分にあがらないように思う。

3）パーソナリティ障害と発達障害

経験の乏しい治療者が，知的障害を伴わない発達障害の患者を診察すると，パーソナリティ障害と誤診してしまうことがよくある。特に注意欠陥（如）/多動性障害（ADHD：attention-deficit/hyperactivity disorder）に反抗挑戦性障害や行為障害が合併すると，衝動的な傾向（大量服薬），不安定な対人関係と攻撃的傾向，薬物依存や非行といった特徴から，境界性パーソナリティ障害と誤って診断されることが多いようだ。また，Asperger（アスペルガー）障害が回避性パーソナリティ障害と混同されることもある。操作的診断基準は，記述的な特徴の束として障害をとらえているため，初心者にこうした間違いが生じやすいようだ。また，最近では発達障害が注目されているためか，パーソナリティ障害を発達障害と思ってしまうという逆方向の誤診も散見される。患者の内的な世界に関心をもち，彼らの認知・情緒・行動のありように等しく注意を払う治療態度が望まれる。

〈鈴村俊介〉

■ 参考文献

1）小此木啓吾：あなたの身近な「困った人たち」の精神分析―パーソナリティそのミクロな狂い．新潮社，2000

20 薬物依存

1 はじめに

　ヒトは何か新しい体験，あるいは面白い体験を求める傾向があり，それがさまざまな文化や娯楽を生み出す原動力となってきたと考えられる。精神に対して何らかの影響を与える薬物も，直接脳に作用して新奇な体験を生み出すため，しばしば繰り返して使用されることがある。これらの薬物には社会的に容認されているもの（わが国ではタバコとアルコール）もあるが，ほとんどの薬物は規制されている。規制薬物の使用を乱用と呼ぶが，乱用による問題は2つある。1つは依存を生じること，もう1つは脳を含めて身体臓器に障害を与えることである。

　依存がなぜ困るかというと，激しい薬物探索行動によって薬物を手に入れるためにあらゆる手段（犯罪や売春など）を用いるようになり，薬物中心の生活となってしまい行動が縛られてしまうからである。一方，繰り返し使用することによる臓器障害のうち最も問題になるのは，幻覚や妄想を引き起こす精神毒性をもつ薬物で，覚醒剤，コカイン，フェンサイクリジンがあり，最悪のドラッグといえる。治療において注意すべきは，非合法的に流通する薬物にはしばしば上記の3薬物が混ざっていることがあり，大麻を吸っている患者が同時にフェンサイクリジンも摂取しているということがある。

　依存性薬物の詳しい内容に関しては，薬物乱用防止「ダメ。ゼッタイ。」ホームページ*と厚生労働省ホームページ「麻薬取締官」ウェブサイト**を参照されたい。

　欧米，ことに米国では薬物依存が低年齢層にまで広がっておりマスメディアを通して，あるいは学校教育のなかでもその防止や対策が取り上げられている。さいわいわが国では，今のところ欧米ほどの大きな問題とはなっていないが，そのなかで有機溶剤乱用は1975（昭和50）年以降かなりの広がりがみられており，この数年では毎年5万人ほどが検挙され，その約90％が未成年者でしめられている。ここでは小児・思春期で最も多くみられる有機溶

---

*　http://www.dapc.or.jp/data/
**　http://www.nco.go.jp/

剤依存症を取り上げ，薬物依存症の診断・治療における基本的な考え方について述べたい。

依存症とは，依存性薬物の反復摂取の結果生じる行動の病気(後に出てくる強化された薬物探索・摂取行動)であり，その行動変化のもとは脳にあるといえる。したがって，依存症はまさに脳の病気であり，その点では他の精神科疾患と多くの共通点をもっている。

共通する部分としては，① 慢性で放置すると進行し，治療によりいったん寛解しても再発や再燃が起こりやすい，② はじめは病識がなく，自ら治療を受けようとすることが少ない，③ 治療には，本人ならびに家族や周囲の人々の理解と協力がどの程度得られるかが大きなウェイトをしめる。これらの点から以下のことが治療の基本となる。すなわち，① については，治療は長期間を要し再発や再燃を繰り返すことがあるが，その都度治療的対応を要すること。このためにはまずよい患者―治療者関係が成立していることと，本人および家族や周囲の人々が依存症という病気について正しく理解していることが必要であるといえる。② については，治療への導入にあたって，場合によってはある程度強制的な方法もとらざるをえないことがあるといえる。③ については，回復とその後の維持には家族や周囲の人々の協力が重要であるといえる。

一方で，薬物依存症の治療のうえで知っておくべき基本的なことは，① 依存症の「依存」と日常で用いる「依存」ということばの意味の違いをはっきり区別すること，② 依存症の診断を明確に行うこと，③ 依存症の疾病としての特徴(遷延性離脱症候群，および涸れ井戸現象の2点)を理解しておくことの3点である。以下この3点について詳しく述べていく。

2　依存症の「依存」とは

薬物依存症の「依存」とは，行動薬理学的な知見から使われるようになったことばであり，一言で言うと「強化された薬物探索・摂取行動がみられる状態」と表現することができる。

薬物依存の中心症状は，薬物探索行動とそれに引き続いて起こる薬物摂取行動であり，まとめて薬物探索・摂取行動と呼ぶ。薬物探索・摂取行動の程度の強いもの(強化された薬物探索・摂取行動をもつもの)が薬物依存症として治療の対象となる。したがって薬物依存症の診断は，この「強化された薬物探索・摂取行動」がどの程度のものであるかを知ることで，はじめて下す

ことができる。

　薬物探索行動とは，何とかして薬物を摂り続けようとするためにさまざまな工夫をすることをいう。具体的には薬物を手に入れるためのお金の工面，手に入れた薬物を人に見つからないようにするための隠し場所の工夫，見つからないで摂るための時間や場所についての工夫などがあげられる。さらに高度な探索行動としては，脅したり，暴力を振るったり，泣き落としたり，あるいは二度と吸わないという誓約書を書いたりすることも含まれる。薬物依存症者がよくうそをついたり，だましたり，約束を破ったりすることを何度も繰り返すことがあるが，実はこのような行動は，依存症の中心症状である薬物探索行動そのものであることが多い。このことに気がつかないと，家族や周囲の人ばかりでなく治療者までも薬物依存症者について，「約束を守れない，うそばかりついているどうしようもない，だらしないだめな人間」という陰性の転移を起こしやすく，よい治療関係がもてなくなる。また，依存症者自身も自分自身をそのように思っていることが多く，そのために自暴自棄となり，治療に対して拒否的になってしまうことがある。そういった場合に，これらの行動がじつは依存症の症状そのものであることを説明され，理解できてくると本人も家族や周囲の人もそういった困った行動を「薬物探索行動」として客観的にとらえることができるようになり，陰性の感情に妨げられることが少なくなるために，治療への導入・維持が容易になる。

　薬物探索行動の結果として頻回の薬物摂取行動がみられる。薬物探索行動のほうは，個人個人の特性やおかれた状況によって変化が大きいので，客観的にとらえることが難しい場合があるが，薬物摂取行動(薬物摂取パターン)はきわめてシンプルなパターンに分類できる。したがって，その依存症者の薬物摂取パターンを知ることによって，薬物依存の程度が診断できる。

　診断を容易にするために，われわれは薬物摂取パターンを**表9**のように4型に分け，C型およびD型の場合を依存症，A・B型については乱用と考えている。

　通常はA型の機会摂取で始まることが多い。友だちや先輩あるいは仲間から誘われたり，あるいは好奇心から自らそういう仲間に近づいて，単独ではなく誰か仲間と一緒にいるときだけ(毎日ではなく)摂取する。

　次にB型の習慣性摂取へと進み，ほぼ毎日，放課後や夜間など日常生活に支障のない時間帯に，時には独りで摂取するようになる。そのうちにある時期からC型ないしD型へと移行していく。C型もD型も依存症の重さとしては同じであるが，日常の行動ができているかどうかで分けている。

表9 薬物摂取パターン

乱用	A型	機会摂取 たまたま薬物を持っている人に会ったときなど，普段は摂らないが，特別のときにだけ付き合いで摂る．
	B型	習慣性摂取 仕事や学校を終えた後など，1日のうちの決まった限られた時間にほぼ毎日摂る．
依存症	C型	少量分散摂取 1人だけで日常行動の合間合間に少量を繰り返し摂ることが2日以上続く
	D型	持続深酩酊摂取 1人だけで摂っては薬物の効果に浸りきり，その効果が覚めるとまた摂る状態が2日以上続く．

薬物の量や種類ではない．

　C型は少量分散摂取と呼び，日常の活動の合間に，それを著しく妨げない程度に繰り返し摂取するパターンである。例えば，学校の授業の合間やアルバイトをしながら，あるいは遊び仲間と遊びながらその合間に，1回の摂取量はそれほど多くはないが，1日に何回かに分けて繰り返して摂取するパターンである。

　D型は持続深酩酊摂取と呼ぶが，日常の活動の維持が困難になっており，摂取しては有機溶剤の酩酊効果に浸りきり，覚めるとまた摂取することを繰り返すパターンである。したがって，学校や仕事や家での日常行動に大きな支障をきたすことになる。

　事例化するのはD型の摂取パターンになってからのことが多いが，じつはC型の摂取パターンが長い間続いていることがある。A型およびB型の期間は，薬物の種類によって異なるが，有機溶剤の場合は数週間から数か月くらいと考えられる。

　乱用と依存症とをはっきりと区別することがまず重要である。その理由は，乱用は適切な注意や助言，あるいは補導などをきっかけとして比較的容易に薬物から離れていくことが可能なのに対して，依存症のほうはかなり強力な働きかけや環境調整がないと薬物から離れていけないからである。

　しばしば有機溶剤依存症者が，「誰でも20歳になったらやめているんだから自分だって20歳過ぎたらやめるし，20歳過ぎてまで吸っているのはみっ

ともないから」ということがあるが，これは乱用者と混同しているための発言である．確かに乱用の範囲のものは，20歳になったからとか，見つかって注意されたりといったことをきっかけにやめていけるのだが，依存症者では，20歳過ぎてもますます摂取の時間が長くなっていき，やめているインターバルが短くなり，見つからないような巧みな手段や生活様式をとるようになっていく．

3　治療

1）治療の基本

薬物依存症の治療の基本は以下の3点である．

(1) 依存症という病気についての教育

薬物依存症は慢性疾患であるため，糖尿病などと同じように，本人および家族や周囲の人々が病気に対する正しい知識をもって，病気や症状に対応していくことが必要である．

(2) 遷延性離脱症状を越えること

われわれはこの遷延性離脱症状を，依存症本人にもわかりやすくするために，「山」（図13参照）と呼んでいる．この山を越えて「その人らしさ」が出てくるのを待つことが必要である．

(3) 環境調整および今後の生活の方針を立てること

薬物依存症者は，薬物摂取が生活のあらゆる場面と関連し，ほとんどの時間が薬物を摂るために費やされていたために，薬物なしの生活に慣れておらず，ちょっとしたきっかけでもとの薬物へ近づいてしまう．薬物なしでの新たな生活パターンをつくっていく必要がある．

2）教育

依存症についての教育で必要なことをあげる．

① 自分が依存症という病気であることを理解し，納得することである．そのために最も重要なことは薬物摂取パターン（A・B・C・D型）について理解させ，それを用いて自分自身の薬物摂取パターンを，薬物を摂り始めた時期から現在まで時間的経過を追って明らかにすることである．このことにより，本人が確かに依存症であるし，思っていたよりももっと前から依存症になっていたことに気がつくことが多い．

② なぜ薬物をやめなければならないかの理解．薬物摂取をやめなければい

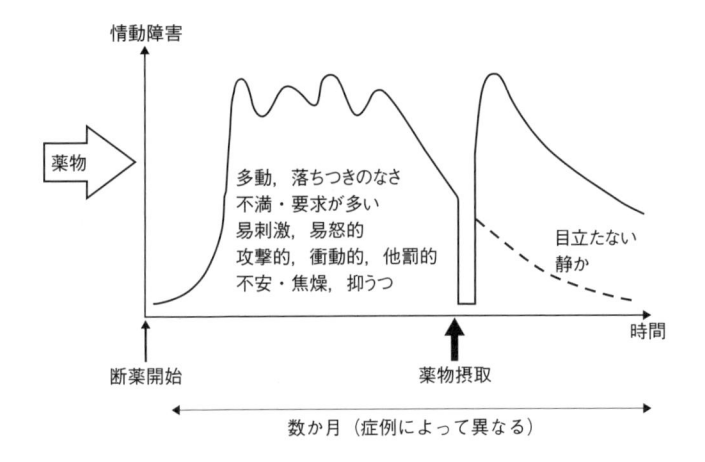

図 13　遷延性退薬徴候(「山」)のイメージ
薬物をやめてすぐの頃には，身体的な症状がめだつが，2〜3週間して身体的に回復してくると，こんどは精神的に落ち着かない状態がみられるようになる．この時期には，薬物に対する欲求が高まっている．薬物をやめ続けていると，数か月で治まるが，途中で薬物を摂ると，治まりかけていたイライラが，再びもとに戻って，強くなってしまう．

けない理由として，本人および家族や周囲の人々も，時には治療する側も身体的な障害が生じることを第一にあげることが多い．しかしながら，この理由からでは身体がよくなったらまた薬物をとっても構わない，あるいは身体が悪くならない程度であればまた薬物を摂ってもいいということになる．ところが，こういう考え方では薬物依存症の治療はうまくいかない．それが「涸れ井戸現象」である．これはわれわれが勝手に名前を付けたものだが，一言で言うならば，いったんでき上がった病的な薬物摂取パターン(C・D型)はどんなに長くやめていても，再び少量でも摂ると，それがちょうど「呼び水」となって短期間でもとと同じパターンの摂り方に戻ってしまうことをいう．じつはほとんどの依存症者が，何度もこのことは経験しているのだが，なかなか自分ではそのことに気がつかないでいる．そして，今度こそはうまくコントロールして薬物を摂ろうとやってみても，またもとと同じ摂取パターンに戻ってしまうということを繰り返してきている．本人としては，やめればやめていられるのだから，量を減らして少しにしておくこともできるはずだと考えるのだ

が，この誰もが当然と思えることができない状態になっているのが依存症なのである。依存症になると脳のなかに病的な薬物摂取パターンが刻み込まれていて，長くやめていても消えることはなく，「呼び水」が入ると自然にもとの行動パターンが再現されるのである。このために完全に薬物摂取をやめていかなければならない。

③ 遷延性離脱症状についての理解。図13に示すように薬物摂取をやめた後に，イライラや些細なことでカッとなったり，焦燥感や感情の不安定な状態が数か月の間続くことがみられる。あらかじめこのことを知らせておくことで，本人も家族や周囲の人々も，こういった反応を症状の1つとして比較的客観的にとらえて冷静に対応することができ，何とかこの「山」を乗り越えることができる。さもないと正面からぶつかりあって，さらにそのイライラを強めることになり，最終的には薬物の再摂取に至ることが多い。

④ 依存症もほかの病気と変わらないことの理解。本人も家族や周囲の人々も依存症になったのは本人の責任であると考えている。したがって，本人からは「反省している」ということばが聞かれ，家族や周囲の人々からは「意志が弱いからだ」とか「もっとしっかりしろ」ということばが出てくる。それに対して依存症もほかの病気，例えば癌などと同じく最初から依存症になろうと思っていたわけではなく，ちょっとしたきっかけで始めたが，しばらく繰り返しているうちに気がついてみると依存症になってしまった。また，同じようなきっかけで始めても乱用のレベルのままでやめる人もいる。依存症になる，ならないの違いは今のところよくわかっていないが，少なくとも意志の強い弱いは関係ないことを知ってもらうことが必要である。このことによって，本人の必要以上の罪悪感や自信喪失を回復させることが可能になり，また家族や周囲の人々は依存症者を病気をもった人として受け入れることができるようになり，治療への協力者となることができる。

3）入院の適応

治療を外来で行うか入院で行うかということがあげられるが，入院の適応としては主に以下の2点を考えている。

① 依存症が重症で（すなわち，激しい探索行動がみられ，頻回の摂取行動がみられるもの），かつ患者自身が治療の必要性についての認識がない場合，または自暴自棄となっていて治療に拒否的な場合。

② そのまま薬物を摂り続けると，ごく近いうちに重大な身体的障害が生じるおそれのあるもの（自殺の可能性も含まれる）。

4 外来治療

外来治療では，初回面接で本人および家族や周囲の人々に上述した「依存症」に必要な知識を理解してもらう。そのうえで特に有機溶剤依存症や覚醒剤などの場合にはイライラ，衝動性，攻撃性が特に強く出るため，そういった「山」を越えるために抗精神病薬を用いる。そのなかでもフルフェナジンデポーを用いることが多い。

また，有機溶剤の吸引の有無を確かめるために，尿中の馬尿酸を定期的に測定する。尿中馬尿酸値は吸引直後は $10g/\ell$ 上であり，数日間かけて次第に減少していく。吸引していなければ $1g/\ell$ を越えることはない。

治療開始後当分の間は，夜間の外出を禁止したり，余分な現金の所持をやめさせたりする。有機溶剤と関連した友だちとは会うことはもちろん，電話連絡などもしないように指導する。

5 入院治療

入院治療の場合，治療への導入の初期には多くの場合，依存症者は身体的にも精神的にも疲れきっている。有機溶剤依存症の場合はたいていガリガリにやせており，虫歯だらけで，時には咽頭喉頭部から出血があったり，胃粘膜のびらんによる心窩部痛が認められる。また，小脳失調が著明に認められ，構音障害や歩行困難となっている例もしばしばみられる。この時期には家族や周囲の人々から言われることに対して比較的素直に従い，あまり抵抗がないことが多い。

入院して身体的に回復してくると，落ち着かなくなってきて「早く仕事をしなければいけないから」とか「入院前にやりかけたことがあるから」などいろんな用事を思い出して，頻繁に電話をかけたり，外出や外泊の要求をしたり，さらには退院の要求にまで至ることがある（これが前に述べた「山」の状態である）。このときの本人の要求する内容は，明らかに取って付けたというようなものはほとんどなく，いずれもある程度当然であると思われるものが多い。しかしながら，この状態のときに外出，外泊あるいは退院をさせると目的の用事を済ませるのではなく，まっしぐらに薬物のもとへ向かうのが

ほとんどである。

このとき，患者自身も薬物に対する欲求を意識しているわけではなく，本人も用事を済ませることを第一に考えており，薬物を摂ることは意識のなかにはないことが多い。それでも一歩外に出ると薬物へと向かってしまうのである。われわれは，ちょうど身体依存が薬物から離脱するとその直後に身体的離脱症状として現れるように，この「山」を薬物から離脱した後の精神面での離脱症状と考えており，精神依存（薬物に対する病的な強い欲求）の現れであると考え，遷延性離脱症状と考えている。この時期にはさまざまな要求に対して制限をすることが多いが，このときにあらかじめ「山」に対する教育をしておくことが大変助けになり，「今はまだ山の時期だから」と説明すると納得してもらえることが多い。また，外来と同様にこの時期には積極的に薬物療法を併用し，情動の安定化をはかる。

このようにして「山」を越えると，穏やかになり病棟内でもむしろめだたなくなってくる。こうなるまでの期間は，それぞれで相当差があるが通常数か月を要する。そうなったところで外出や外泊を行わせたり，自助グループへ通わせたりするが，有機溶剤依存症の場合は年齢が若く，生活の基盤が確立していない場合が多いため，むしろ学校や仕事を探して病棟から通ってもらうことが多い。

仕事を探すうえで，当院ではその適性や能力を評価するために，障害者職業センターに通って検討してもらっている。生活の方針が決まり，ある期間をその生活パターンでやっていけるようになると，退院して外来で維持するようになる。

入院を経験したケースでは，病棟のスタッフとの間に何でも相談しやすい良い人間関係ができ上がっていることが多いので，薬物を摂りたくなったり，あるいは摂ってしまったときにはすぐに連絡するように話しておき，場合によっては担当者を決めておくこともある。同様に，地域の保健師や福祉の担当者とも連絡を取り合って，本人とかかわりをもってもらう。特に学校や職場の人が，どの程度病気のことを理解してくれているか，協力してもらえるかは予後に大きな影響を及ぼす。なぜならば，初めに述べたように依存症は慢性疾患であり，常に再発，再燃の危険性をはらんでいるからである。逆にいえば，依存症は再発するのがむしろ当たり前であり，再発までの期間をいかに長くしていくか，あるいは再発したときにいかに軽いうちに回復させるかということが重要である。この点で，治療者も含めて家族や周囲の人々との良い人間関係が成立していることが重要である。

6　合併精神疾患

　治りの悪い依存症者の場合，入院させて薬物から離した状態で観察していくと，薬物の影響だけでは説明できない精神症状が明らかになってくることがたびたびみられる。多いのはやはり統合失調症であるが，知的障害をもつものも多い。

　経験のある精神科医でも薬物依存症という診断名がつくと，それ以上詳しくみようとせず，合併精神疾患を見逃してしまうことがある。統合失調症があるために，緊張しやすく，それを解きほぐす目的のために，有機溶剤を吸引するなどのように，合併精神疾患が基礎にあるために薬物依存症になったり，治りが悪いことがあるので，注意が必要である。

(三ツ汐　洋)

文献

1) 小宮山徳太郎：アルコール依存症の生物学．アルコール医療研究 6：99-107, 1989
2) 小宮山徳太郎：中毒・嗜癖の治療とリハビリテーション．作業療法ジャーナル　25：784-790, 1991
3) 和田　清：有機溶剤依存―疫学の立場から．佐藤光源，福井　進(編)：薬物依存(目で見る精神医学シリーズ．5)．pp132-139, 世界保健通信社，1993
4) 小宮山徳太郎：有機溶剤依存―有機溶剤依存の臨床．佐藤光源，福井　進(編)：薬物依存(目で見る精神医学シリーズ．5)．pp144-157, 世界保健通信社，1993

V

子どもの精神科におけるいくつかの問題

1 教育との連携

 子どもたちの生活の場が主に家庭と学校であることを考えると,学校生活の子どもたちに与える影響は,計り知れないものがある。しかし,精神障害をもつ子どもたちにおいては,適応や学習の問題,治療の時間などさまざまなことから,教育の機会が限定されてしまうことがある。このような事態を避け望ましい発達や成長を促進するためには,教育的な配慮が欠かせないものとなる。

 このため文部科学省は,2007(平成19)年4月から学校教育法のなかに,「特別支援教育」を位置づけた。これに基づき,すべての学校において障害のある児童生徒の支援をさらに充実していくことになった。この項では教育と医療の連携について述べたい。

1 連携にあたって留意する点

1 連携の困難さとその解消

 医療と教育のきめ細かい連携にあたっては,個人の疾病,症状に対する治療を主とする医療と,個人の学力もさることながら社会性の獲得を目的とする教育との間で共通のことばを探すことから始めなければならない。これをなくしては医療と教育の連携はありえない。連携とはどちらか一方が他方に従うことではなく,違う立場,考え方をもちながらもお互いに協力し共通の目標に到達しようとすることである。そのためにも共通の土俵をもつことが

必要であるが，実際には医療では常識とされていることが教育現場では理解されづらいこともある。しかも，精神科は医学の他の諸分野とは多少異なっており，さらに相互理解が困難になってしまいかねない点が多い。

例を1つあげるならば，精神科では精神病圏の患者に関して，治癒ではなく寛解や軽快という考え方をすることが多い。これは精神疾患においては長期間にわたる加療継続が必要な場合が多いことを示しているが，学校にはこの辺の理解が十分でないことがある。

軽快した状態をなんとか維持しようとしているわれわれに対し，「どのくらいで治るのですか」，「薬はまだ必要なのですか」，「薬を飲んでいるのではまだ治っていないのですね。このような状態で登校が可能なのですか」と学校側から質問されることがある。これらのことに関しては，薬物療法の意義と服薬の必要性を説明し，服薬が長期にわたる場合もあることを理解してもらう。そのうえで教育を受けることの重要性を考慮していただき，患者の望ましい発達を促す方法を一緒に考えていくべきである。このような手続きを経てこそ医療と教育の連携が可能になるはずである。

2 職業上の制約

お互いの職業上の制約もある。主に個人の内面を対象とする医療現場と，集団のなかの個人を対象とする教育現場では，おのずと考え方が異なっている。医療の面からみると望ましい対応でも，教育現場においては実行が困難な場合もある。例えば，個人対応または少人数の対応が望ましい子どもに関しても，これはあくまでも医学的見地からの話であり，学校現場でこのような対応が可能か否かは現場の事情による。実際には教頭，校長が教室に入り個別に指導したり，現在では補助教員がついたりすることも少なくないが，常にこのような対応が可能とは限らない。教育側には医療上望ましい対応を，保護者にはこの対応が常に可能ではないことを説明しつつ，その対話のなかから患者により良い環境を模索していくことが有益である。

守秘義務も職業上の制約の1つである。職業上知り得た患者の個人的な事情に関しては本来他者に伝えるべきではない。しかし，治療上必要なことに関しては，本人および保護者の承諾を得てから告げるべきである。ただし，内容はあくまでも患者本人の利益になることのみに限られる。医師が診断名を学校側に伝えるか否かに関しては，守秘義務もさることながら，診断名を伝えることによる影響，すなわち診断名を学校に知られてしまったことによ

る保護者の不安の増強，さらに周囲の状況の変化によって引き起こされる患者本人の状態の悪化などを考慮し，あえて疾患名ではなく疾患の軽重のみを伝えるほうが良い場合がある。このときも必ず本人および保護者の承諾を得ることが必要で，承諾を得ずに医療と教育の連携をとったがゆえに，医師に対する不信感が生じ，信頼関係が崩れ，治療が困難になることもあるので注意が必要である。

3 連携を円滑にするために

　連携に際しては医療と教育の相違点を考慮し，お互いの立場を尊重することが重要である。医療側からは守秘義務に反しない程度に患者の状態，今後の見通し，医学的に望ましい対応を示し，教育側から現実に可能な対応を提示していただく。ただし，ここで重要なこととして，本人および保護者の意向を，教育と医療の双方が尊重する姿勢である。とりわけ，子どもが小学校年齢の場合は，いかなる連携をとろうとも，原則として逐一保護者の承諾のもとに行う必要がある。時間のかかることではあるが，結局はこの方法が最も確実で過ちの少ないことは確かである。

　また，精神障害をもつ子どもにおいても，多くは小学校高学年ともなると自分の意思をもち，これを周囲に説明する能力を得ている。患者の意向を十分に聞いたうえで，できるだけこれにそう対応を考えなければならない。ただし，患者の意向が患者の利益に反することもある。そのような場合は，なぜ意向にそえないのかを納得のいくまで説明する必要がある。そのように，多くの問題を抱えながらも，医療，教育，保護者の間で患者本人の治療に有利となる協力体制を形成することが最終的な目標であり，これが可能となる方策を随時考えることが結局は患者本人の治療をより良い方向に導くと思われる。

2
学校からの依頼

　当然のことではあるが，医療と教育の連携が必要となる場合とは，それぞれ別々では問題が解決しない場合，あるいは連携したほうがより良い結果が得られると判断された場合である。これらの判断が医療，教育どちらでなさ

れたかによってかかわり方が異なってくる。まず学校側の判断から連携が始まる場合であるが，われわれが注意しなければならないのはその窓口である。誰が窓口になっているかによって，医師の対応が異なるからである。筆者の経験では，担任が窓口になることが多い。患者に接する時間が最も長く生徒の状態をとらえやすいためと思われる。保健室登校が増加している昨今，養護教諭からの相談も少なくない。また，社会情勢の急激な変化に伴い，わが国でもスクールカウンセラー制度が導入されたが，教育現場においてはより医療に近い考えをもつスクールカウンセラーからの相談も増えている。

内容としては「不登校」，「学校での問題行動」のほか，学童期における「多動・衝動性」などの相談が多い。明らかに精神症状がみられる場合，あるいは家庭でも多くの問題が生じている場合，保護者も納得しての受診となるのであまり問題はない。しかし，保護者が「担任に言われたから」，「ほかの保護者に言われたから」と納得しきれずに受診することもあり，このような場合は学校と保護者の間に双方向性の協力体制が成立していないことが多いので，保護者の意向を受け止めつつ，医学的見解のみを伝えるにとどまることもある。まれには，受診時の様子や話の内容が正確に学校に伝わらないこともある。したがって，本人の受診後，状態をある程度把握した時点で保護者の許可のもとに学校と連絡をとり，学校全体として統一された体制を整えてもらえるよう提案する。このときは，担任，養護教諭，スクールカウンセラーのみでなく学年主任，教頭，校長を含む複数の連携をお願いすることが望ましい。そのうえで具体的な対応を保護者，学校とともに考えていく必要がある。

3 学校への依頼

逆に医療側から学校側に依頼することもある。一般に精神科受診の敷居は高く，かつ受診してもそのことをできるだけ隠そうとする傾向がある。子どもが精神科に通院していても学校には告げずにいる場合もあり，このこと自体は保護者が判断することであるが，このような事態が患者本人に不利益をもたらす場合には，はっきりと保護者に説明する必要もある。そして，保護者が教育と医療の連携を望んだ場合は積極的に関与していく。

チックや吃音，緘黙あるいは広汎性発達障害(PDD：pervasive developmental disorder)のこだわり行動などは，学校において「からかい」や「いじめ」の対象となることがある。本人はこのような事実を保護者に隠そうとする傾向があるので，担任に直接確認することを保護者に勧め，確認された場合は対応を学校に要請してもらう。ここではアドバイス程度にとどめ，直接学校に医師が依頼しなくとも何らかの効果を得ることができる。

しかし，長期にわたって不登校が続いたり，また入院治療により登校ができなかった患者が登校を始めるときは，医師と学校の協力体制がぜひとも必要である。長く学校を休んだ場合，改めて登校を始めることは患者にとって大きな負担となる。登校を開始するにあたっては事前に学校に連絡し計画を立てておく。必要に応じて週に何日，あるいは日に何時間から登校を始めるか，うまくいかなかったらどのようにするのか，などをあらかじめ決めておく。医師がすべてにかかわる必要はないが，大きな枠組みを決定するときは積極的に提案すべきである。

なお，小児精神科の場合は，ケースワーカー(精神保健福祉士)が医師の指示のもとにきめ細やかな連携を行う体制をとっている場合がある。どちらにせよ，基本はできるだけ無理のない形で，低い階段をゆっくりと上れるようにしてあげること，そして立ち止まっても後戻りしても本人が焦らないように常に援助することを保障してあげることである。これでもなおかつハードルが高すぎるようであれば，地域によっては「教育センター」などと呼ばれている学校以外の場所で不登校の生徒を少人数集め，登校できるようになるまでゆっくりと指導してくれる機関があるのでそこから始めるのも1つの方法と思われる。

また，最近はフリースペース，フリースクールなど，より負担の少ない通所場所もあり，これらを利用することも可能である。あるいは心機一転，転校を本人が希望することもあるが，公立校と私立校の間では出席日数がお互いに認められないときがあるので注意を要する。高等学校に関しては，全日制，定時制，単位制，通信制などいくつかの受け入れ先が用意されている。「学力には自信はないが資格が取りたい」という子どもでも，これらをうまく選択することによって目的を達成することができる。できる限り，子どもたちの自尊心も考慮した選択が望ましい。しかし，本人の理想と現実には大きなギャップがあることが多い。時間をかけて現実に直面させなければならないが，このとき，子どもたちが傷つかないような最大限の配慮が望まれる。

4 その他の社会資源

　公立小中学校には普通学級のほか，特別支援学級が併設されていることがある。本来，主に知的に遅れのある子ども，情緒的に不安定な子どものための学級だが，これらには常時在籍する場合と，通級といって通常は普通学級に在籍しながら週に何時間かこれらの学級に出席する場合がある。保護者としては自分の子どもをできるだけほかの子どもと同じ教育を受けさせたいと考えるのは当然だが，しかしながら，これが子ども本人に負担となるならば，やはり子ども本位に学級を選択することが望ましい。

　教育現場としては保護者の希望に反して学級を決定することはない。最終的には保護者の判断にゆだねるが，保護者に対して，「子どもが苦しいと感じているようなら通級なり転級を考えたらいかがですか」とアドバイスしておくことが望ましい。また，これらの学級は担当の教師，また在籍する生徒によって雰囲気がまったく異なり，転籍するにあたっては，教育委員会，教育相談所から説明を受け，必要なら事前に見学していただくことが望ましい。

　このところ，発達障害の子どもの受け皿としてこれらの学級が利用されることが増えつつある。適当な受け皿がまだ確立されていないための苦肉の策とも思えるが，少人数での指導という点では決して間違った選択ではなく，保護者にもこの点は強調してもよいのではないだろうか。

　最後になってしまったが，学習や行動上のさまざまな事柄において，特別支援学級でも負担が大きいと判断された場合は，特別支援学校が適当と思われる。保護者や本人には敬遠されることもあるが，子どもの能力にあわせて就職まで考慮してくれるので，子どもの将来を考えると適した選択肢となる可能性があることを付け加えておく。

（大倉勇史・広沢郁子）

2

福祉・司法・保健との連携

　子どもの精神科において治療の対象となる疾患は神経症，精神病，発達障害など多岐にわたる。しかし，子どもの場合は諸疾患の症状の改善，病的な状態のコントロールに加え，子どもの健全な発達の支援をも視野に入れたケアマネージメントが必要である。その際には，医学的治療(医療)の範囲を越えて，児童相談所をはじめとする福祉領域の諸機関や精神保健福祉センターなどとの包括的な連携が欠かせなくなる。さらに対象が行為障害(素行障害)などの場合には，司法との連携が必要とされることもある。ここでは実際の連携のとり方を述べる。ただし各自治体において，業務内容に若干の相違がみられる場合もある。したがって，その実践にはあらかじめ各地域の所属機関に連絡をとることが望ましい。

　なお，2006(平成18)年4月より障害者自立支援法が施行され，身体，知的，精神の3つに分かれていた制度体系が一元化され，福祉サービスの実施主体が市区町村になった。後に述べる医療観察法も含め，現在子どもの精神医療をめぐる制度の移行が急速に進行中である。ここではその流れも踏まえて，2009(平成21)年時点の現況を述べていく。

1 福祉との連携

　0歳から18歳未満の子どもの福祉に関する総合的な相談窓口として児童相談所が設置され，児童福祉司が相談に応じている。これまでも児童相談所と子どもの精神科との間では，相互的な連携がとられ，相談所では精神科医

療が必要と思われたケースの保護者に病院受診を勧め，病院では加療中もしくは加療後に福祉の援助が必要と判断されたケースを児童相談所に依頼してきた。後者の具体例としては，発達障害圏の子どもの保護者が，虐待を含め養育能力に問題があると判断された場合などがあげられる。その際，筆者らは児童相談所(18歳以上の場合は福祉事務所)と連絡をとって対応する。

　福祉領域の各施設と医療の連携も必要となる場合がある。この連携も相互的であり，すでに各種施設入所中の児童に精神症状の出現や悪化がみられれば，医療機関への通院や一定期間の入院治療を依頼される。一方，精神症状のため医療機関で入院治療を受けている子どもが，退院後の生活の場や自立をめざした訓練の場として，施設の利用が適切と判断された場合，筆者らは福祉領域の現場(窓口)にその依頼を行う。

　児童福祉法の施設としては，知的障害児施設，児童養護施設(旧養護施設・旧虚弱児施設)，児童自立支援施設(旧教護院)，知的障害児通園施設などが，その具体例となる。

　現在では，子どもの包括的なケアマネージメントを考える必要があり，施設側は児童福祉司が，病院側は精神保健福祉士が窓口となり，医師との連携のもとに，施設の選択，利用計画がはかられる。現在の日常診療における福祉との連携業務で重要な位置をしめるのは，児童福祉法，障害者自立支援法と，発達障害者支援法のシステム利用にまつわるものであるといっても過言ではない。なお2009(平成21)年時点では，精神保健相談，障害児の療育相談，自立支援法による障害福祉サービスに関する窓口は市区町村へと移行しつつある。

1　障害者自立支援法システムとの連携

　子どもの精神医療・福祉も基本的には障害者自立支援法が適用される。これは医療の域を越えて，子どもから成人に至るまでの，地域での継続的な生活を視野に入れたシステムであり，それぞれの障害者のニーズに応じて，相応の給付(自立支援給付)が得られるようになっている。自立支援給付には介護給付，訓練等給付，自立支援医療があり，給付を受けるには市区町村に対する各自の申請と，障害程度区分の審査が必要となる。この一連の手続きにおいて子どもの精神科医は，所見を述べる必要がある。その際には患者のもつ障害を熟知したうえで，患者の発達に有効と思われるシステムが利用できるよう，実際の患者の生活状況を念頭において記載を行う。

なお，障害者自立支援法においては，給付以外にも市区町村地域生活支援事業が実施されている．これらを障害者の視点から包括的に眺めると，日中活動系，居住系，訪問系のサービスに分けられる．日中活動系では，児童の場合には児童・青年期のデイケア，就労を控えた思春期，青年期の患者には就労移行支援，福祉就労などを行っている患者に対する就労継続支援B型などが利用対象となる．訪問系では，重度の精神障害を抱えた子どもの行動支援（移動支援も含む）など，居住支援では短期入所などが利用対象となる．子どもの精神科医は，保護者，地域の精神保健福祉士などと連携をとり，臨機応変に具体的なサービスを活用する必要がある．

2 発達障害者支援法システムとの連携

発達障害者支援法は，2005（平成17）年に成立した法律であり，発達障害〔広汎性発達障害（PDD：pervasive developmental disorder），注意欠陥（如）/多動性障害（ADHD：attention-deficit/hyperactivity disorder），学習障害（LD）など〕者を早期に発見し，適切な教育，就労を一貫して行うことをめざしたものである．法律では発達障害者支援センターの設置が謳われており，2009（平成21）年時点では，各都道府県および政令指定都市に少なくとも1か所は設置されている．近年，子どもの精神科と発達障害者支援センターとの連携も盛んになり始め，発達障害者支援センターからは，医療が必要と思われたケースの診察，治療依頼が増えている．また反対に，児童精神科で治療の対象とはならないが，適切な支援が必要と考えられたケースは，療育やデイケアの利用，教育，就労支援など幅広い福祉的マネージメントを発達障害支援センターに依頼することもある．

2 司法との連携

非行や行為障害に関しては，医療機関が携わることもあるが，違法行為という法的な問題性から，主に司法による関与を受けることも少なくない．非行少年は，①刑法犯（特別法犯）少年すなわち14歳以上20歳未満で罪をおかした少年，②触法少年すなわち14歳未満で刑罰法令にふれる行為を行った少年，③虞犯少年すなわち20歳未満で将来犯罪や触法行為を行うおそれ

のある少年に分けられる。これらの少年の相談窓口は，警察の少年相談や少年センターなどによって担当されている。14歳未満の少年の場合，必要と判断されれば，児童相談所や福祉事務所に通告され，その保護や指導を受ける。また，14歳以上の少年事件は家庭裁判所の取り扱いとなる。家庭裁判所では，家庭裁判所調査官が本人や本人を取り巻く環境などを調査する。その際，在宅下での調査が困難と判断された場合，本人を少年鑑別所に収容（観護措置）する場合もある。そのうえでさまざまな調査結果をもとに，裁判官による審判の必要性が判断される。審判が開かれた場合には，検察官送致，児童相談所長送致，保護処分，不処分などの決定がなされる。このうち保護処分としては少年院送致，児童自立支援施設送致，保護観察などがある。これらの一連の経過中，精神症状の悪化や不適応状況が生じた場合には子どもの精神科が関与して医療的対応を行う。

　なお，幼・小児期より子どもの精神科において治療的関与を行っているにもかかわらず，行動上の問題が改善されず，犯罪行為に至ったり，犯罪を繰り返したりする児童には，保護者の意向のもとに少年相談や少年センターの関与を依頼する。そのうえで必要な場合には，上記の司法的対応を行う。

　最後に成人の場合は，2005（平成17年）年7月15日より医療観察法が施行され，司法と精神医療の新たな法体系が整備されたことを記載しておく。この法律の適用例では，当法律にそった精神医療が提供されることになる。今後少年においても，刑法の対象になる重大な犯罪行為（殺人，放火，強姦など）を行った場合，適用される可能性があるが，2009（平成21）年時点では20歳以下に対する適用はないようである。

3

精神保健福祉センター・保健所との連携

　精神保健福祉センターは，各都道府県および政令指定都市に少なくとも1か所設置され，精神障害全般の精神保健福祉の状況を統括的に把握している組織である。医療機関，作業所などへの通所，援護寮，福祉ホーム，グループホームなどへの入所，自助グループに関する情報提供に加え，対応の困難なケースを中心とした個人レベルのサービスも行っている。また，保健所および市区町村が行う精神保健福祉業務が効果的に展開されるよう，技術指導や技術援助を行うほか，医療，福祉，労働，教育，産業などの精神保健福祉

関係諸機関との連携を緊密にはかっている。

　保健所は，地域精神保健福祉業務の中心的な行政機関として，関係機関を含めた地域社会との緊密な連絡のもとに，精神障害者の早期治療の促進，精神障害者の社会復帰および自立と社会経済活動への参加の促進，地域住民の精神的健康維持・増進をはかるための諸活動を行っている。具体的には，精神保健福祉に関する相談，社会資源の情報提供や，デイケアや家族・障害者本人に対する教室の開催，精神保健福祉相談員の家庭訪問指導など精神障害全般に関してのサービスを提供している〔2002(平成14)年度からは，機能の一部が市区町村に委託された〕。

　これらの組織と子どもの精神科の連携の具体例として，筆者らは，乳幼児健診で気づかれた言語遅滞や発達遅滞児の紹介を受けたり，また思春期精神保健相談を設けている保健所からは，医療的関与の必要なケースの紹介を受ける。連携を円滑化するため，児童精神科医が保健所へ直接出向し，これらの相談業務に従事することもある。一方，子どもの精神科からこれらの機関へは，患者の地域生活を円滑に行うため，上記諸施設への入所や通所の相談，家庭訪問指導，などを依頼している。

　なお，近年児童虐待の問題がクローズアップされている。その対応の主たる機関は児童相談所であるが，被虐待児の外傷や発育不全が保健所の乳幼児健診や，医療機関で発見され，虐待に気づかれる場合も少なくない。現在，児童虐待防止法，児童福祉法によって，虐待による「要保護児童」を発見した人には，市区町村，都道府県の設置する福祉事務所，児童相談所へ通告する義務が存在する。これらの被虐待児が深刻な精神症状を呈している場合には，子どもの精神科の関与が必要となる。今後各機関の一層の連携が望まれる。

　また，今日「引きこもり」も注目されており，その対応の主たる機関は精神保健福祉センターおよび保健所などである。筆者らはそれらの機関から個別のケースの相談を依頼されたり，直接家族や教育現場から対応方法を求められる。いずれの場合も，本人と家族の意向，精神障害の有無，人権の擁護に配慮しつつ，医療の立場でいかなる援助が可能であるか応えなければならないであろう。

　いずれにせよ，「子どものためにどうすることが良いのか」という視点を各職種が常に念頭におき，それぞれの立場から共通の理解を深め，そのうえで専門性の有効活用と良好な連携が行われるよう十分に話し合い，個々のケースに対応していくことが重要である。

（広沢郁子）

3 小児科からみた子どもの精神科との連携

　子どものこころの問題に関心をもつ小児科医が増えている。小児科医関連の学会や研究会でこころの問題が取り上げられる機会は明らかに増えており，また日本小児科医会では「子どもの心相談医」制度を設け継続的な研修を行っている。マスコミにおいても，子どもの関与した事件や教育問題などが取り上げられない日はないといってよいほどであり，現代が子どもにとっていかに「生きにくい」世の中であるかが推測される。少子化が叫ばれるなか，こころの問題を抱える子どもは増える一方であり，小児科医—あるいは社会全体にとって子どものこころの問題は避けて通れなくなりつつある。

　筆者は，小児科での初期研修を終え市中病院や山間部での小児医療を経験した後，児童精神科専門病院で研修をさせていただいた。本項ではそのなかでみえてきたものを通して，小児科と子どもの精神科の連携について述べることとする。

1 小児科と子どもの精神科の違い

　小児科と子どもの精神科では，大きく異なる点がある。小児科と子どもの精神科が連携をはかるには，まずはその違いを理解する必要があるだろう。以下，それぞれの科で診るメリットについて述べる。

1 小児科で診るメリット

1）かかりつけ医である，受診しやすい

　幼い頃からかかっているかかりつけの小児科であれば，カルテにこれまでの発達の記録があり，家族構成や既往歴などについても把握されていることが多い。こころの問題を扱ううえで，それらの情報は欠かせないものである。また昨今，精神科への偏見はかなり少なくなってきているものの，「わが子を精神科へ受診させる」ということに抵抗を感じる家族は少なくない。子どものほうも，何らかの症状を抱えて緊張感が強くなっていることが推測され，慣れた病院や医師のほうが受診しやすいのは当然といえるかもしれない。

2）身体疾患のルールアウトがしやすい

　こころの面からのアプローチを行う前に，身体疾患のルールアウトは必ず行っておく必要がある。理学的診察や各種検査は，圧倒的に小児科においてのほうが行いやすい。脳神経疾患はもちろん，内分泌・代謝性疾患などでも精神症状を呈することは少なくないため注意が必要である。ただし，実際には身体的要因と心理的要因が絡み合っている場合も少なくなく，どちらか一方のアプローチではうまく行かないこともある。

3）子どもへの接し方・距離感

　小児科医にはもともと子ども好きの人が多く，知らず知らずのうちに子どもと同じ目線となって接している。子どもとの間に「医師・患者関係」を意識することはほとんどないであろう。こころに問題を抱えた子どもに対し，距離感なく接することでみえてくるものもあれば，ある程度の距離を保つことが必要な場合もあり，一概にどちらがよいとはいえないかもしれない。

2 子どもの精神科で診るメリット

1）精神保健福祉法

　小児科と精神科の決定的な違いは，精神保健指定医の資格をもった精神科医は「精神保健福祉法」に基づいてさまざまな特権を許されていることである。まず，本人の同意がなくても保護者の同意が得られ，精神保健指定医がその必要性を認めたときには，「医療保護入院」をさせることができる。また，

その病棟には必要に応じて出入り口や部屋に鍵をかけ(「隔離」)，本人や周囲に危険が及ぶと判断された場合は身体を「拘束」することができる。これは，一般の小児科病棟での入院治療と大きく異なる。一般病棟で管理が難しいような暴力や逸脱行動がある症例では，このような精神科病棟での厳格な枠組みのある入院生活が必要となる。

2）スタッフ

小児科よりも精神科の医療スタッフのほうが，精神的な問題や行動化に慣れている。大部分の小児科医や小児病棟のスタッフは，子どもに対し「厳格に」，「父親的に」接することには不慣れであるが，子どもの精神科的疾患では時としてそういう対応が必要になることもある。また，小児科よりも精神科のほうが，臨床心理士や精神保健福祉士などの協力を得やすい。精神保健福祉士は，精神に問題を抱える人の生活問題や社会問題の解決，社会復帰への援助などを行っているが，子どもに関しては特に教育との連携，施設や療育手帳などの利用に際し力となってくれる。いわゆる「専門職」の集まりである点が，小児科と精神科の大きな違いである。

3）向精神薬

子どものこころの問題において，薬物療法だけで解決がつくことはそうないが，補助的な投薬が必要となることはある。小児科でも向精神薬を処方されることがあるだろうが，精神科医のほうが当然向精神薬の扱いに慣れている。単純な投薬では症状の改善がみられない場合，多剤の併用や多量の投薬が必要な場合は，やはり専門家に依頼するべきである。

2 連携の実際

1 子どもの精神科へ紹介するとき

小児科で診ることができる子どもとできない子どもには，明確な線引きは難しい。先に述べた点を踏まえたうえで，その患者を診た小児科医の視点や力量に応じて選択していくことになる。ただし，明らかに次のような症状があれば，小児科的アプローチのみではうまく解決がつかないことが予想さ

れ，子どもの精神科に紹介することが望ましい。
① 幻覚や妄想，儀式的な行動などの統合失調症様症状。
② 家庭での対応困難な暴力や逸脱行動。
③ 希死念慮を伴う気分（感情）障害。
④ 日常生活に支障をきたしている強迫症状。
⑤ パーソナリティ障害（人格障害）。
⑥ 薬物依存。

　そして紹介の際には，身体疾患のルールアウトは小児科でしっかり行っておく必要がある。総合病院の精神科ならまだよいが，単科の精神科病院では身体疾患の精査は設備上の問題・手技的な問題からたいへん困難な場合がある。最も避けたいのは「こころの問題にされていたが実は器質的疾患が隠れていた」ということであり，紹介前に十分な精査は行っておきたい。また，実際に精神科的なアプローチとしてはどういうことをすることがあるかを，家族に十分説明しておく必要がある。特に入院目的に紹介する場合には，前述した病棟の違いを伝えておかねば，「こんなはずではなかった」と治療の同意を得るのが難しくなることがある。

2　小児科で診るとき

　小児科で診ていく場合には，まず前述の精神科で診るメリットも理解し，今，子どもにとってどのような医療環境が適切なのかを常に考えておくことが大事である。そしてできれば，相談できる児童精神科医とつながりをもちながら，診療を進めていくことが望ましい。喘息や気管支炎の治療のように，ある程度確立された「スタンダード」がある分野ではないので，医師1人の視点では問題の本質がみえなくなってくることも少なくない。

　また入院となった場合には，まず周囲の医療スタッフの理解を求めることが必須である。小児医療の大部分をしめる急性疾患では，数日や長くて数週の単位で回復していくことが多いが，こころの問題はそのようなスパンではなかなか解決しない。こういった子どもが小児の一般病棟へ入院となった場合には，スタッフがその変化の遅さに戸惑うことが少なくない。時間経過の違いについて十分な理解を求めるとともに，子どもへの接し方にある程度一貫した方針をもつことができるよう，スタッフに協力を求めていかねばならない。その協力を得ることが難しく，子どもにとって適切な入院環境が提供できないようであれば，精神科への転科を考慮することは堅実な選択である。

〔梶梅（山崎）あい子〕

4 子どもの精神科からみた他科との連携

　ここでは子どもの精神科と他科との連携について述べる。連携に際しては，大きく2つの方向性があり，他科から紹介を受ける場合と，子どもの精神科から他科へ連携を依頼する場合である。

　近年コンサルテーション・リエゾン精神医学（consultation-liaison psychiatry）の重要性が強調されている。厳密にいえば，コンサルテーション精神医学とは，他の診療科の医師が，患者の精神科的問題を発見し，その要請で精神科医が相談にのる形態であり，リエゾン精神医学とは当初より1人の患者をそれぞれの診療科の医師と精神科医が共同で診察し，その患者を心身両面から総合的に治療する形態である。

　現在わが国で行われている他科と精神科との連携の多くは，コンサルテーション精神医学である。これまでにもそれは，一部の大学病院，総合病院内で小児専門の精神科医が関与して行われてきた。しかし，近年では施設を越えたコンサルテーションの依頼が増加しつつある印象がもたれる。

1 紹介にあたって，子どもと親へ必要な配慮

　他科からの紹介の場合は，受診や治療に対する親や子どもの動機は次の2つに大きく分けられよう。すなわち「（あれこれ遠回りしたが）やっと専門の場へたどり着けた」と親子ともに感じる場合と，反対に「精神の病気ではない」と精神科受診を否定的に受けとる場合とである。前者の場合には大きな問題は生じないが，後者の場合には精神科診療自体が円滑に進まないことが

多い。そこで小児科で身体疾患が否定され，いざ子どもの精神科受診を勧める段階に入ったとき，具体的に次のような配慮が必要である。

　子どもの症状に対し「気のもちようだよ」，「これは精神科かな」などと説明するよりも，「痛みはこころのSOSを表していることもあるから，念のために精神科を受診してみますか」と勧めると，連携治療が幾分スムーズになる。また，いったんは精神科を受診しても，その後のフォローアップを紹介元の科に望む親子もいる。その際には子どもの精神科と連絡をとりつつ，紹介元の科で診療を進めることになる。このようなときには，親子の正確な問題意識を高め，時期をみて再度紹介していただくと精神科医療につながりやすくなる。

2 紹介の際の具体的な判断基準

　子どもの精神科へ紹介する場合には，まず身体疾患がないことの確認をお願いしたい。次に精神科紹介を考慮する際の具体的例である。
① 第1に了解不能で持続する疼痛があげられる（頭痛，胸痛，腹痛，四肢痛など）。
② 第2に不登校があげられるが，しかしそれのみでは疾患とはいえない。不登校にまつわる種々の問題行動（昼夜逆転，家庭内乱暴など），強迫行為，幻覚妄想，精神運動興奮，衝動性，抑うつ，不安，希死念慮などの精神症状がみられた場合に精神科受診が必要となる。
③ 第3に摂食障害であるが，その場合には，身体衰弱がさほどめだたないものが対象となる。特に過食，嘔吐や抑うつ，希死念慮などを伴うものがあげられる。
④ 第4に発達障害圏で興奮，衝動性，乱暴，常同行動などのめだつものであり，この場合は積極的に精神科が介入したほうがよいと思われる。
⑤ 第5にまれではあるが，薬物療法において精神症状が賦活される場合があげられる。薬物によるものか否かに迷った場合は精神科を紹介するのも一法である。

　近年，わが国においては，子どもの精神科が認知され，専門医への受診志向が高まりをみせているなか，たとえ他科の疾患であっても，「こころの部分」は子どもの精神科の「診たて」を希望する保護者が増加している印象がも

たれる。例えば，発達障害が疑われる精神症状の診たてなどである。このような場合は，保護者の診療目的が明確であるため，前述したような配慮はそれほど必要ないと思われる。

　子どもの精神科では，子どもの症状が原疾患と深く関連するものなのか，原疾患への罹患による反応性のものなのか，保護者をはじめとする家族の不安を反映したものなのか，別の精神障害の合併なのか，などを診断する。

　またそれをもとに，子どもの精神科におけるその後の治療継続が必要か，紹介元で対応が可能かも判断する。前者の場合には，その後の緊密な連携が必要となることもあり，その際には施設を越えたリエゾン精神医学が展開されることになる。ここでは両科の医師同士の情報の共有が，保護者と子どもに安心感を与え，治療の進展に重要な位置をしめることはいうまでもないと思われる。

3
子どもの精神科から他科への紹介

1　精神科から他科へ診察を依頼する理由はいくつかある

1）身体疾患を合併した場合

　精神状態に関しては，身体疾患に罹患すると，安定するという逆説的な傾向があること，また実際の臨床場面では，身体状態が悪化すれば，元気もなくなり，問題行動も自然に影をひそめる点をまず強調しておきたい。身体疾患に罹患した際は，あくまでもその治療を優先させる必要がある。その際，服薬中の精神科薬物の継続，減量などは，逐次連携をとりあいながら治療を進めていく。

2）身体症状が使用中の薬物によるものか，身体疾患なのかの鑑別が困難な場合

　これは高度の便秘，尿閉，視力低下などを，抗精神病薬による抗コリン作用と考えてよいのか否か，また骨髄機能の低下，肝機能障害，心電図異常，月経異常などを，薬物の影響のみによるものなのか身体疾患によるものなのか，などについて迷った場合である。投薬内容を検討のうえ，今後の加療の方向性に関して示唆していただくと同時に，その後の連携治療を依頼するこ

とがある。

3）緊急の場合

これは精神症状に基づく外傷（例えば，自殺企図による激しい外傷），摂食障害における極度のるいそうなど，専門医による緊急の対応が必要となる場合である。

4）その他

例えば体感異常で，ある部位の痛みに拘泥したり，自己臭妄想で体臭や口臭を気にし，かつ精神科医の説明にどうしても納得しない場合，患者または保護者が希望する科を受診していただくことがある。この場合，専門医より身体的に問題がないことを指摘され安心することもある。しかし，それでも納得がいかない場合，両科で協力し，どのように患者に対応していったらよいか連携が必要になる。

最後に，重度の精神障害ないし激しい行動障害をもつ患者の場合，たとえ前述したような条件を満たしたとしても，他科からの診察を断られるケースがしばしばみられることを述べておく。とりわけ他科での入院治療が必要な場合は，スムーズな連携治療が可能となるようなシステムづくりが早急に望まれるところである。

（広沢郁子）

5 成人の精神科からみた子どもの精神科との連携

1 成人の精神科から子どもの精神科への紹介

1 子どもの精神科のニーズの高まり

　近年，成人を対象とした精神科にも18歳未満の患者が訪れることが多くなり，成人のみならず子どもに関しても精神科の敷居が低くなった印象がある。その要因の1つとして考えられるのは，未成年のかかわる事件が増え，10代の子どもの自殺が後を絶たないという昨今の状況であろう。「ひどいことが起こらないうちに」子どものこころの問題に目を向けなくてはならないという社会全体の意識が高まってきているようにも思われる。もう1つの要因としては，Asperger（アスペルガー）障害，注意欠陥（如）/多動性障害（ADHD：attention-deficit/hyperactivity disorder）などといったことばが一般的に認識されるようになり，発達障害というカテゴリーに目が向けられてきたということがあるであろう。

　現在，子どもの精神科のニーズはますます高まっているものの，児童青年精神医学に関する知識や技術をもった「子どもを診ることのできる」精神科医はまだきわめて少ないといわざるをえない。実際，総合病院の精神科やクリニックなどを受診したものの「子どもには対応できない」と言われたというエピソードもよく耳にする。

　統合失調症，気分（感情）障害（うつ病，躁うつ病），強迫性障害（OCD：obsessive-compulsive disorder），摂食障害などは成人でもみられる精神疾

患であり，思春期以降の患者で診断の見極めさえきちんとできていれば（実際にはそれが非常に難しいことなのであるが），成人の精神科でも十分対応できる場合もある。ただし，こうした場合でも，児童思春期の心性を踏まえて治療に臨むことが必要であるし，患者本人のみではなく家族へのかかわりも重要となるため，診療にはきわめて時間がかかる。「片手間に子どもを診る」というわけにはいかないのである。

2 発達障害を疑われ受診する子どもの増加

また，最近では発達障害を疑われ受診する子どもが非常に増加している。不登校や反社会的行動の背後に発達障害が潜んでいる場合も少なくない。子どもの精神科では，外来受診者の50％近くが広汎性発達障害（PDD：pervasive developmental disorder），ADHDなどの診断を受けているといわれる。特に知的障害を伴わない「軽度発達障害」の増加が著しく，教育の分野でも1つの大きなトピックスとなっている。こうした患者に関しては，成人の精神科が診断も含め十分な対応をすることはきわめて困難である。

3 子どもの精神科へ紹介するにあたって

精神科を受診する子どもが増えている現在，本来であればすべての精神科医が児童青年精神医学についての知識や技術を身につけ，ある程度の初期対応ができるようになることが望ましいが，現在の研修システムではなかなか困難である。成人の精神科で対応が困難と判断された場合，子どもの精神科を専門に扱っている医療機関に紹介することになるが，こうした医療機関は初診予約制をとっているところも多く，受診までに長期間の待機が必要なことも少なくない。

放置したら症状が増悪し，社会的予後に影響を及ぼすおそれのある場合，また自傷，暴力といった問題行動が著しく即急に対応することが必要な場合などは，ただ患者に紹介状を持たせて「専門のところを受診してください」という紹介の仕方ではなく，医師が専門の医療機関に直接連絡をとり，即急に受診できる手立てがないか問い合わせてみることも必要であろう。場合によってはその患者への初期対応について子どもの精神科の医師に相談し，受診可能な時期までできる限りの治療を施すという方法もあるかもしれない。

また，大学病院などでは「子どもの精神科の外来はあるが入院には対応で

きない」というところも多い。入院が必要となる場合、やむをえず一時的に成人の精神科病棟や小児科病棟で対応している場合もあるが、病棟スタッフ全員が子どもの精神科についての知識や経験をもっていないと十分な対応は難しい。また成人の病棟では好ましくない場合や、同年代の子どもとの関係を築ける環境が必要な場合もある。そのような場合は入院設備をもった専門の医療機関に紹介することになる。紹介の手順としては前述のような方法が望ましい。

2 子どもの精神科から成人の精神科への紹介

　当然のことながら子どもは成長して成人になるが、子どもの頃に現れた疾患や問題を成人の年代まで持ち越すこともまれではない。統合失調症などいわゆる精神病圏の疾患は経過も長期化しやすく、成人になっても治療を継続する必要がある場合が多い。また発達障害では、障害に含まれる性質が年齢とともにめだたなくなる場合も多いが、成人になってもさまざまな精神科的問題を残し治療の継続が必要になる場合もある。その他の疾患でも同様のことがいえる。

　子どもの精神科では、こうした患者を成人になってもなお抱え続けることが少なくない。1つには、成人を対象とした精神科では、子どもに特有の精神疾患をもつ患者が成人したケースを診慣れていないということがある。紹介しようにも「自閉症への対応はよくわからないので……」などと断られ、引き続き子どもの精神科で抱えていかざるをえないという場合が多い。また1つには、患者や家族が「同じ医師（もしくは医療機関）に引き続き診てほしい」と強く希望する場合が多いということもあろう。確かに発達障害などでは環境の変化が苦手という性質をもつ患者も多く、担当医や医療機関の変更は混乱を引き起こしやすい。また他の疾患でも、馴染みのある担当医や医療機関から全く知らない医師、医療機関へ替わるという大きな不安が精神症状を悪化させる一因となる場合もある。子どもの時代から数年あるいは十数年同じ医師が治療にかかわり続けたことで、患者が青年期の後半に至ってようやく自らの課題に直面できるようになったという場合もあり、医師の側としても「患者をなかなか卒業させられない」状態で治療を続けていくことが少なくない。

　しかし、子どもの精神科において、本来専門性を発揮すべき児童思春期の

患者を十分診療できないほど成人の患者を抱え込むことは決して合理的とはいえない。もちろん前述のように子どもの精神科で引き続き治療を行っていくことがやむをえない場合もあるが，成人の精神科で十分対応できる場合であれば，子どもの精神科と成人の精神科が連携をとり，卒業する患者を上手に送り出すことが必要となってくる。その際には詳細な病歴，病状を記載した紹介状が必要であることはいうまでもないが，患者や家族に対する説明も重要である。「これまでは子どもを対象とした治療環境で行ってきたが，今は大人を対象とした治療環境で行っていくのにふさわしい年代になったので，本人の成長のためにもそれが必要である」ということを十分に理解していただいたうえで送り出すことが望ましい。

また，治療環境が変わるにあたっては，患者も家族も多かれ少なかれ戸惑いや見捨てられ感を抱いているものであり，成人の精神科の側でその不安を受容し温かく見守っていくことは，その後の治療関係において大きな役割を果たすと思われる。

統合失調症など長期にわたる経過をたどる精神疾患や，精神発達遅滞，PDDなどの発達障害では，成人してもその年齢相応の社会的機能が障害されており，一般の学校や会社などではうまく適応していけないことが多い。そのような場合には地域における各種機関と連携をとり，患者を長期的に支えていく体制を整える必要がある。

子どもの時代から児童相談所や保健師がかかわっている場合は，担当医や医療機関が替わることをあらかじめ伝え，その後の連携をスムーズに行えるようにするのが望ましい。それまで各種機関とのかかわりがなかった場合でも，今後どのようなサービスが利用できるのかをアドバイスしておくのがよいであろう。

以上のように，子どもの精神科と成人の精神科が互いの特性を十分に理解しながら相互補完的に役割を分担し，上手に連携をはかっていくことが必要である。

（蓮舎寛子）

■ 参考文献

1) 加茂登志子, 猪子香代, 傳田健三, 他：特集——一般精神科臨床と児童精神科臨床の機能連携II. 精神科治療学 21(4), 2006

索引

1993年改訂版ITPA言語学習能力診断検査 22
AAPEP(adolescent and adult psycho-educational profile)青年期・成人期心理教育診断評価法 19
ABCL(attachment behavior check list) 188
ADCL(attachment disorder check list) 188
ADHD(attention-deficit/hyperactivity disorder) 51, 103, 272
(→注意欠陥(如)/多動性障害も見よ)
AN(anorexia nervosa) 134, 228
Asperger(アスペルガー)障害 52, 54, 141, 152, 161, 239
Asperger(アスペルガー)症候群 61, 127
——, 思春期以降の 164
Baum test 18, 25
Bender visual motor gestalt test 25
Benton visual retention test 26
BN(bulimia nervosa) 228, 231
disorder of written expression 167
DSM 153
dysgraphia 167
dyslexia 167
FTT(failure to thrive) 132
habit disorders 195
HTP検査(house tree person test) 25
ICD 153
Illinois test of psycholinguistic abilities (ITPA) 18
K式発達検査(新版) 18

K-ABC(Kaufmann assessment battery for children) 17, 22
LD
——, 医学用語としての 166
——, 学習困難の意味としての 166
——, 教育用語としての 166
Lesch-Nyhan(レッシュ・ニーハン)症候群 136
mathematics disorder 167
MBD(minimal brain dysfunction) 171
mental retardation 93
MMPI検査(Minnesota multiphasic personality inventory) 23
Münchhausen症候群 137
NEET(not currently engaged in employment, education or training) 125
NFTT(non-organic failure to thrive) 132
OCD(obsessive-compulsive disorder) 104, 106
(→強迫性障害も見よ)
OCSD(obsessive compulsive spectrum disorders) 212
PANDAS(pediatric autoimmune neuropsychiatric disorders associated with streptococcal infections) 212
PDD(pervasive developmental disorder) 90, 98, 106, 134, 213
(→広汎性発達障害も見よ)
PDDNOS(pervasive developmental disorder not otherwise specified) 127
PEP-R(psycho educational profile re-vised) 19

personality disorder　236
P-F スタディ（picture frustration study）
　　24
PTSD（post-traumatic stress disorder）
　　145
　（→外傷後ストレス障害も見よ）
reading disorder　167
Rorschach test　24
SCT（sentence completion test）　18, 24
separation-individuation process　181
SSRI（selective-serotonin reuptake inhibitor）　206
SST（social skill training）　48
　（→社会機能訓練も見よ）
TEACCH（treatment and education of autistic and related communication-handicapped children）　19, 32, 67
TEACCH プログラム　67
TF-CBT（trauma-focused cognitive-behavioral therapy）　219
Tourette（トゥレット）障害　103, 113
Tourette（トゥレット）症候群　136, 191, 192
WISC-Ⅲ（Wechsler intelligence scale for children）　17, 20
WPPSI 知能診断検査（Wechsler preschool and primary scale of intelligence）　20
Yatabe-Guilford personality inventory　23

あ

アイデンティティ拡散　237
アスペルガー障害　52, 152
　（→ Asperger 障害, Asperger 症候群も見よ）
アトモキセチン　175
アフターミーティング　50
愛着（attachment）　181, 187
愛着行動　187
愛着行動チェックリスト　188

愛着障害　187
愛着障害チェックリスト　188
悪夢障害　233
甘え　120

い

いじめによる心理的後遺症　145
いじめの構造　143
いじめられることの影響　145
いじめを受けた子どもへのケア　146
生きにくさ　141
医学用語としての LD　166
医療観察法　261
医療保護入院　34
依存　241
依存症という病気についての教育　244
依存性パーソナリティ障害　238
異食（症）　133, 196
遺伝子異常　156
遺尿　197
遺糞　197
怒り　117
一次性遺尿　197
一過性チック障害　191
一般的な面接　8
逸脱動機の「個人化」　140
院内学級　37, 38
陰性症状　198

う

うつ状態　95
うつ病　126, 134, 205
　──でみられる「こだわり」　107
運動（性）チック　103, 113, 191

え

エコラリア　113
エネルギー欠乏症状　126
演技性パーソナリティ障害　136

お

お気に入りの患者　46
汚言(症)　113, 191
落ち着きがない　101
親
　──からの口止め　44
　──に対する説明　202
　──のかかわり方　81
　──の治療　82
親子の問題意識のズレ　7
音韻障害　99
音声チック　103, 113, 191
音読の障害　167

か

カウンセリング　40
かかわり要求　130
かんしゃく　5, 152
家族ガイダンス　115
家族教室　38
家族との連携　78
家族内力動　81
家族ミーティング　75
家族療法　31, 215
家庭限局性行為障害　117, 173
家庭裁判所　249
家庭内暴力　119, 128, 178
涸れ井戸現象　241, 245
過換気　210
過剰不安障害　121

過食症　205
過大な期待　81
画像診断　17
回避性パーソナリティ障害　237
解離性運動障害　221
解離性けいれん　221
解離性健忘　220
解離性障害　64, 153, 189, 220
解離性同一性障害　153, 221
解離性遁走　220
外傷後ストレス障害(PTSD)　145, 189, 216
外来　28
外来ショートケア　73
学業不振　94
学習困難の意味としてのLD　166
学習障害(LD)　109, 111, 151, 161, 166
学習の遅れ　151
学童期　94, 103
学校からの依頼　254
学校恐怖症　151
学校嫌い　151
学校への依頼　255
看護訪問　32
患者の意向　254
患者の動機づけ　52
感覚統合(療法)　58
感情の平板化　198
環境調整　115, 213, 226, 244
環境の重要性　120
観護措置　261
緘黙　256

き

気分(感情)障害　30, 37, 63, 204, 233
気分循環症　204
気分変調症　204
希死念慮　207

機会摂取　243
機能的嚥下障害　133
吃音　256
虐待　112, 188, 189, 218
　──による「要保護児童」　262
急性ストレス反応(障害)　216
共感する姿勢　12
恐怖　129
恐怖症性不安障害　208
教育との連携　252
教育の保障　37
教育用語としてのLD　166
強迫　105
強迫観念　106
強迫行為　106
強迫行動　152
強迫神経症　134, 212
強迫スペクトラム(OCSD；obsessive compulsive spectrum disorders)　212
強迫性障害(OCD)　30, 37, 63, 104, 106, 111, 126, 152, 212
境界域知能　95
境界性パーソナリティ障害　136, 236
境界知能　127, 151
興味・関心の限局　105
極端にやせる　131
緊張　2, 129
緊張型　199

く・け

クーイング　97

軽度精神遅滞　93, 127, 156
軽度知的障害　151
血液検査　14
血中濃度　15
幻覚　153, 198

幻覚妄想状態　95
言語聴覚士　100
言語の発達　93
言語発達遅滞　150
原発性の睡眠障害　232

こ

こころの病気　148
こだわり　152
　──が強い　105
ことばの遅れ　97, 150
コプロラリア(coprolalia)　113, 191
コミュニケーションクラブ　75
コンサルテーション・リエゾン精神医学　267
コンサルテーション精神医学　267
コンプライアンス　32
子ども
　──のうつ病　204
　──の心相談医　263
　──の精神医学的診断のしかた　2
子どもの精神科
　──から成人の精神科への紹介　273
　──から他科への紹介　269
　──からみた他科との連携　267
　──で診るメリット　264
　──と精神症状　86
　──における諸検査　13
　──へ紹介　265
子離れ　183
固執　105
個人内差　22
広汎性発達障害(PDD)　28, 30, 98, 102, 106, 111, 119, 124, 127, 132, 151, 152, 160, 172, 179, 189, 209, 256, 272
　(→ PDDも見よ)
行為障害　31, 61, 119, 177

行動　3
　――の「短絡化」　140
行動観察　10
行動療法　210
向精神薬　265
攻撃性　117
抗コリン作用　202
抗精神病薬の副作用　202
高機能自閉症　61
　――，思春期以降の　164
興奮　152
声かけ　4

さ

させられ体験　198
作業療法　32
作業療法的対応　56
詐病　130
挫折体験　95
再発　200
最重度精神遅滞　156
三環系抗うつ薬　206
算数能力障害　167

し

しかとされる　143
ショートケア　73, 76
司法との連携　260
死を選ぶ子ども　144
思春期　95, 104
思春期以降の高機能自閉症　164
思春期加算　29
思春期デイケア　74, 77
　――での集団療法　54
思春期の抑うつ状態　206
思春期前の摂食障害　133

視覚的スケジュール　71
自我同一性障害　122
自己愛性パーソナリティ障害　237
自己感覚刺激行動　94
自己効力感　72
自己誘発性嘔吐　230, 231
自殺　136, 207
自傷　196
自傷行為　135
自閉症　98, 151, 152, 157, 160
自閉症児・発達障害児教育診断検査（新訂版）　19
自閉症スペクトラム　98
自閉性障害　60
自立支援給付　259
児童虐待　262
児童虐待防止法　262
児童相談所　258
児童福祉司　258, 259
児童福祉法　262
持続深酩酊摂取　243
失声　221
失歩　221
失立　221
社会技能訓練（SST）　48, 52, 54
社会機能の障害，小児期に特有な　185
社会恐怖　122, 208
社会的逸脱行動　139
社会不安障害　126
社会復帰　202
守秘義務　7, 253
受診主訴　90
受容―表出混合性言語障害　99
習慣性摂取　243
習癖異常　195
「集団」のコントロール　49
集団行動がとれない　109
集団行動と子どもの発達　109

集団精神療法　48
集団内での格差の誇示　143
集団療法　31
　──，思春期デイケアでの　55
集中力に欠ける　101
就眠障害　232
醜形恐怖　105
重度精神遅滞　156
書字障害　167
諸検査，子どもの精神科における　13
小児科からみた子どもの精神科との連携
　　　　　　　　　　　　　　　263
小児科で診るメリット　264
小児期自閉症　161
小児期に特有な社会機能の障害　185
小児期崩壊性障害　162
少量分散摂取　243
障害者自立支援法　258, 259
障害者自立支援法システム　259
衝動性　102, 172
常同行為　105, 213
常同性運動障害　196
情報の取り扱い方　41
情報発信　82
食事をしない　131
人格障害　64, 92, 236
人格の歪み　95
心気障害　224
心気妄想　105
心身症　129
心的外傷後ストレス障害　145
心的外傷を焦点化した認知行動療法　219
心理学的検査　17
心理療法　40
身体化障害　206, 224
身体疾患のルールアウト　264
身体醜形障害でみられる「こだわり」　107
身体愁訴　129

身体症状　129
身体的虐待　92
身体表現性障害　64, 122, 129, 224
身体表現性自律神経機能不全　225
身辺の自立　93
神経症　216
神経症様症状　94
神経性大食症（BN；bulimia nervosa）
　　　　　　　　　　　　　228, 231
神経性無食欲症（AN；anorexia nervosa）
　　　　　　　　　　　　　134, 228
信頼関係の構築　7
診察がきわめて困難な子ども　5
診察室の工夫　5
診察場面の設定　3
診断　148
診断基準　149, 153
診断分類の変遷　87
進路の問題　157

す

スーパーヴァイザー　41
スクールカウンセラー　255
ストレス耐性　219
ストレスに関連した障害　216
ストレス反応　64
素直　95
水準　22
睡眠異常　232
睡眠驚愕障害　233
睡眠時随伴症　232, 233
睡眠時ミオクローヌス症候群　234
睡眠時無呼吸（症候群）　232, 234
睡眠時遊行症　233
睡眠障害　232
睡眠相後退症候群　232
睡眠パターンの異常　102

索引 *281*

せ

セルフ・エフィカシー 72
セレクトクラブ 75
生育史 182
生化学検査 14
生活リズムの障害 233
生理学的検査 16
成人の精神科から子どもの精神科への紹介 271
成人の精神科からみた子どもの精神科との連携 271
性的逸脱行為 95
精神遅滞 60, 93, 98, 111, 118, 127, 132, 155
　——の原因 156
精神毒性をもつ薬物 240
精神保健指定医 264
精神保健福祉士 259
精神保健福祉センター 261
　——, 保健所との連携 261
精神保健福祉法 264
精神療法 31, 40, 115
　——と情報 41
　——のオーダー 41
　——のスタイル 42
赤面症 208
摂食障害 30, 64, 105, 228, 233, 268
　——, 思春期前の 133
　——でみられる「こだわり」 107
染色体異常 156
染色体検査 16
遷延性退薬徴候 245
遷延性離脱症候群 241
遷延性離脱症状 244
選択性緘黙 185
選択的セロトニン再取り込み阻害薬(SSRI) 206
選択的セロトニン阻害薬 214

全国児童青年精神科医療施設協議会 33
全体対象の成立 181
全般性不安障害 122, 210

そ

ソーシャルクラブ 75
その他の行動および情緒の障害 195
素行障害 31, 61, 119, 177
措置入院 34
早朝覚醒 205, 232
躁病 204, 205

た

ためらい傷 136
多軸評定 154
多軸分類 154
多重人格障害 221
多動 101
多動性 172
多動性障害 61, 119, 171
　——との関連 178
大麻 240
代理 Münchhausen 症候群 138
対人恐怖 208
退院 39
退行 119, 182
第1反抗期 110
脱抑制性愛着障害 111, 189
田中ビネー知能検査(全訂版) 20
担任 255
単純型 191
単純チック 113

ち

チック(症) 62, 103, 113, 191, 256

チック障害　136
知的障害　30, 90, 98, 150
知的発達の遅れ　93
知能　22
知能検査　20
治療教育プログラム　66
治療計画の作成　11
遅延性のエコラリア　98
中等度精神遅滞　156
中等度以上の精神遅滞　93
中途覚醒　232
注意欠陥（如）/多動性障害（ADHD）　31, 51, 54, 102, 111, 124, 141, 150, 189, 192
　　（→ADHD も見よ）
聴覚障害　97

つ・て

通院治療　28
通級　39

てんかん　138
デイケア　32, 73
手首自傷症候群　136
適応障害　30, 64, 206, 216
　　──, ストレス関連障害　216
転換性障害　130, 220

と

ドラッグ　240
疼痛　268
疼痛性障害　224
登園しぶり　151
登校拒否　151
登校しぶり　121
統合失調症　29, 37, 62, 111, 134, 182, 198, 213, 233, 249, 273
　　──との鑑別　206
　　──に対する治療　201
　　──の妄想　107
同語反復　191
特定の恐怖症　209
特定不能の広汎性発達障害　127
特別支援学級　157, 257
特別支援教育　252
読字障害　167
読解力の障害　167

な

ナルコレプシー　232
喃語　97
難聴　98

に

ニート　125
二次性遺尿　197
入院　33
　　──の適応　33
　　──への導入　35
入院前後　36
入院中の経過　37
乳幼児期　93, 102
乳幼児の発達を評価する検査　18
乳幼児-養育者の愛着関係　187
尿検査　14
任意入院　34
認知行動療法　214
認知障害　66
認知療法的アプローチ　210

の

脳機能と行動特性　66

脳機能の偏り　66
脳波検査　16

は

バウム検査(樹木画検査：Baum test)
　　　18, 25
パーソナリティ障害　92, 182, 236
　──と発達障害　239
パニック　152
パニック障害　126, 209
パニック発作　209
パリラリア　113
破瓜型　199
破瓜型統合失調症　126
白衣　5
曝露反応妨害法　214
発育不全　132
発達障害　66, 90, 135, 149, 189, 271, 273
　──の治療教育　67
発達障害者支援法　260
発達障害者支援法システム　260
発達の障害　96
抜毛　62

ひ

ヒステリー　137
ヒステリー症状　95
反響言語　113
反社会的行動　95
反芻　196
反応性愛着障害　103, 150, 188
反復言語　113
日内変動　205
引きこもり　124, 125, 238, 262
非24時間睡眠覚醒症候群　232
非器質性発育不全　132

非言語性コミュニケーションの発達　100
非行　95, 139
非定型抗精神病薬　202
非定型自閉症　161
肥満恐怖　229
微細脳機能障害　171
人見知り　181
人見知り不安　208
独りでいられる能力の成立　182
表出性言語障害　99
表情　3
広場恐怖　209

ふ

フィニッシュボックス　71
フラッシュバック　152, 218
フロスティグ視知覚発達検査(Frostig visual perception test)　25
ブレインストーミング　53
プレミーティング　50
プレイコーナー　4
不安　6, 129
不安障害　208
不安性障害　233
不安定性パーソナリティ障害　64
不潔恐怖　212
不治の病　202
不適応　95, 145
不登校　37, 121, 145, 151, 182, 232, 256, 268
部分対象　181
福祉・司法・保健との連携　258
福祉指導　33
福祉との連携　258
複雑チック　113
文章完成検査(sentence completion test：SCT)　18, 24
分離─個体化過程　181

分離不安　181, 208
分離不安(性)障害　150, 181

へ

ベンゾジアゼピン系薬剤　235
ベンダー・ゲシュタルト検査(Bender visual motor gestalt test)　25
ベントン視覚記銘検査(Benton visual retention test)　26
偏食　133

ほ

ホルモン検査　15
ボディイメージのゆがみ　105, 229
保健所　262
保護処分　261
母子分離不安障害　121
暴力　117
本人の署名　34

ま

マイクロサイコーシス　237
待合室の工夫　4
慢性運動性あるいは音声チック障害　192

み

ミュンヒハウゼン症候群　137
ミルクを飲まない　131
見立て　80

む・め

無月経　229
夢中遊行　62

メチルフェニデート徐放薬　64
メラトニン　234

も

モラトリアム　122
妄想　153, 198
妄想型　199
問診(診察)の場面　6
問診の進め方　8

や

谷田部―ギルフォード性格検査(Yatabe-Guilford personality inventory：YG)　23
夜驚　62
夜尿　62
薬物依存　240
薬物探索行動　242
薬物治療　32
薬物による対応　60
薬物療法　116

ゆ・よ

有機溶剤依存症　247
猶予期間　122

呼び水　245
幼児返り　119
幼児デイケア　73
容姿　3
養育放棄　92
養護教諭　255
抑制性愛着障害　111, 112

ら・り・る

乱暴が多い　152

リエゾン精神医学　267
リタリン　175
両親の署名　34
療育的対応　32

ルール　48

れ・ろ

連携　39, 254

ロールシャッハ検査（Rorschach test）　24

わ

ワークエリア　70
ワークシステム　70